改訂第2版

認知症をもつ人への作業療法アプローチ

―視点・プロセス・理論―

監修　宮口英樹　広島大学大学院 医系科学研究科 作業行動探索科学領域 教授

編集　小川真寛　神戸学院大学 総合リハビリテーション学部 作業療法学科 准教授
　　　西田征治　県立広島大学大学院 総合学術研究科 作業遂行障害学領域 教授
　　　内田達二　東京医療学院大学 保健医療学部 リハビリテーション学科 作業療法学専攻 講師

Occupational Therapy

Approach for

People with Dementia

MEDICAL VIEW

**Occupational Therapy Approach for People with Dementia:
Viewpoint, Process and Theory, 2nd edition**
(ISBN 978-4-7583-1944-7 C3047)

Chief Editor: Hideki Miyaguchi
Editors: Masahiro Ogawa
　　　　Seiji Nishida
　　　　Tatsuji Uchida

2014. 2. 10　　1st ed
2019. 8. 10　　2nd ed

© MEDICAL VIEW, 2019
Printed and Bound in Japan

Medical View Co., Ltd.
2-30 Ichigayahonmuracho, Shinjyukuku, Tokyo, 162-0845, Japan
E-mail　ed@medicalview.co.jp

改訂第2版　監修の序

　2017年4月，京都において第32回国際アルツハイマー病協会国際会議が開催され，世界各国から約4,000名と多くの人々が参加した。会議で印象に残った点は，さまざまな形で認知症をもつ人本人が参加し，積極的に発言しようとしていたこと，多くのプログラムで，認知症をもつ人を支える活動や地域作りが国を越えて広がっていることであった。また，2018年12月には首相官邸において第1回の認知症施策推進関係閣僚会議が開催され，認知症の予防，認知症を発症しても住み慣れた地域で安心して暮らすための「認知症バリアフリー」などに迅速に取り組む方針が示された。これはまさに認知症をもつ人が「援助を受ける存在」から「主体として生きる存在」へと変化したことを示している。今や認知症は家族，医療者，介護者だけの問題ではなく，国民全体で考えていかなくてはならない課題である。今こそ作業療法が中心概念として価値をおいてきた「作業」を，認知症をもつ人本人が生活する地域に生かすべきである。

　2014年に初版「認知症をもつ人への作業療法アプローチ－視点・プロセス・理論－」が世に出てから5年が経過した。この5年間に冒頭の国際会議の日本での開催を始め，認知症を取り巻く環境が大きく変わった。2014年は，2013年にアメリカ精神医学会によって出版されたDSM-5が日本語版として出版された年である。DSM-5では，「神経認知症候群（neurocognitive disorder）」という新たな用語が導入され，神経学的な課題がいかに行動制限や生活障害に影響を与えているかが詳細に研究されるようになった。本改訂版では，それらに対応するよう，新たに非アルツハイマー型認知症の分類や神経心理学的評価等を追加した。

　近年，多方面で認知症をもつ人一人ひとりに応じたケアが注目され，「テーラーメイド」と言われるようになった。神経認知症候群やテーラーメイドのように新しい用語や視点が入ってきたことは，医療や介護の現場に影響をもたらしたが，認知症をもつ人本人が変わったわけではない。むしろ，より一人ひとりの状態に合わせたアプローチを，神経学，神経心理学，精神医学，老年医学といった幅広い知識をもち，作業療法と合わせて用いる意義が高まったと言い換えることができるだろう。

　改訂第2版は，初版に引き続き力強くかつ丁寧に企画・編集に携わった小川真寛氏，西田征治氏，内田達二氏の想いが詰まっている。小川氏が是非追加したいと語った多職種連携，作業療法評価，家族支援，エビデンス，作業療法理論，神経心理学的評価の項目は，この5年間に実感として得た経験知から得たものだとわかる。また，新たに加筆された内容とともに，「視点・プロセス・理論」が一層充実した内容となった。

　最後に，改訂版を出版する必要性と意義を感じ，熱意をもって，丁寧かつ迅速に編集作業に関わっていただいたメジカルビュー社編集部 榊原優子氏に深謝申し上げる。本書による作業療法アプローチが認知症をもつ人の健康と幸福につながることを心より願っている。

2019年6月

宮口英樹

改訂第2版　編集の序

　本書の第1版の企画から6年，刊行から5年が経過した．第1版の制作の時期には私は臨床現場で作業療法部門の管理者をしていた．その頃から若い作業療法士による認知症をもつクライエントに関しての相談が多かったが，管理者を離れ部下がいなくなった今でも認知症をもつクライエントへの悩みを相談されることが少なくない．多くの作業療法士が臨床でクライエントのことを考え，悩みを抱えながら臨床実践を行っているのだと感じ続けている．改めて振り返ると，相談の多くはクライエントに作業療法士として何をしてよいかがわからない，そして自分の実践している作業療法に自信がもてないという内容が多いような気がする．

　これらの悩みすべてが本書で解決できるとは思っていないが，解決のヒントや道しるべになるように，本書では作業療法の視点とプロセスをまとめ，その解決策や打開策の一助になるように理論を編集している．認知症をもつ人への作業療法の臨床実践の枠組みや理論を学ぶことで，本書が臨床家やこれから臨床へ飛び出していく若い作業療法士や作業療法を志す学生の助けになれば幸いである．本書を活用していただき，知識を構築し，臨床実践に自信をつけてもらいたいと切に願う．

　今回の改訂では，内容の一部に評価の説明を増やし，日本作業療法士協会編集の「作業療法ガイドライン―認知症」を中心にそのエビデンスについて紹介することに取り組んだ．そして，時代の流れとともに重要視されてきている地域支援も新たに加えた．認知症をもつ人が増加の一途を辿り，養成校の養成過程には「地域」というキーワードが加わるなど，地域でも作業療法の知識や技術を活かした支援が期待されている．

　この改訂までの5年という歳月は短い期間であるが，新オレンジプランや地域包括ケアシステム，認知症初期集中支援チーム，地域ケア会議など，認知症にかかわる政策面で多くの社会的支援のあり方に改革がもたらされてきた期間である．変化し続ける時代の一方で，本書では一貫して，作業療法の専門性である「作業に焦点を当てた実践」の実現を目的に作成している．2018年の「作業療法の定義」の改訂により，「作業に焦点を当てた実践」は定義にも盛り込まれるようになり，この5年で確実にその実践は拡がりを見せ，臨床に確実に変化をもたらしている．また先の5年で，引き続き認知症を取り巻く環境や作業療法の知識や技術にも変化がもたらされることが予想される．今後改訂の機会を与えられるようであれば，変化し続ける時代に即した形で本書も成長をさせていきたいと考えている．是非，第2版も御一読いただき，忌憚のないご意見を頂戴できれば幸いである．

2019年6月

編集を代表して
小川真寛

初版　監修の序

　思い起こせば私が新人作業療法士のころ，認知症をもつ人への作業療法について，作業療法の実践枠組みに基づいて書かれた専門書は国内外を含めてなかった。浅学の記憶をたどると，認知症の病態や症状について書かれた書籍の多くが医学モデルに基づいたもので，執筆者は主として医師であった。作業に基づいた対象者へのかかわりは，現場での先輩方から実践の知によって学んだことを思い出す。実践を言語化するには，理論が必要であり，おおよそ25年前の当時は，認知症をもつ人に対する作業療法の実践の知を伝える理論が未だ成熟していなかったのだろう。

　平成24年に厚生労働省認知症施策検討プロジェクトチームから，早期診断と「認知症初期集中支援チーム」による早期ケアの導入が重点施策の一つとして挙げられ，各地域や施設でアウトリーチのさまざまな方法が試みられるようになった。認知症の早期発見には，日ごろから接している家族でないと気付かないことが多い。既定の評価だけではなく，生活そのものを作業ととらえ，一人ひとりに応じた作業遂行（occupational performance）の視点から，評価，介入，支援の技術をもつ作業療法の理論と実践の枠組みが今後ますます重要となるだろう。本書は，そのような場面で大いに役立つだろう。そして，そのような視点を有する作業療法士の活躍が期待される。

　本書は新人だけではなく，認知症をもつ人にかかわる多くの作業療法士にとって，まさに「作業」を道標とした内容が一貫して記載されるように構成してある。読者は，新人作業療法士，作業療法を学ぶ学生を想定しているが，それは内容のレベルが易しいという意味ではない。「作業」を念頭に置いてどのように認知症をもつ人にかかわったらよいか，作業療法の理論に基づいたガイドラインとしてそばに置いておきたくなる，そんな内容に仕上がった。本書の構成は，第1部は作業療法の視点，第2部は評価・介入といった作業療法のプロセス，第3部は作業療法に関連した理論と手法，そして第4部は介入事例紹介である。特に第3章の内容は，人間作業モデル，CMOP-E，CPPF，AMPS，OTIPM，パーソン・センタード・ケア，プール活動レベル，回想法，機器・装置を用いた支援，タクティールマッサージ，ノンバーバルコミュニケーション，リスクコミュニケーションと認知症を直接対象とした理論だけではないが，作業療法に共通した視点がちりばめられており，本書はほかに例をみない内容となった。どのように優れた理論であっても，一つの理論だけで，人を理解できると考えることは無理がある。どの状態にある対象者に私たち作業療法士ができることがあるのか，理論の適応を考える機会にもなるだろう。

　本書の構想には，編者の小川真寛氏を中心とした，西田征治氏と内田達二氏の3名の編者の想いが反映されている。小川氏と内田氏は，パーソン・センタード・ケアに早くから着目し，また西田氏は作業遂行の観点から作業活動プログラムに関する研究を行うなど，3名とも科学としての作業療法の発展に寄与してきた。言うまでもなく，私たちがかかわるのは人であり，どのような疾患や障害をもっていても一人ひとり異なる生活歴をもつ人である。認知症をもったとしても，人として作業を中心に考えたいという本書の趣旨に強く賛同する。

　最後に，編集にご尽力いただいた小川真寛氏，西田征治氏，内田達二氏ならびに執筆者の皆様に深謝します。そして，本書の企画に賛同され，世に出すために惜しまぬ支援をいただいたメジカルビュー社編集部の阿部篤仁氏に心より御礼を申し上げます。

2014年1月

宮口英樹

初版　編集の序

　もう十数年前のことである．ある高齢者病院で初めて認知症をもつ患者さんの作業療法を見学した．そこにはつなぎを着た人，抑制をされた人，さまざまな患者さんがいた．レクリエーションの時間になり，40人程度の患者さんを集めて，簡易的なボーリングゲームが始まった．一人ずつ患者さんが出てきては交代し，その合間で倒れたピンをスタッフが直すという作業が延々と繰り返された．寝ている患者さんや，関心なくぼーっと過ごす患者さんもいた．これが認知症の作業療法か，本当にこれでいいのか，と衝撃を受け不安にも思った．
　当時の作業療法士は，養成校や現場のなかで，レクリエーションをする人だ，手工芸をする人だ，上肢と認知の専門家だ，結局は何でも屋だとか，多くのことをいわれていた．自分も作業療法の専門性など理解しないまま，認知症をもつ対象者に対してレクリエーションや手工芸など，できるだけのことはやろうとがむしゃらに行う毎日であった．

　この10年余りで，わが国の作業療法の世界にも，クライエントを中心としたアプローチや作業療法の専門性である作業に焦点を当てたアプローチを推奨する機運が高まってきた．例えば，日本作業療法士協会が作成し，現在活発に普及活動している生活行為向上マネジメントがその好例である．しかし，これらの考えや実践は現場に浸透し，クライエントや他職種に理解してもらえているとはまだまだいえない段階と考える．
　その一方で，超高齢社会の訪れとともに，認知症をもつ人が増え，高齢者施設，認知症専門の病院・施設だけではなく，回復期リハビリテーション病棟や一般病棟，在宅でも作業療法士が認知症をもつ対象者とかかわる機会が増えてきた．時を同じくして，認知症をもつ人に対する作業療法実践に悩む作業療法士からの相談を受ける機会が増えた．
　そこで，自分がどのようにして認知症をもつクライエントの作業療法について学んでいったかを考えた．最終的に本書の企画の軸である認知症をもつ人に対する作業療法の視点，プロセス，そして理論や手法の学習が必要ではないかという考えに行き着いた．作業療法の視点の理解は介入の方向性を示し，プロセスの理解は作業療法の段階を明確にし，理論や手法の理解はそれを実現するための術になると考えた．そして，知識と臨床の経験の融合は大切で，実際の事例を紹介することで，よりよい実践につながるのではないかと思った．

　これが本書の企画とねらいである．そして，企画・編集・執筆の際に一貫して考えたことは，作業療法の専門性である作業から離れない内容に最初から最後までしたいということである．作業療法は種々の理由から，ただでさえアイデンティティの確立が難しい職種であると思う．そのため，作業の知識をもち，対象者の作業について考えられること，作業療法のプロセスや関連する理論や手法を学び実践に活かせることは，専門性の確立に近付ける筋道であり，近道と考える．

初版　編集の序

　今日，わが国で400万人を超え，そして今後も増加しうる認知症をもつ人々の作業に着目し，生活や人生を支える資質をもっているのが作業療法士である．その専門性を活かした現場での取り組みに本書が役に立てば幸いである．

　また現在は，年間4千人を超える作業療法士が新人となって働き始める時代となり，その多くが認知症をもつ人と接する機会があると思う．本書は，それらの作業療法の基礎的な知識をもつ駆け出しの作業療法士，認知症をもつクライエントを初めて担当するような作業療法士，そして作業療法を学ぶ学生を読者対象に想定している．しかし，経験豊富な作業療法士の方々，また認知症をもつ人に接している関連職種の方々にも，ぜひ手にとって御一読いただければと考えている．

　本書の発刊までに多くの方に本当にお世話になった．未熟なわれわれの企画に協力くださり多忙な時間を割いて執筆していただいた諸先生方に，まず心よりお礼を申し上げたい．そして，構想からご助言をいただき，遅筆なわれわれを辛抱強く見守っていただき，本書の発刊にたどり着くことができたのはメジカルビュー社編集部の阿部篤仁氏の支えと導きのおかげである．この場を借りて心から深謝したい．

2013年12月

編集を代表して
小川真寛

執筆者一覧

■監修
宮口英樹	広島大学大学院 医系科学研究科 作業行動探索科学領域 教授

■編集
小川真寛	神戸学院大学 総合リハビリテーション学部 作業療法学科 准教授
西田征治	県立広島大学大学院 総合学術研究科 作業遂行障害学領域 教授
内田達二	東京医療学院大学 保健医療学部 リハビリテーション学科 作業療法学専攻 講師

■執筆者（掲載順）
小川真寛	神戸学院大学 総合リハビリテーション学部 作業療法学科 准教授
内田達二	東京医療学院大学 保健医療学部 リハビリテーション学科 作業療法学専攻 講師
西田征治	県立広島大学大学院 総合学術研究科 作業遂行障害学領域 教授
松浦篤子	荒尾こころの郷病院
宮口英樹	広島大学大学院 医系科学研究科 作業行動探索科学領域 教授
竹原　敦	群馬パース大学 リハビリテーション学部 作業療法学科 教授
髙木雅之	県立広島大学 保健福祉学部 作業療法学科 講師
石橋　裕	首都大学東京 健康福祉学部 作業療法学科 准教授
村田康子	NPOパーソン・センタード・ケアを考える会 代表
花岡秀明	広島大学大学院 医系科学研究科 保健学専攻 作業療法学専攻 教授
村木敏明	茨城県立医療大学 客員教授
井上　薫	首都大学東京 健康福祉学部 作業療法学科 准教授
爲近岳夫	熊本保健科学大学 保健科学部 リハビリテーション学科 生活機能療法学専攻 講師
白井はる奈	佛教大学 保健医療技術学部 作業療法学科 准教授
細川千絵	庄原赤十字病院 リハビリテーション科
石井　薫	イムス板橋リハビリテーション病院 リハビリテーション科
加藤　淳	国際統合リハビリテーション協会・療法士活性化委員会
樋田映利香	作業療法士
馬場美香	いきいき稲富訪問看護ステーション
坂本千晶	三原病院 作業療法室

目 次

第1部　認知症をもつ人への作業療法の視点 …… 1

1章　認知症をもつ人への作業療法のポイント …… 2
はじめに …… 2
作業療法の実践のポイント …… 3
まとめ …… 7

2章　認知症と作業療法の基盤 …… 8
認知症の疫学 …… 8
認知症の病態と症状 …… 11
主な原因疾患の症状と経過 …… 24
認知症の治療 …… 30
認知症の人に対する作業療法の基盤 …… 34

3章　認知症をもつ人への作業療法の視点 …… 41
認知症をもつ人への作業療法の考え方 …… 41
認知症をもつ人への作業療法のエビデンスとガイドライン …… 45
認知症をもつ人への作業療法の挑戦 …… 51

4章　作業療法と多職種連携 …… 55
多職種連携の必要性 …… 55
連携に必要な能力 …… 57
連携の実際 …… 59
事例紹介 …… 61

第2部　認知症をもつ人への作業療法のプロセス …… 63

1章　作業療法のプロセス …… 64
作業療法のプロセスの重要性と役割 …… 64
認知症をもつ人を対象としたとき，なぜ作業療法のプロセスを行うことが難しくなるのか …… 66
認知症をもつ人に対する作業療法のプロセス …… 68
まとめ …… 71

2章　評価 …… 72
1. ニーズの評価 …… 72
　　ニーズ・背景の評価 …… 72
2. 作業遂行の評価 …… 82
　　作業遂行の概要 …… 82
　　作業遂行の分析方法 …… 83
　　認知症をもつ人の作業遂行の特徴 …… 87
3. 認知症をもつ人への作業療法で使用されている評価 …… 89
《評価の目的》 …… 89
　　認知症をもつ人への作業療法における評価・検査の役割 …… 89
　　評価の選択 …… 90
《日常生活活動（ADL）》 …… 92
　　Functional Independence Measure（FIM） …… 92
　　Assessment of Motor and Process Skills（AMPS） …… 93
　　N式老年者用日常生活活動作能力評価尺度（N-ADL） …… 95
　　Instrumental Activities of Daily Living Scale（IADL尺度） …… 97
　　老研式活動能力指標 …… 99
　　障害高齢者の日常生活自立度判定基準 …… 100
　　認知症高齢者の日常生活自立度判定基準 …… 101
　　Evaluation of Social Interaction（ESI） …… 101

Assessment of Communication and Interaction Skills（ACIS）……… 105
《認知機能評価》……… 107
　認知症をもつ人への作業療法における認知機能評価 ……… 107
　改訂長谷川式簡易知能評価スケール（HDS-R）……… 107
　Mini-Mental State Examination（MMSE）……… 110
　Montreal Cognitive Assessment 日本語版（MoCA-J）……… 110
　認知機能のスクリーニング評価実施時の注意点 ……… 112
《情緒》……… 114
　老年期うつ病評価尺度（Geriatric Depression Scale（GDS），短縮版 GDS（GDS15）……… 114
　Neuropsychiatric Inventory（NPI）……… 115
《行動》……… 116
　Functional Assessment Staging（FAST）……… 116
　Clinical Dementia Rating（CDR）……… 117
　GBS スケール ……… 119
　N 式老年者用精神状態尺度（NM スケール）……… 120
　認知症ケアマッピング（DCM）……… 123
　パラチェック老人行動評定尺度 ……… 125
　問題行動評価票（TBS）……… 126
　Behavioral Pathologic Rating Scale for Alzheimer's Disease（Behave-AD）……… 127
《介護負担》……… 132
　Zarit 介護負担尺度（J-ZBI）……… 132
　Sense of Competence Questionnaire（SCQ）……… 132
《その他》……… 134
　Dementia Assessment Sheet for the Community-Based Integrated Care System 21（DASC®-21）……… 134

3章　介入 ……… 139
　はじめに ……… 139
　介入計画 ……… 140
　介入実践 ……… 141
　介入の振り返り ……… 161

4章　成果の検討 ……… 164
　作業療法で焦点を当てる成果 ……… 164
　成果のタイプ ……… 165
　成果の示し方 ……… 166
　成果を検討するときの注意点 ……… 170

第3部　認知症をもつ人への作業療法理論 ……… 171

1章　作業療法実践における理論の使い方 ……… 172
　はじめに ……… 172
　理論とは何か? ……… 172
　理論の有用性 ……… 174
　理論の開発と発展 ……… 174
　作業療法の理論と分類 ……… 175
　作業療法のプロセスモデル ……… 176
　理論の実践での活用 ……… 176

2章　人間作業モデル（MOHO）……… 178
　MOHO の概要 ……… 178
　理論的背景 ……… 179
　MOHO の構造 ……… 179
　MOHO で用いられる評価法 ……… 180
　MOHO で用いられるリーズニングと認知症をもつ人に対する適応 ……… 181

3章　CMOP-E と CPPF ……… 186
　はじめに ……… 186
　CMOP-E ……… 186
　CPPF ……… 188
　事例紹介 ……… 191
　最後に ……… 193

4章　OTIPM と AMPS ... 195
- 認知症をもつ人への作業療法 ... 195
- 作業療法介入プロセスモデル (OTIPM) ... 196
- 運動とプロセス技能の評価 (AMPS) ... 198
- 認知症をもつ人への AMPS/OTIPM 導入の実際 ... 202

5章　パーソン・センタード・ケア／VIPS の視点を活かす ... 204
- はじめに ... 204
- パーソン・センタード・ケアとは ... 204
- ある認知症をもつ人の物語を通して ... 209
- VIPS フレームワークで実践を振り返る ... 211
- まとめ ... 212

6章　プール活動レベル (PAL) ... 214
- プール活動レベルの概要 ... 214
- 理論的背景 ... 215
- 4段階の活動レベル ... 215
- PAL Instrument の実施手順 ... 217
- PAL チェックリストの妥当性・信頼性 ... 218
- 臨床での応用 ... 220

7章　回想法 ... 223
- 回想法の概要 ... 223
- 理論的背景 ... 223
- グループ回想法の実践方法 ... 226
- 臨床での応用 ... 230

8章　神経心理学的評価・支援 ... 232
- 認知症と神経心理学 ... 232
- 神経心理学的テストを用いる際の留意点 ... 232
- 認知症に対する認知機能評価 ... 234
- 神経心理学的視点に基づいた支援 ... 236

9章　機器・装置を用いた支援 ... 240
- 機器・装置を用いた支援と認知症をもつ人に対するケア ... 240
- 作業療法評価のなかにおける機器・装置を用いた支援の位置付け ... 240
- 生活を支援する IT を用いた支援および機器・装置 ... 241
- 情報の入手方法 ... 251
- 臨床での応用 ... 252
- まとめ・今後に向けて ... 253

10章　タクティールマッサージ ... 255
- タクティールマッサージとは ... 255
- 理論的背景 ... 255
- 認知症をもつ人への効果 ... 256
- タクティールマッサージの手技 ... 257
- 臨床での実際 ... 258

11章　基本となるかかわり：ノンバーバルコミュニケーションを中心に ... 262
- はじめに ... 262
- 援助者の感情の重要性 ... 262
- 援助者の心構え ... 263
- ノンバーバルコミュニケーション ... 264
- まとめ ... 266

12章　リスクコミュニケーション ... 269
1. リスクコミュニケーションの理論 ... 269
- はじめに ... 269
- リスクマネジメントとリスクコミュニケーション ... 269
- リスク認知 ... 270
- 医療リスクと生活リスク ... 270
- リスクコミュニケーションの定義 ... 271
- リスクコミュニケーションの方略 ... 271
- 作業療法におけるリスクコミュニケーション展開の可能性 ... 273

2. リスクコミュニケーションを他職種との連携に活用した例 ... 274
- はじめに ... 274
- クライエント紹介 ... 274
- まとめ ... 282

第4部　作業に焦点を当てた介入事例紹介　283

1章　認知症をもつ高齢者の家事活動の獲得：作業を基盤においた作業療法介入　284
- はじめに　284
- 事例紹介　285
- 考察　291

2章　趣味だったガーデニングの感覚経験を通して落ち着きを取り戻した事例　293
- はじめに　293
- 事例紹介　293
- 初期評価　294
- 介入　297
- 成果　298
- 考察　299

3章　ちぎり絵の再開を通して自分らしさを再獲得した事例　301
- 本事例のポイント　301
- 事例紹介　301
- 初期評価　302
- 介入　303
- 成果　305
- 考察　306

4章　作業に焦点を当てた訪問作業療法介入によって閉じこもりが改善した認知症をもつ女性の事例　308
- はじめに　308
- 事例紹介　308
- 介入の方針　309
- 経過　309
- 考察　312
- おわりに　313

5章　作業プロフィールの活用により意味ある作業の特定とチームケアが可能となった軽度認知症をもつ女性　315
- はじめに　315
- 事例紹介　315
- 評価　316
- 介入と経過　318
- 成果　320
- 考察　321
- おわりに　322

6章　クライエントの自宅での役割に焦点を当てた退院支援―認知症治療病棟における家族との協働―　323
- はじめに　323
- 事例紹介　323
- 評価　323
- 介入と経過　324
- 成果　326
- 考察　326
- おわりに　327

第1部

認知症をもつ人への作業療法の視点

1章 認知症をもつ人への作業療法のポイント

> **POINT**
> - 認知症をもつ人への作業療法は，脳の障害などにより意味のある作業が遂行できない人に対して，作業の遂行を通じてその人の生活や人生によりよい影響をもたらすことが目的である。
> - 認知症をもつ人への作業療法のポイントは，クライエント（対象者）の理解から始まり，その作業の特徴を理解したうえで，作業遂行を分析し，その作業の遂行が引き出されるように環境を整え，チームでアプローチすることである。

はじめに

　認知症をもつ人への作業療法では，よい実践ができれば，対象者にとって意味ある活動，つまり作業の獲得の支援や提供ができ，その人らしい生活を導くことができる。在宅生活においては身の回りのこと，家事，仕事，趣味など多彩な活動が行われており，認知症をもつ人もその遂行が少なくなったり，狭くなったりするかもしれないが，作業が生活で重要な意味をもつことには変わりない。また，高齢者施設などでよく行われているレクリエーションや体操，歌などの活動，何気なく行われている日常生活におけるトイレや入浴などの身の回りの活動は，すべて作業療法にかかわる要素を含んでいる。しかし，それだけでは十分な作業療法が行えているとはいえず，これらの活動が対象者にとってどのようなニーズを満たしているか，その意味付けを行い，対象者のよい状態，つまりその人らしくいきいきと暮らしている状態を引き出している作業療法が，よい作業療法といえる。

　作業療法の実践により，認知症をもつ人がもっている能力を最大限に発揮させることができる可能性がある。さらには，前述のようなレクリエーションなどの活動だけではなく，認知症をもつ人それぞれに対してどのような作業に意味があるかを考える視点が，作業療法には重要である。

認知症をもつ人への作業療法の目的

　そもそも作業療法の目的は，作業が維持・修正・獲得あるいは再獲得され，それが実行されることで健康になりQOLが向上すること，また，患者本人や家族が満足感を得られることにある。特に，認知症をもつ人への作業療法の目的は，脳の障害によって長い人生のなかで培われた価値ある作業ができない状態の人に対して，それらを再開・再構築するように援助することで，その人の存在に意味をもたらし，作業を通じてその人の生活・今後の人生によりよい影響を与えることにある。

　本章では，認知症をもつ人に対する作業療法において重要なポイントを4つ挙げる。この4つのポイントを理解し，介護者・家族などを含めたチームで対象者の生活や人生における作業について考え，支援できることが非常に重要である（**図1**）。

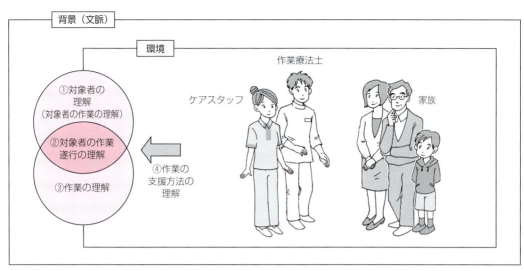

図1 認知症をもつ人に対する作業療法のポイント

作業療法の実践のポイント

①クライエント（対象者）の理解：対象者にとって意味ある作業や対象者の背景，その作業を行う意味は何かを知る。
②対象者の作業遂行の理解：対象者の作業遂行能力や特徴を理解する。
③作業の理解：作業の特性やその人にとっての意味を理解する。
④作業の支援方法の理解：作業をどう行うかその人を援助するチームで共有し，理解する必要がある。

クライエント（対象者）の理解

- **ニーズの評価のための情報収集**

認知症をもつ人への作業療法では，対象者を知ることがスタートである。なぜなら，作業療法はさまざまな活動や作業を用いるが，人によって作業に対するニーズが違うためである。自分を表現する方法が歌を歌うことで，ほかの人に聞いてもらいたいと思っている人もいれば，仕事一筋の人生を送っていて人のためになりたいと思っている人もいる。認知症になってからも，その人の本質的なニーズは変わらない。そのニーズの評価のためには，対象者の生活歴や作業歴，もともとの性格傾向などの背景情報は非常に重要な要素である。

- **作業を行う動機**

同じ活動を行っていても，その人にとって意味が異なる場合がある。クラフトの集団作業を行う際にも，作品を作り上げることを重要にしている人もいれば，集団で何かをすることに価値を

> **用語解説 ▶クライエント**
> クライエントは「クライエント中心の実践」という用語を使ったCarl Rogersの考えから使用されている相談者を示す言葉である。作業療法の世界では，カナダ作業療法士会がOTのクライエント中心の作業療法を提唱し，その考えに従って作業療法を行う際のその対象に用いられることがある。

置いている人もいる．作業には必ずその人の動機的な意味があるため，認知症をもつ人においてもその意味を知ることは，作業を選択したり，作業の行い方を決めたりする際に有用である．

　これらの情報は，本人からの情報収集が困難であれば，家族などから収集するのも1つの方法である．その際，今までどのような活動を何のためにしてきたかなど，周辺情報を合わせて収集ができるとよい．対象者にとって意味のある作業，そしてその意味を知る必要がある．

> **用語解説 ▶意味のある作業**
> 個人や集団や地域にとって個別的に意味があり納得のいく経験を促すために，選択され，遂行される作業[1]．

・観察による評価

　対象者のニーズを知ることが容易ではない場合も多い．その理由は，認知症の疾患特性である認知機能，つまり言語，記憶や計画性の問題，見当識の障害もあり，本人が現実検討できず，信頼のある情報が本人から得られないことも多い．このような場合は，本人の活動への積極性などの参加状況，その場での表情や発言などから，どの活動でどのような場面が本人の心理社会的によりよい状態を引き出せているか，本人の活動に対する意欲や挑戦感，自己効力感などはどうかを観察から評価する必要がある．これらの側面を深く理解することは簡単なことではないが，その点に着目しなければ，対象者にとって重要な作業に行き着くことはできない．作業療法を提供する者は，この点をよく理解したうえで，認知症をもつ人に歩み寄る姿勢をもち，コミュニケーションをとることが大切である．

・対象者の立場になって考える

　認知症をもつ人を知るうえで重要なことは，当たり前のことであるが対象者の立場になって考えることである．まずは，認知症をもつ人の感じていることや考えていることの理解を試みる．これは簡単なようで難しい．さらにクライエントは認知症をもつ本人だけでなく，家族を含むこともあるため，状況によりニーズを調整することもOTに求められる場合がある．

　認知症をもつ人は，その感情や意志の表出が難しいことが多いが，自己の不全感を感じていたり，何かがうまくいかない，何かが違うという漠然とした不安のなかにいたりもする．こういった場合にどのようにOTが支援できるかということである．認知症をもつ人へのOTによる支援には，こういった感情を和らげ，落ち着いて過ごせるような意味のある作業を提案することも重要な視点である．例えば，他者となじみの関係を作ったなかでの会話や，場所や物など落ち着ける物的環境でゆっくり過ごすことも重要な作業となるかもしれない．

対象者の作業遂行の理解

　認知症をもつ人は周囲の人々から能力を過小評価されていることが多く，何もできない存在というレッテルを貼られている場合もある．実際は，作業の難易度の調整や導入方法，環境設定によってその人の能力を引き出すことができる．この手掛かりとなる作業の遂行能力の分析は，実際の作業の遂行を観察することで得られるため，本人の状態と必要に応じて，活動や環境の調整を繰り返しながら観察することが必要かもしれない．

・認知症の重症度・活動の難易度に応じた調整

　認知症の重症度に応じて，作業遂行の目的や意味が異なってくる場合もある．例えば，認知症

が軽度の場合，記憶障害は断片的なことが多く，過去の記憶の一部が抜けて点線のような形でところどころが残る。そのため，活動の結果として，それが人のためになったり，仕事として行ったことが評価されたりすることは本人にとって意味のある作業である。できるだけそういった作業をもてるほうが，本人にとっては意義深い。

　一方で認知症が重度になると，活動の目標，例えば「この絵を今日完成しなければならない」など，最終的な目標が失われることが多い。なぜなら，活動に関する計画性が認識できなくなるからである。本を読み始めたが，本の内容を読んだ端から忘れる，裁縫をしているが何のためにしているかわからないなどの状態が多くなる。そのため，認知症による障害が重度の場合，活動を完遂することよりも，活動を行っているその瞬間を楽しめるほうが，その人にとって作業としての意義が大きいことがある。

　従って，認知症の重症度，活動の難易度を考えたうえで作業を選択し，そして，その作業を行うために援助の方法や量を変化させる必要がある。図2に，その大まかなシェーマを示した。役割や仕事といった，高い社会交流技能が求められる活動は難易度が高い。ADLなどの日常的に繰り返し行われている活動のほうが難易度は低く，援助の量が少なくてもよい。そして，認知症が軽度の人は役割や仕事にかかわることができるが，重度になると援助の量を多くし，内容も検討しないと遂行が困難になりやすい。

• 対象者の過去の経験に応じた調整

　対象者の過去の経験，つまり熟練度の影響も考慮する必要がある。同じくらいの認知能力をもつ人でも，料理を毎日やっていた人は，まったくやったことのない人に比べて遂行手順が整理され，遂行のスキルも高く，少ない援助でできる。そのため，その人の過去の経験，つまり作業歴を作業の選択に活かすことは，非常に重要な視点である。

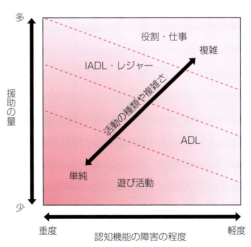

図2　認知症の重症度，援助の量，活動の種類や複雑さの関係

作業の理解

　作業の特徴を分析できる能力は，OTにとって重要かつ専門性の高いスキルである。認知症をもつ人にとって考慮すべき重要な活動の特徴は，本人にとっての活動の意味や本人に与える影響，そして熟練度はもちろんのこと，工程の複雑さ，自発性が必要かどうか，計画的か感覚的か，物的環境の影響をどの程度受けるか，介助者が必要かどうかなどは考慮すべきポイントであろう。

　例えば，白紙に絵を描くという活動は，下描きをし，色をつける課題のなかに，鉛筆を手に取って無数の線を描く，必要であれば線を消すなど多くの工程を含み，最終段階の完成形のイメージをもって自発性や計画性を保ちながら行わなければできない活動である。一方で，風船バレーは，ゆっくり飛んできた風船を打つだけで，工程は手を風船に合わせて打つという感覚的に行える活動である。このように，活動によりその特性があるため，活動を分析し，対象者の能力に合わせた活動の選択と援助をすることが重要である。

　認知症をもつ人に対して作業療法でよく利用される活動のおおまかな難易度を図3に示す。難しい活動でも，工程を分割したり内容を簡素化したりすることでより簡単に行えるので，あくまで一指標として使っていただきたい。

難しい ←―――――――――――――――――――→ 簡単

絵画	音楽の演奏	ドールセラピー	歌
クイズ	ダンス	風船バレー	マッサージ
討論	陶芸	慣れた体操	タクティールケア
パズル	料理	洗濯物たたみ	アロマセラピー
ゲーム	回想	お茶入れ	手遊び
木工	園芸	ぬり絵	

図3　認知症をもつ人によく使われる活動の難易度

作業の支援方法の理解

　認知症をもつ人の作業を引き出すには，作業の導入から継続，そして終了までの支援が必要である。この支援は，対象者の能力や活動に合わせて方法を考える必要がある。そのコツとしては，環境や必要な道具の置き場・種類，スタッフの声掛けやジェスチャーなどの作業への手掛かりが重要とされている（図4）。

　このコツは，すべての人に同じ方法を選択するのではなく，繰り返し活動を行うなかでその人に合う方法を選択していくことが必要である。さらに，対象者に作業を提供・援助するチームのメンバーでコツを共有することが，その人が継続して作業を行っていくためには重要である。

　なぜチームでの共有が重要かというと，機能的なレベルなどに依存するが，認知症をもつ人の場合，作業にたずさわるうえで援助者が必要なケースが多いことに起因する。OTは1日のなかで限られた時間のアプローチを任され，かつそのサービスを永久に継続できるわけではなく，OTだけでは十分な作業の支援が行えないことが多いためである。OTが対象者の作業やそれにかかわる能力を把握し，どのように作業を支援していくかを考え，本人を含めたチームでコツを共有することが望ましい。

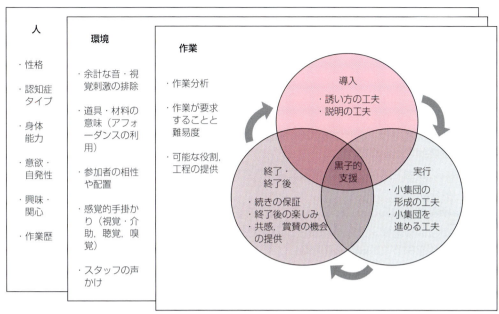

図4 認知症をもつ人の活動を引き出すコツ

（文献2より引用）

まとめ

　本項で提示した4つのポイントは，認知症をもつ人に対する作業療法を簡単に知ってもらうために，できるだけわかりやすく，コンパクトにまとめることを心掛けた．簡素化した面も少なからずあり，実際に作業療法を行っていくにはこのポイントだけでは不十分な部分も多いと思われる．よりよい作業療法の実践のためには，本項の情報だけではなく，この後に続く本書の内容を参考にしていただきたい．

（小川真寛）

【文献】
1) Townsend E, ほか：作業療法の視点—作業を通しての健康と公正，吉川ひろみ 監訳，大学教育出版，2011.
2) 西田征治，ほか：認知症者に対する生産的作業の遂行を促進する支援技術に関する研究：熟練作業療法士へのインタビューを通して．広島大学保健学ジャーナル，10(1)：6-13，2011.

2章 認知症と作業療法の基盤

POINT

- 認知症高齢者数は増加しているが，諸外国において有病率が減少しているという報告もあり，今後の動向を注視する必要がある。
- 認知症施策推進大綱では，病期に応じたサービスの提供を掲げており，OTも前臨床的な段階から終末期までの支援が求められている。
- 認知症は単一の疾患ではなく多様な原因によって発症する症候群であり，その原因疾患を理解することが重要である。
- 認知症の診断基準は改変されており，それに応じた評価，支援が求められる。
- 認知症の治療には薬物療法と非薬物療法が必要であり，認知機能障害だけでなく，個人背景（社会・心理学的要因）を探ることも重要である。
- 認知症の人の権利（作業的権利）について，OTは責務履行者として責任が求められる。

認知症の疫学

わが国の総人口は2017年で1億2,671万人であり，65歳以上の高齢者人口は3,515万人，高齢化率（総人口に占める65歳以上人口の割合）は27.7％と全国民の1/4以上を占める。今後も総人口が減少するなかで，高齢化率は上昇していくと推計され，なかでも75歳以上の後期高齢者は，2017年には高齢者人口のほぼ半数の1,748万人であるが，2065年には総人口に占める割合が，3.9人に1人になることが推計されている[1]。

認知症の有病率

このような高齢化のなか，わが国においては，認知症の有病者数が増加している。世界アルツハイマーレポート2015[2]によると，2015年時点の世界の認知症者数は4,678万人とされ，年間990万人ずつ増加している。60歳以上に占める認知症者の割合は，平均で5.2％である（**表1**）。

海外の大規模疫学調査[3,4]に倣い，わが国においても同様の基準を用いた調査が実施されている。それによるとわが国の推計認知症者数は，2015年時点で520万人程度（517〜525万人）であり，平均寿命の延伸に伴って将来も増加するとされる（**図1**）。有病率は，15.2〜15.5％と推計されている[5]。海外の推計とは直接比較はできないが，かなり高い水準であることがわかる。また，有

表1 世界の認知症者数および将来推計（百万人）

	2015年			2030年推計認知症者数	2050年推計認知症者数
	60歳以上人口	認知症者推計有病率（％）	認知症者数		
アジア	485.83	4.7	22.85	38.53	67.18
ヨーロッパ	176.61	5.9	10.46	13.42	18.66
アメリカ	147.51	6.4	9.44	15.75	29.86
アフリカ	87.19	4.6	4.03	6.99	15.76
世界	897.14	5.2	46.78	74.69	131.45

2章 認知症と作業療法の基盤

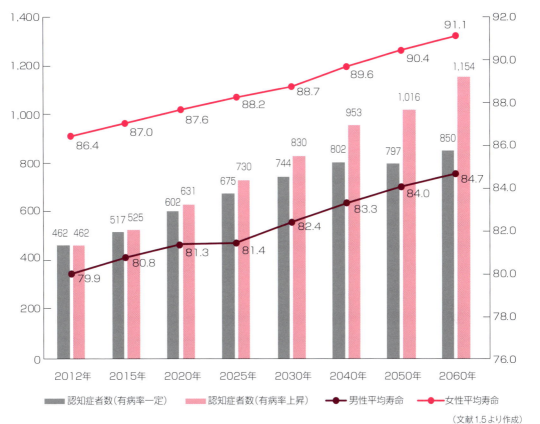

(文献1,5より作成)

図1　平均寿命と認知症者数の推移（将来推計）

表2　2012年の性・年齢階級別認知症有病率の推計

	65〜69歳	70〜74歳	75〜79歳	80〜84歳	85歳以上
男性	1.94 (1.44-2.61)	4.30 (3.31-5.59)	9.55 (7.53-12.12)	21.21 (16.86-26.68)	47.09 (37.09-59.77)
女性	2.42 (1.81-3.25)	5.38 (4.18-6.93)	11.95 (9.57-14.91)	26.52 (21.57-32.61)	58.88 (47.69-72.69)

有病率（％）（95％信頼区間）　　　　　　　　　　　　　　　　　　　　　　　　　（文献5より改変引用）

病率の調査では74歳までは10％以下であるが，85歳以上で40％超となり[5]，高齢になるほど有病率が高まる傾向であった（**表2**）．高齢化が進むことで，認知症者数が増加することが懸念される．ただし，海外では有病率が減少しているという報告[6,7]もあり，今後とも調査を継続していくとともに，調査方法の統一も必要である．

他方，高齢期ではなく，若年期に発症する若年性認知症者に関する調査[8]も行われ，全国で37,800人（18〜64歳人口における人口10万人当たり47.6人）と推計された．推定発症年齢は，51.3±9.8歳と若く，発症者数は少なくとも，高齢期の認知症とは別の支援が望まれる．

認知症施策について

要介護者等になる原因としては、「認知症」が18.7％で一番高く、次いで「脳血管疾患」15.1％となっている（**図2**）[1]。平成24年度の厚生労働省推計値、日常生活自立度Ⅱ以上（見守りなどの支援が必要）の認知症高齢者数は280万人であり、2020年には400万人を超えると推計されている[9]。このようなことから、認知症高齢者に対する医療、保健、福祉のサービスが重視されるようになった。

まず、2012年に「認知症施策推進5か年計画（オレンジプラン）」が施行され、地域包括ケアシステムの確立に向けた取り組みがなされた[10]。すなわち、認知症の方を地域で支えるための医療、介護サービスのメニュー（ケアパス）の作成である。各市町村でケアパスが策定された。

認知症への取り組みが世界的な広がりをみせるなか、認知症施策のさらなる推進を目指し、2015年に認知症施策推進総合戦略（新オレンジプラン）が発表された[11]。そこでは新たに「認知症の人やその家族の視点の重視」や「認知症の人を含む高齢者にやさしい地域づくり」という特徴的な項目が付け加えられた（**表3**）。さらに、認知症施策推進大綱（2019年）では、「共生」と「予防（認知症の発症を遅らせる、進行を穏やかにする）」を車の両輪として進めるための施策が示された。そのなかでは、以下の3段階に分けたうえで、「認知症の人や家族の視点の重視」をするとしている[12]。

1) 認知機能の低下のない人、プレクリニカル期：認知症発症を遅らせる取組み（一次予防）の推進
2) 認知機能の低下のある人［軽度認知障害（MCI）含む］：早期発見・早期対応（二次予防）、発症後の進行を遅らせる取組（三次予防）の推進
3) 認知症の人：認知症の人本人の視点に立った「認知症バリアフリー」の推進

これまでOTは介護予防[14]の領域で二次予防、三次予防を担ってきたが、今後は、認知症発症前の健康づくりとしての一次予防の役割も期待されている。

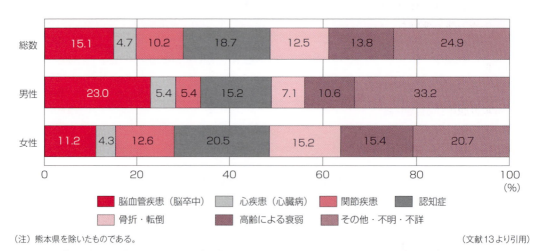

（注）熊本県を除いたものである。　　　　　　　　　　　　　　　（文献13より引用）

図2　要介護状態の原因としての認知症

表3 オレンジプラン，新オレンジプラン，認知症施策推進大綱の比較

認知症施策推進5か年計画 （オレンジプラン）	認知症施策推進総合戦略 （新オレンジプラン）	認知症施策推進大綱
標準的な認知症ケアパス（状態に応じた適切なサービス提供の流れ）	認知症への理解を深めるための普及・啓発 の推進（見直し重点化）	普及啓発・**本人発信**支援
早期診断・早期対応	認知症の容態に応じた適時・適切な医療・介護等の提供（一部新）	医療・ケア・介護サービス・介護者への支援
地域での生活を支える医療サービスの構築	認知症の人の介護者への支援（一部新）	
若年性認知症施策の強化	若年性認知症施策の強化（見直し重点化）	認知症バリアフリーの推進・若年性認知症の人への支援・**社会参加支援**
地域での日常生活・家族の支援の強化	認知症の人を含む高齢者にやさしい地域づくりの推進（新）	
医療・介護サービスを担う人材の育成	認知症の予防法，診断法，治療法，リハビリテーションモデル，介護モデル等の研究開発及びその成果の普及の推進（新）	予防
		研究開発・産業促進・国際展開
	認知症の人やその家族の視点の重視（新）	**認知症の人や家族の視点の重視**（すべての施策で重視する）

介護予防の3段階（介護予防マニュアル改訂版）[14]

介護予防とは「要介護状態の発生をできる限り防ぐ（遅らせる）こと，そして要介護状態にあってもその悪化をできる限り防ぐこと，さらには軽減を目指すこと」と定義される。介護予防は大きく3段階に分けられる。

- 一次予防：健康な者を対象に，発病そのものを予防する取り組み（健康づくり，疾病予防）
- 二次予防：すでに疾病を保有する者を対象に，症状が出現する前の時点で早期発見し，早期治療する取り組み
- 三次予防：症状が出現した者を対象に，重度化の防止，合併症の発症や後遺症を予防する取り組み

若年性認知症の施策の強化としては，社会参加活動として介護サービス事業所での有償ボランティアが認められるようになった[15]。支援するというだけでなく，認知症をもつ人の社会活動の継続が進められている。

認知症の病態と症状

認知症の診断基準

認知症（dementia）は，「一度正常に発達した認知機能が後天的な脳の障害によって持続的に低

下し，日常生活や社会生活に支障をきたすようになった状態」をいい，それが意識障害によらないものとされる[16]。国際的に広く用いられているICD-10[17]では，「通常，慢性あるいは進行性の脳疾患によって生じ，記憶，思考，見当識，理解，計算，学習，言語，判断など多数の高次脳機能障害からなる症候群」とされ，疾患名ではなく，原因疾患に基づく症候群の総称であることが明記されている。診断基準を**表4**に示す。

そのほかに広範に使用されている診断基準としては，米国国立老化研究所（National Institute on Aging；NIA）とAlzheimer病協会（Alzheimer's Association；AA）によるもの（**表5**），アメリカ精神医学会（American Psychiatric Association）による診断基準（Diagnostic and Statistical Manual of Mental Disorders, Fifth edition；DSM-5）（**表6**）などがある。

ICD-10においては，記憶障害が必須の項目とされているが，DSM-5，NIA-AAの診断基準では必須項目ではない。これにより記憶障害が顕著でない疾患についても診断ができるようになった。一方，ICD-10では，認知障害の期間が明示されているのに対して，他の2つは期間に関する記載がないといった違いがある。

このように現段階では，診断基準に相違があり，どの診断基準を使用するかで，認知症と診断される場合とされない場合が出てくる。このような診断基準のあいまいさを指摘する意見[20]がある一方で，社会生活ができなくなるという「誰がみてもわかるような点」が認知症のコアの部分である[21]との意見もある。DSM-5では，これまでの認知領域に加えて，「複雑性注意」や「社会的

表4 ICD-10認知症の診断基準（要約）

A．次の2項目が存在
　1．日常的に支障をきたす記憶障害
　2．認知機能障害
B．A項の症状を明らかに確認できる十分な期間が存在
　周囲の状況を認識する能力は保たれている（意識混濁を認めない）
C．次の1項以上を認める
　1．情緒的不安定性
　2．易刺激性
　3．無関心
　4．社会行動における粗雑さ
D．A項の症状から明らかに6カ月以上存在して確定診断される

（文献17より改変引用）

表5 NIA-AAによる認知症診断基準の要約

1．仕事や日常生活に支障
2．以前の水準に比べ遂行機能が低下
3．せん妄や精神疾患によらない
4．認知機能障害は次の組み合わせによって検出・診断される
　1）患者あるいは情報提供者からの病歴
　2）"ベッドサイド"精神機能評価あるいは神経心理検査
5．認知機能あるいは行動異常は次のうち少なくとも2領域を含む
　1）新しい情報を獲得し，記憶にとどめておく能力の障害
　2）推論，複雑な仕事の取り扱いの障害や乏しい判断力
　3）視空間認知障害
　4）言語障害
　5）人格，行動，振る舞いの変化

（文献18より引用）

表6 DSM-5による認知症（major neurocognitive disorder）診断基準

A．1つ以上の認知領域（複雑性注意，実行機能，学習および記憶，言語，知覚運動，社会的認知）において，以前の行為水準から有意な認知の低下があるという以下に基づいた証拠：
（1）本人，本人をよく知る者，または専門家による，有意な認知機能低下の懸念，および
（2）標準化された神経心理学的検査もしくは，他の定量化された臨床的評価による実質的な認知行為の障害
B．毎日の活動において，認知欠損が自立を阻害（請求書の支払い，内服薬管理などの，複雑なIADLに援助が必要）
C．その認知欠損は，せん妄によるものではない
D．その認知欠損は，他の精神疾患によってうまく説明されない
　（例：うつ病，統合失調症）

（文献19を元に作成）

認知」の項目が加えられるとともに，1つの領域の障害でも日常生活に支障が出た場合は認知症と診断するなど，認知症の人の認知機能障害をより多角的にとらえ，症状出現の個別性を反映したものと考えられる．診断基準については，今後もいくらかの改変がなされると考えなければならない．

軽度認知障害

知的に正常とは言えないが，認知症の診断がつかない状況については，長い議論の歴史がある[22, 23]．1980年代以降，AAMI[23]，AACD[24]，mild cognitive disorder（MCD）[17]など，多くの概念が提起された（図3）．AAMIが加齢に伴う生理的な記憶障害をとらえようとする立場に対して，軽度認知障害（mild cognitive impairment；MCI）は，認知症の前駆症状として病的な状態とする概念である．MCIはいくつかの概念の変遷を経たが，わが国では，以下のようなPetersenら[25]の基準が用いられることが多い．

- 主観的なもの忘れ
- 年齢に比べ記憶力が低下（記憶検査で平均値の1.5SD以下）
- ADLは正常
- 認知症は認めない

MCIは健忘の有無と障害される領域の数によって4つのグループに分類され，どのタイプの認知症に移行しやすいかが示されている（表7）[22]．MCIから認知症へ発症するコンバート率につい

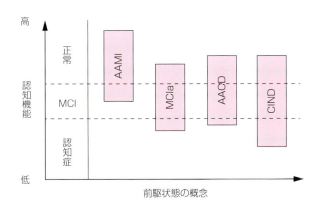

AAMI：age-associated memory impairment（記憶の検査において，若年健常者より1SD以上下回っている場合）
MCIa：（amnestic：健忘のある）mild cognitive impairment（記憶の検査において，正常平均値より1.5SD以上下回っている場合）
AACD：ageing-associated cognitive decline（認知機能の検査の1つの領域において，正常平均値より1SD以上下回っている場合）
CIND：cognitive impairment not dementia（1つ以上の認知機能の領域において障害を認める）

（文献26より改変引用）

図3　MCIとその類似概念

表7　軽度認知障害の臨床的サブタイプと推定される病因

健忘の有無	障害領域の数	推定される病因		
健忘（+）のMCI	認知障害は健忘のみ	AD		うつ病
	認知障害領域が複数	AD	VaD	うつ病
健忘（-）のMCI	認知障害領域が1つ	FTD		
	認知障害領域が複数	DLB	VaD	

AD：アルツハイマー病，DLB：レビー小体病，FTD：前頭側頭型認知症，VaD：脳血管性認知症

（文献27より改変引用）

ては，年間あたり5〜15％（専門機関と地域調査で相違）である．MCIの診断から正常に移行するリバーター率は16〜44％と調査による幅が大きい[18]．MCIから認知症への移行，ならびに正常への移行については，今後詳細な調査が必要であり，そのことで，認知症予防への取組みの指針になることが期待される．

　アメリカ精神医学会のDSM-5では，neurocognitive disorders（NCD；神経認知障害群）という新たな用語を用いた障害群を設定して，このNCDのなかにせん妄，認知症と軽度認知障害の3つを含めた．軽度認知障害の診断基準を**表8**に示す．このような分類は，軽度認知障害を明確に認知症の前駆段階ととらえて，その診断を促し，治療に移行していくことを目的としており，補助的な診断法（バイオマーカーや神経心理テスト，画像診断など）を用いた早期診断を目指している．標準化された評価を用いた場合，認知症は2SD以下，軽度認知障害は1〜2SDの範囲を目安としている．MCIの前駆段階として，主観的認知障害を示すsubjective cognitive decline（SCD）[28]やsubjective cognitive impairment（SCI）[29]といった概念が提示されている．

用語解説 ▶ SD（standard deviation；標準偏差）

集団の分布の散らばりの程度を示す指標の1つであり，平均値を挟んで−1SD〜＋1SDに全体の68％の人が該当する．1SD以下は下位16％であり，1.5SD以下は下位7％，2SD以下は下位3％が該当する．

用語解説 ▶ DSM-5における認知症について

DSM-5からdementiaという表現をなくして，新たにneurocognitive disorder群を設けた．このneurocognitiveのneuro-という接頭語は，脳の構造や代謝疾患による認知機能の変化を明確化するために用いられた[30]．neurocognitive disordersには，せん妄（delirium），majorとmildのneurocognitive disorderがあるが，日本では，major neurocognitive disorderを〔認知症[DSM-5]〕，mild neurocognitive disorderを〔軽度認知障害[DSM-5]〕とする．

表8　DSM-5による軽度認知障害（mild neurocognitive disorder）診断基準

A. 1つ以上の認知領域（複雑性注意，実行機能，学習および記憶，言語，知覚運動，社会的認知）において，以前の行為水準から有意な認知の低下があるという以下に基づいた証拠：
　(1) 本人，本人をよく知る者，または専門家による，有意な認知機能の低下の懸念，および
　(2) 標準化された神経心理学的検査もしくは他の定量化された臨床的評価による実質的な認知行為の障害
B. 毎日の活動において，認知欠損が自立を阻害しない（**以前より大きな努力，代償的方略，または工夫が必要であるかもしれないが，請求の支払い，内服薬の管理などの複雑なIADLは保たれる**）．
C. その認知欠損は，せん妄によるものではない．
D. その認知欠損は，他の精神疾患によってうまく説明されない．
　　（例：うつ病，統合失調症）

（文献19より改変引用）

認知症の原因疾患

　認知症や認知症様症状をきたす疾患は多く認められる（**表9**）．原因の多くは，神経変性や血管障害，腫瘍といった脳に何らかの障害を起こすような病態になったときであり，そのほかにも感染症や内分泌機能異常などでも生じる．

　大脳皮質の病変によって発症するアルツハイマー病やレビー小体型認知症を皮質性認知症といい，皮質下にある大脳基底核〜脳幹部の神経核の病変によって発症する進行性核上麻痺などを皮質下性認知症という．皮質下の神経核は大脳皮質の働きと連携しており，運動にかかわる中脳黒質や青斑核の病変によって，パーキンソン症状をきたす．

表9 認知症または認知症症状を示す代表的な疾患

1. 中枢神経変性疾患
   Alzheimer型認知症
   前頭側頭型認知症
   Lewy小体型認知症／Parkinson病
   進行性核上性麻痺
   大脳皮質基底核変性症
   Huntington病
   嗜銀顆粒性認知症
   神経原性線維変化型老年期認知症
   その他
2. 血管性認知症（VaD）
   多発梗塞性認知症
   戦略的な部位の単一病変によるVaD
   小血管病変性認知症
   低灌流性VaD
   脳出血性VaD
   慢性硬膜下血腫
   その他
3. 脳腫瘍
   原発性脳腫瘍
   転移性脳腫瘍
   癌性髄膜症
4. 正常圧水頭症
5. 頭部外傷
6. 無酸素性あるいは低酸素性脳症
7. 神経感染症
   急性ウイルス性脳炎（単純ヘルペス脳炎，日本脳炎など）
   HIV感染症（AIDS）
   Creutzfeldt-Jakob病
   亜急性硬化性全脳炎・亜急性風疹全脳炎
   進行麻痺（神経梅毒）
   急性化膿性髄膜炎
   亜急性・慢性髄膜炎（結核，真菌性）
   脳膿瘍
   脳寄生虫
   その他
8. 臓器不全および関連疾患
   腎不全，透析脳症
   肝不全，門脈肝静脈シャント
   慢性心不全
   慢性呼吸不全
   その他
9. 内分泌機能異常症および関連疾患
   甲状腺機能低下症
   下垂体機能低下症
   副腎皮質機能低下症
   副甲状腺機能亢進または低下症
   Cushing症候群
   反復性低血糖
   その他
10. 欠乏性疾患，中毒性疾患，代謝性疾患
    アルコール依存症
    Marchiafava-Bignami病
    一酸化炭素中毒
    ビタミンB1欠乏症（Wernicke-Korsakoff症候群）
    ビタミンB12欠乏症，ビタミンD欠乏症，葉酸欠乏症
    ナイアシン欠乏症（ペラグラ）
    薬物中毒
       A）抗癌薬（5-FU，メトトレキサート，シタラビンなど）
       B）向精神薬（ベンゾジアゼピン系抗うつ薬，抗精神病薬など）
       C）抗菌薬
       D）抗痙攣薬
    金属中毒（水銀，マンガン，鉛など）
    Wilson病
    遅発性尿素サイクル酵素欠損症
    その他
11. 脱髄疾患などの自己免疫性疾患
    多発性硬化症
    急性散在性脳脊髄炎
    Behçet病
    Sjögren症候群
    その他
12. 蓄積病
    遅発性スフィンゴリピド症
    副腎白質ジストロフィー
    脳腱黄色腫症
    神経細胞内セロイドリポフスチン［沈着］症
    糖尿病
    その他
13. その他
    ミトコンドリア脳筋症
    進行性筋ジストロフィー
    Fahr病
    その他

（文献18より改変引用）

　その一方，正常圧水頭症による頭蓋内部の圧迫や甲状腺機能低下症などによる認知症は治療可能な認知症（**表10**）であり，回復の頻度は0〜23％と報告によって異なっているものの適切な治療がなされれば認知症状が改善するものである[31]。

　なお，わが国の認知症原因疾患の割合に関しては，世界的に行われているAlzheimer Disease Neuroimaging Initiative（ADNI）の方法に準拠した調査がなされた。全国7都市の調査結果から，アルツハイマー病が67.6％と一番高く，血管性認知症19.5％，レビー小体型／パーキンソン病の認知症4.3％という推計がなされた。この3疾患で全体の90％を超えていた（**図4**）[32]。

表10 治療可能な認知症（treatable dementia）

脳神経外科的要因	硬膜下血腫，正常圧水頭症，頭蓋内腫瘍，頭蓋内蓄膿
神経関連感染症と炎症	髄膜炎（結核性，真菌性，悪性），脳炎（辺縁系，HIV，ヘルペス），脳血管炎，神経梅毒，ライム病，ホイップル病
代謝	甲状腺機能低下／亢進症，橋本脳炎，下垂体機能不全，高カルシウム血症，クッシング病，アジソン病
その他	うつ病，てんかん，薬と毒素，アルコールの乱用，睡眠時無呼吸，辺縁系脳炎（新生物性／自己免疫性）

（文献31より改変引用）

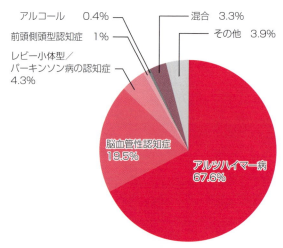

図4 認知症の原因疾患別頻度
面接調査で診断が確定した978名の内訳

（文献32より改変引用）

認知症の症状

認知症の症状は，脳の器質的障害が原因である記憶障害や実行機能障害といった中核症状と，脳の障害の直接的な影響に環境・心理的状態など二次的影響も加味されて現れる妄想や徘徊といった周辺症状に分けられる（**図5**）。周辺症状は，現在では，IPA（国際老年精神医学会）のコンセンサス会議（1999年）で提唱された「認知症の行動・心理症状（Behavioral and Psychological Symptoms of Dementia；BPSD）」[33]とよばれることが多い。認知症の初期には，抑うつ，不安，妄想といった心理症状が認められるが，進行すると徘徊や暴力，暴言，介護への抵抗といった行為がみられるなど，認知症の重症度や個人の心身の状態・環境因子によって影響を受け症状は変化するが，BPSDはすべての人に現れるわけではない。

- **中核症状**

中核症状となる認知機能障害に関して，従来のDSM-ⅣからDSM-5への移行にあたり，いくつかの認知障害領域が付け加えられた（**表11**）。DSM-Ⅳに比較すると，記憶の領域の拡充と複雑性注意，社会的認知の領域が新たに加わった[34]。以下，中核症状にDSM-5における神経認知領域の内容を加えながら解説する。

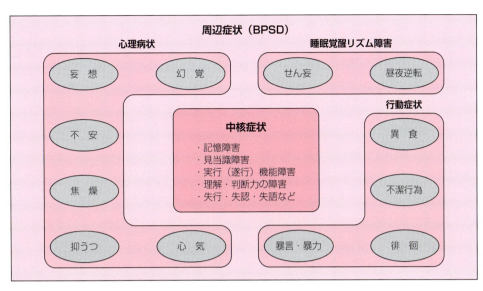

図5 認知症の中核症状と周辺症状（BPSD）

表11 DSM-ⅣとDSM-5の認知障害領域の相違

DSM-Ⅳ	DSM-5	新たに加わった項目
記憶障害	学習と記憶	意味記憶，潜在学習
失語	言語	
失認・失行	知覚-運動	
実行機能障害	実行機能	
	複雑性注意	選択性注意，分配性注意
	社会的認知	情動認知と心の理論

DSM-Ⅳ：せん妄，痴呆（認知症），健忘性障害，および他の認知障害
DSM-5：Neurocognitive Disorders（認知症［DSM-5］）

記憶障害：学習と記憶領域（DSM-5）

　記憶には，記銘，保持，想起の過程があり，内容や保持時間で分類される．人間は老化とともに記憶能力が衰えたと感じることがあるが，それは想い出せない想起の障害であることが多い．しかし，認知症が進んでくると，出来事すべてを忘れてしまうこととなり，記銘や保持に障害があると考えられている．

　記憶の内容による分類では，以下のように分けられる．

陳述的記憶 ── エピソード記憶 ── 出来事
意味記憶 ── 言葉や概念
非陳述記憶 ── 手続き記憶（自転車に乗るなどのスキルに関するもの）

　認知症になると一般に，エピソード記憶，意味記憶，手続き記憶の順でその記憶が障害される[35]．大脳辺縁系に記憶の回路とされるPapez（パペッツ）の回路（海馬→脳弓→乳頭体→視床前核→帯状回→海馬）と情動の回路とされるYakovlef（ヤコブレフ）の回路（扁桃体→視床背内側核→前頭葉眼窩

皮質→釣状束→側頭葉皮質前部→扁桃体）が存在する。この2つの回路は連動しており，とてもうれしいことや震災経験といった情動を揺さぶられる経験は記憶に残っていることがある[36]。選択的な意味記憶障害は，側頭葉限局性萎縮で認められ[37]，手続き記憶の障害は，パーキンソン病などの皮質下性疾患や小脳病変で出現する[38]。

　記憶の保持時間による分類もあり，即時記憶（数十秒以内），近時記憶（数分～数十日），遠隔記憶（数カ月～何十年）に分けられる。認知症の初期の場合，近時記憶の障害がみられるものの，即時記憶や遠隔記憶は保たれているため，短時間の会話では判定が難しい場合がある。疾患の発症時点を起点として発症後に新しいことを記憶できない現象は前向健忘，発症以前の記憶の想起ができない現象を逆行健忘とよぶ。また，これから行う予定の記憶を展望的記憶といい，この記憶が障害されると社会生活の大きな支障となる（**図6**）[39]。

　DSM-5の神経認知領域「学習と記憶」には，「即時記憶，近時記憶（自由再生，手がかり再生，再認記憶を含む），長期記憶（意味記憶自伝的記憶），潜在学習」といった幅広い項目が列挙されている。しかし，症状や所見の例としては[19]，軽度認知障害において「最近の出来事を思い出すことや映画や小説の登場人物を覚えておくことが難しく，カレンダーやメモへの依存が増える。同じ人に同じ内容のことを繰り返し話す，請求書の支払いを思い出せない」といった症状が挙げられ，認知症においては，「会話の中で同じ内容を繰り返すことがしばしばあり，買い物をする品物や1日の予定を思い出すことができない。作業を正しく行うために手がかりが頻繁に必要」となる。これらは，どちらかというと，エピソード記憶障害や近時記憶障害によって引き起こされる生活障害といえよう。評価の例では，それぞれの認知領域に応じた内容が挙げられている（**表12**）。

見当識障害

　見当識とは，「時間，場所，周囲の人・状況などについて正しく認識する機能」であり，認知症になると時間，場所，人の順にわからなくなる[35]。時間の見当識障害では，日，曜日，月と変化する度合いが大きいものから覚えていられなくなる。その一方，自分の生まれ年など変動がないものは進行した認知症の人でも覚えていることがある。時間に関する見当識が障害されると，日付を何度も問うなどの行動が出てくる。季節の感覚もないので，季節に関係のない服装をしがちになる。

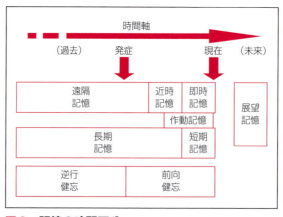

図6　記憶の時間区分

（文献40より改変引用）

表12　DSM-5における神経認知領域の評価の例

学習と記憶　評価の例
- 即時記憶：語または数字のリストを繰り返す能力（数唱課題や語の復唱）
- 近時記憶（自由再生，手がかり再生，再認記憶を含む）：新しい情報を符号化する過程の評価（例：語のリスト，短い物語，または図形）
- 長期記憶（意味記憶，自伝的記憶）：単語の意味，個人的エピソードや人物
- 潜在（手続き）学習：技能の無意識下の学習

言語　評価の例
- 表出性言語：直面呼称（物や写真の同定），流暢性（1分間にできるだけ多くの動物の名前をあげる，「か」ではじまるものの名前をできるだけあげる）
- 文法や構文（冠詞，前置詞，助動詞の省略や不正確な使用など）：呼称と流暢性の検査中に観察された誤りを標準値と比較してその頻度を評価，通常の言い誤りと比較
- 受容性言語：言語的指示を理解して動作／活動の実行（語の定義や対象を指さす課題など）

知覚－運動　評価の例
- 視知覚：線分二等分課題，運動なしの知覚課題（言語的障害がある場合に利用．複雑な模様から図形の識別，図形の組み合わせ）
- 視覚構成：描画，模写，積木のような目と手の協調運動
- 知覚－運動：知覚を意図的動作と統合する（ブロックを見ずに型にはめ込む，ペグボードにすばやくペグを差し込む）
- 実行（慣習）：身振りを模倣する能力（さようならと手を振る），パントマイム（「金槌はどのように使うのか，やって見せてください」）など
- 認知（認識・覚知）：気づきと認識の知覚的統合（表情や色の認識）

実行機能　評価の例[41]
- 計画性：迷路の出口を見つける課題．連続している絵や対象物の配置の説明する課題
- 意思決定：疑似ギャンブル（アイオワギャンブリング課題），逆転学習課題（正／誤答を入れ替える）
- ワーキングメモリー：数字の足し算，数字や単語の逆唱
- フィードバック／エラーの訂正応答：問題解答のための規則を推論するためにフィードバックから情報を得る能力
- 習慣無視／抑制：Go／No-go課題，Stroop課題
- 心的／認知の柔軟性：TMT-B検査

複雑性注意　評価の例
- 持続性注意：一定時間，音がするたびにボタンを押す
- 分配性注意：読まれている物語の内容を覚えながら素早くタッピングする
- 選択性注意：数字と文字を読み上げ，文字だけ数える
- 処理速度：課題遂行の時間を計測する

社会的認知　評価の例
- 情動認知：正と負の情動を表しているさまざまな顔の表情から情動を識別する．
- 心の理論：まなざし課題[42]，失言課題[43]（問題文中に「言ってはいけないことをうっかり言った」人物がいるかどうかを判断）

（文献19を元に作成）

　地誌的な見当識障害によって，方角がわからず迷子になったり，自分の部屋や手洗いの場所がわからなくなるという行動となって現れる．このように迷子になった時も適切に対処できず，長距離を歩いてしまうことにつながる．

　自分の家族のことがわからなくなるといった人の見当識が障害されるのは，かなり認知症が進行した段階である．人物の見当識のなかで自己見当識を失うことが，認知症の人を不安に陥れる．見当識の障害は，時間，場所，人という「今，ここで」にかかわる大切な情報を失うことであり，それを補うようなかかわりや環境の支援が求められている．

失語：言語領域（DSM-5）

　認知症に合併する言語障害の診断上の問題点は，言語障害がその他の認知障害の結果と誤って解釈され，それが言語自体の障害であることに気がつかれにくい点にある[44]。アルツハイマー型認知症に初期からみられるのは健忘失語（呼称障害，喚語困難）で，「あれ」「これ」といった代名詞が会話に多くなってくる。認知症が進行してくると，会話の理解が難しくなるので，表情や態度に敏感になり，話の内容よりも話し手の態度や口調によって，本人の印象が左右される。言語的なコミュニケーションが難しい状態でも，言語理解は保たれていることがあるので，支援者は自分の発言内容や態度，口調に気をつける必要がある。

　DSM-5の神経認知領域「言語」には，「表出性言語（呼称，喚語，流暢性，文法，および構文を含む）と受容性言語」が列挙されている。DSM-IVにおける「失語」の領域に該当する。症状や所見の例[19]としては，軽度認知障害において「喚語困難や特定語を一般語で代用したり，面識のある人の名前を呼ぶことを避ける。文法的な誤り（冠詞，前置詞，助動詞などの省略や誤用）」といった症状が挙げられ，認知症においては，「言語の表出，受容ともに著しい困難が認められ，固有名詞よりも「あれ」などの代名詞を好んで使う。症状が進むと，より親しい友人や家族の名前を思い出せない。常同的言語や反響言語，自動言語がみられ，最終的には話さないようになる」とされる。各領域の評価の例が列挙されている（**表12**）。

失行・失認：知覚－運動領域（DSM-5）

　失行とは，経験や教育，社会的慣例などにより習得した動作ができなくなる障害であり，その原因が運動麻痺，運動失調，不随意運動などの運動障害，感覚障害，失語や失認などの認知機能障害や意識や注意の障害では説明できないものである[45]。「急須にお湯を入れて湯のみに注ぐ」といった一連の動作ができない観念失行，上着を裏返しに着るといった着衣失行がみられる。また，自動性と意図性の乖離とされる観念運動失行がみられることもある。何も指示しないと自然にできる更衣動作が，「もうお迎えの車が来ているので，急いでここ（右の袖口）に（右）手を通して…」と指示するとできなくなり，さらに声を掛けると，ますますできなくなる。このような場合は，自然な流れでできるよう配慮する必要がある。

　失認とは，他の感覚を介せば認知可能であるが，ある感覚では，その対象を正しく認識することができず，知識との照合や同定ができないことから，その対象がわからない状態と考えられる[45]。空間の片側の物体を十分認識できず，体をぶつけてしまう半側空間無視，日用品の認知ができない物体失認，人の顔が認知できず，鏡に映った自分の顔を他人と誤認する相貌失認，遠近感が障害され，箸で料理がつかめなくなるバリント症候群などがある[35]。階段の高さや幅，床の模様や色の変化など十分認識できないと，そのことが行動を制限してしまう。細かな行動の変化に留意して，適切な支援を心がけたい。

　DSM-5の神経認知領域「知覚－運動」には，「視知覚，視覚構成，知覚－運動，実行，認知を含む」とされている。DSM-IVにおける「失認・失行」の領域に該当する。症状や所見の例[19]としては，軽度認知障害において「移動の際，新しい場所に行くために以前より地図やメモに頼るようになったり，他人の助けが必要となる。集中していないと，道に迷うなどする。駐車が以前ほど正確にできなくなったり，空間作業（組立て作業，縫い物など）に多大な努力が必要となる」といった症状が挙げられ，認知症においては「慣れ親しんだ道具での活動や自動車運転，慣れた道の移動などが著しく困難になる。明るさの低下や陰影によって知覚が変化し，夕暮れ時に混乱が増

す」といった症状が挙げられる．視空間や色彩認知，構成障害などによる生活障害といえる．評価の例として視空間認知，構成障害，肢節運動失行，観念運動失行，視覚性失認に関する内容が挙げられている[45]（**表12**）．

実行機能障害：実行機能領域（DSM-5）

物事を一つの目的に向かって順序立てて実行する能力[46]を実行機能，または遂行機能といい，本項では実行機能とする．動作の「系列化」，「並列化」ならびに「計画性」などと分類[47]して考えるとわかりやすい．この実行機能障害は，日常生活を支障なく行えている認知症発症初期でも，新たに引き受けた町内会の仕事が遂行できないなど，手段的日常生活活動（IADL）の障害として観察される（**表13**）[48]．日々の調理活動でも，複数のことを同時並行的に行わねばならず，手間取ったり，少しずつ一人での作業が難しくなっていく．このような場合，周囲の人が全体に気を配って，次の行動を何気なく伝えるだけでも十分な支援となる．その半面，「これしたら，次はこれね…」などと本人の意向を無視した過剰な指示は本人のやる気を削いだり，混乱させる原因にもなりかねないので，実行機能を十分評価したうえで，その方の能力やペースに合わせ相談しながら行うことが必要である．

DSM-5の神経認知領域「実行機能」には，「計画性，意思決定，ワーキングメモリー，フィードバック／エラーの訂正応答，習慣無視／抑制，心的柔軟性」が挙げられている．DSM-Ⅳにおける「実行機能障害」の領域に該当する．症状や所見の例[19]としては，軽度認知障害において「多段階の計画を完了するために努力を要することが増え，マルチタスクの課題やいったん中断した課題の再開が困難になる．整理，計画，意思決定に努力を要し，大人数の会合ではさまざまな会話に適応することが負担となり，それほど楽しめない」といった症状が挙げられ，認知症においては，「複雑な計画を放棄し，一度に1つの課題に集中する必要がある．IADLの計画や決定に他者の支援が必要」となる．日常生活の中でも高度な課題を遂行するために必要な機能である．評価の例（**表12**）が挙げられているが，ワーキングメモリーと心的／認知の柔軟性の評価は注意機能と深くかかわっており，明確に区別することは困難と考えられる[41]．

理解・判断力の障害

認知症では，連合野の認知機能が障害されるだけでなく，それを統括するより高次の統合機能（思考・判断・実行・企画）にも問題が生じてくる．その結果，考えるスピードが遅くなったり，2つ以上のことが重なるとうまく処理できなくなったりする．また，予想外のことが起こると混乱

表13　日常生活における実行（遂行）機能障害の例

IADL	障害の例
金銭管理	ATMを操作できない．確定申告ができない．カードの利用方法がわからない．
服薬管理	処方されたとおりに服薬できない．複数の薬を管理できない．
買い物	複数の物品が買えない．適切な店で品物を買えない．割引などを利用できない．
家事	献立を考えて必要な人数分の調理ができない．味付けができない．盛り付けができない．洗濯しながら料理するなど，2つ以上の行動になると同時にできない．掃除機が使えない．
仕事	仕事の段取りが悪くなる．複雑な仕事をこなせない．パソコンの操作ができない．
その他	自分で計画を立てて旅行に行けない．携帯電話やリモコンの操作方法がわからない．自動車運転で不注意な事故が増える．

（文献48より改変引用）

をきたしやすくなる．自分は騙されないから大丈夫と言っていながら，セールスマンの勧誘で高価な布団を購入するなど，観念的な事柄と，現実的，具体的な事柄が結びつかなくなるといった症状がみられる．

注意障害：複雑性注意領域（DSM-5）

注意は外界からのさまざまな刺激のうち，必要とされる特定の刺激を選択し，それに集中する能力と定義される[49]．注意機能は独立した3つのシステムから成り，DSM-5の複雑性注意もその中に含まれる（**表14**）．加齢とともに注意機能は低下する[50, 51]ことがわかっており，環境に配慮したうえで，個人の能力に応じたかかわりができるよう観察，評価が必要である．

DSM-5の神経認知領域「複雑性注意」には，「持続性注意，分配性注意，選択性注意，処理速度」が挙げられており，処理速度を除いて，それぞれ覚度，注意の制御，注意の定位のサブシステムに属する．DSM-5で新たに取り上げられた領域である．症状や所見の例[19]としては，軽度認知障害において「通常の作業に以前よりも時間がかかり，日常業務を間違え，確認作業が必要となる．テレビ，電話，運転など，他のことと競合しないときが，思考が容易」といった症状が挙げられ，認知症においては，「複数の刺激（テレビ，会話など）のある環境で困難が増し，注意するために入力を限定するなどの環境の調整が必要となる．直前の指示や電話番号など新しい情報を保持するのが困難になり，暗算ができない．すべての思考に通常より時間を要し，課題を1～3個に単純化しないとできない」といった症状が挙げられる．実行機能の基礎となる能力であり，多くの認知機能に影響を及ぼし，ワーキングメモリーとの関連性も深い[34]．評価の例を**表12**に示す．

社会的関係性の障害：社会的認知領域（DSM-5）

社会的認知とは，一般的には，社会的な相互作用の基盤となるような認知機能－「他者の意図」「傾向」「行動」を知覚，解釈し，反応する，といったことを指す[52]．DSM-5において，神経認知領域「社会的認知」は，新たに追加されたものであり，「情動認知と心の理論」が含まれている．人物を特定する過程とは別に，人物が抱いている感情を表情から認識する過程を「情動認知」という．一方で「心の理論」は，他者の心の状態（信念，感情，意図など）を推測する能力[53]である．喜怒哀楽といった情動ではなく，相手の思考や細やかな感情を共感的に理解できるのかが課題となる．症状や所見の例[19]としては，軽度認知障害において「行動や態度の微妙な変化から社会的な手がかりを認識したり，表情を読んだりする能力，共感，抑制の減少，外向／内向性の増加，軽微（一時的）なアパシーや落ち着きのなさなど，しばしば人格変化として記述される」症状が挙げられ，認知症においては，「社会的許容範囲から明らかに逸脱した振舞いがみられ，通常，これらの変化にほとんど病識がない；節度を欠いた服装や会話（政治的，宗教的，性的な話題）を行い，直接指摘されてもやめない．家族または友人への配慮を欠き，安全を考えずに意思決定する」と

表14 注意の3つのサブシステム

注意のサブシステム	機能	注意の種類
alerting（覚度）	刺激に対して最適に反応できる状態の実現，維持	覚度，アラートネス **持続性注意**
orienting（注意の定位）	入力情報からの情報の選択	**選択性注意**
executive control（注意の制御）	入力情報間の葛藤の監視と解決	注意の転換，葛藤条件での監視機能 **分配性注意**

（文献49より改変引用）

いった症状が挙げられる．認知症の人の生活において，相手の感情や意図を理解できるかは重要であり，この機能が障害されることで社会的役割を担うことが難しくなる．DSM-5における社会的認知の評価の例を**表12**に示す．

周辺症状

周辺症状は，随伴症状，問題行動や行動障害などさまざまな用語で称され，明確に定義されることなく科学的な研究の対象となっていなかった．こうした状況のなか，1996年のIPA（国際老年精神医学会）において認知症の行動障害に関してその当時の知識を整理し，「認知症の行動・心理症状（BPSD）」という概念が提唱された[54]．BPSDは「認知症患者に頻繁にみられる知覚，思考内容，気分，行動障害の症候」と定義され，行動症状と心理症状に分類された（**表15**）[55]．

BPSDに関しては，European Alzheimer Disease Consortiumにより，2,808名のアルツハイマー病患者を対象にneuropsychiatric inventory（NPI）12項目の要因分析が行われ，以下のように報告されている[56,57]．

1 活動性亢進の要素が強くかかわる症状：易刺激性，焦燥・興奮，脱抑制および異常行動など
2 精神病症状の要素が強くかかわる症状：妄想，幻覚および夜間行動異常など
3 感情障害が強くかかわる症状：うつおよび不安，多幸感など
4 アパシーが強くかかわる症状：アパシー，夜間行動異常および食行動異常など

いらいらして些細なことで怒り出すなどの易刺激性は，MCIの時期からみられ，物忘れへの自覚があり，その不安や焦りに起因しているものと考えられる．自分の過ちを指摘されることで，興奮へと発展する場合もある．

アルツハイマー病で最もよくみられるのが「物盗られ妄想」であり，財布や通帳など自分が大切にしている物の保管場所を忘れ，周囲の者が盗んだと解釈する．記憶障害と生活への不安感，介護者などとの人間関係が背景となっている．その人の性格や介護者のかかわり方によっても影響される．BPSDの成因については，認知症の重症度や原因疾患，性格，生活歴，環境，社会・心理的な要因などさまざまであるが，本人・介護者の苦痛や負担につながり，健康状態やQOLに影響してくる．医学・生物学的な観点は元より，社会・心理的な面からも検討が必要である．BPSDを満たされていないニーズ（アンメット・ニーズ）の「サイン」ととらえた行動分析的な観点からの介入が推奨[33]，実践されている[58]．

表15　BPSDの症状

グループ1 （厄介で対処が難しい症状）	グループ2 （やや対処に悩まされる症状）	グループ3 （比較的処置しやすい症状）
心理症状 　妄想 　幻覚 　抑うつ 　不眠 　不安 行動症状 　身体的攻撃性 　徘徊 　不穏	心理症状 　誤認 行動症状 　焦燥 　社会通念上の不適当な行動と性的脱抑制 　部屋の中を行ったり来たりする 　喚声	行動症状 　泣き叫ぶ 　ののしる 　無気力 　繰り返し尋ねる 　シャドーイング（人につきまとう）

（文献55より改変引用）

主な原因疾患の症状と経過

アルツハイマー病

　アルツハイマー病は，認知症の原因疾患として最も頻度が高く，大脳皮質連合野や海馬近傍領域を中心に神経細胞に多量のβアミロイド沈着をきたし，神経細胞が壊死したり，神経原線維変化を引き起こし発症する。男性より女性がやや多く，年齢とともに発症率が高くなる。認知症の進行に関しては，Reisbergら[59]のFAST（Functional Assessment Staging）が参考になる（p.116）。

　診断基準としては，米国国立老化研究所とAlzheimer病協会（NIA-AA）によるもの（**表16**）とアメリカ精神医学会（APA）によるDSM-5（**表17**）が広く使用されている。

表16　NIA-AAによる診断ガイドライン

ほぼ確実なAlzheimer型認知症
1. 認知症があり
　A．数カ月から年余に緩徐に進行
　B．認知機能低下の客観的病歴
　C．以下の1つ以上の項で病歴と検査で明らかに低下
　　a．健忘症状，b．非健忘症状：失語，視空間機能，遂行機能
　D．以下の所見がない場合
　　a．脳血管障害，b．Lewy小体型認知症，c．behavioral variant FTD，d．進行性失語症（semantic dementia, non-fluent/agrammatic PPA），e．その他の内科・神経疾患の存在，薬剤性認知機能障害

ほぼ確実性の高いProbable Alzheimer型認知症
　認知機能検査の進行性低下例，原因遺伝子変異キャリア

疑いのあるAlzheimer型認知症
　非定型な臨床経過
　他疾患の合併例
　　a．脳血管障害，b．Lewy小体型認知症，c．他の神経疾患や内科疾患，薬剤性

Alzheimer病病理が存在するほぼ確実なAlzheimer型認知症
　脳Aβ蓄積のバイオマーカー：CSF Aβ42低下，アミロイドPET陽性
　二次性神経変性や傷害のバイオマーカー：
　　脳脊髄液総タウリン酸化タウ増加，側頭・頭頂葉の糖代謝低下（FDG-PET）
　　側頭・頭頂葉の萎縮（MRI統計画像処理）

Alzheimer病病理が存在する疑いのあるAlzheimer型認知症
　非Alzheimer型認知症の臨床診断，バイオマーカー陽性かADの脳病理診断

（文献18より改変引用）

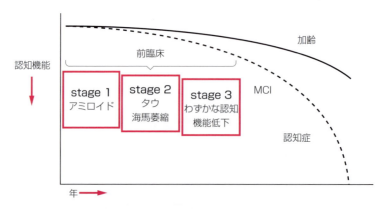

図7　NIA-AA基準による認知症概念

（文献60より改変引用）

表17 アルツハイマー病による認知症（DSM-5）（Major neurocognitive disorders due to Alzheimer's disease）診断基準

A. 認知症の診断基準に一致
B. 少なくとも2つ以上の認知機能領域で障害が潜行性に発症し緩徐に進行する
C. 確実なAD（probable Alzheimer's disease）：1か2のどちらかを満たす
　1. 家族歴又は遺伝学的検査からADの原因遺伝子変異がある
　2. 以下の3つすべてがある
　　　a. 記憶・学習の低下および他の認知機能領域の1つ以上の低下
　　　b. 着実に進行性で緩徐な認知機能低下で，進行が止まることはない
　　　c. 混合性の原因がない（他の神経変性疾患や脳血管障害，他の神経疾患，精神疾患，全身疾患など）
　　　　疑いのあるAD（possible Alzheimer's disease）：1か2を満たさない場合
D. 脳血管障害，他の神経変性疾患，物質の影響，その他の精神・神経疾患または全身疾患ではうまく説明できない

（文献19より改変引用）

　NIA-AAの基準では，アルツハイマー病が発症する前の無症候期アルツハイマー（preclinical AD）として1～3のステージを設け，その後にアルツハイマー病による軽度認知障害，アルツハイマー病という経過を提唱した（図7）。無症候期のアルツハイマー病は，アミロイドの蓄積や，シナプスの機能不全などのバイオマーカーを用いて診断する。これによって，アルツハイマー病の期間が大幅に拡大されることになる。また，DSM-5では，認知症であること，発症と進行，他の疾患でないことなどに基づいて，確実な（probable）ADとADの疑い（possible）の水準が設けられている。このように診断がより厳格化されることで，アルツハイマー病の人に対する治療や支援が変わってくるものと考えられる。

　症状の特徴[61]としては，以下が挙げられる。

①健忘症から発症し，緩徐に進行し，未治療だと10余年くらいで寝たきりになる。
②エピソード記憶と見当識障害が必ずあり，これらを背景因子として，妄想や徘徊などの行動・心理症状が現れる。
③大脳皮質連合野の障害により，思考，判断，実行，注意などが障害されるが病識を欠き，人前ではニコニコと愛想がよく，言い訳をして取り繕う。
④初期には大脳皮質の一次領野が侵されないため運動障害はなく，歩行が可能である。

用語解説 ▶アルツハイマー病

1907年にAlois Alzheimerが51歳ごろから記憶力が低下・進行性の見当識障害を呈した女性の剖検脳に神経原線維変化が出現することを記載したのがアルツハイマー病の最初の報告とされる。後に，Krepelinによりアルツハイマー病と命名され，当初は初老期に発症する初老期認知症の1つとされていた。しかし，その後，老年期に発症する老年期認知症といわれていた疾患が，病理学的にアルツハイマー病と同様の変化を呈することが示され，これらを総称しアルツハイマー病，あるいはアルツハイマー型認知症とよぶようになった。しかし，現在でもアルツハイマー病を初老期発症に限定している場合もあるので注意を要する。DSM-5では，Alzheimer's Diseaseとされており，ここでは，総称してアルツハイマー病とした。

●血管性認知症

　血管性認知症（vascular dementia；VaD）とは，脳血管障害を原因とする認知症である。米国国立精神疾患脳卒中研究所（NINDS-AIREN）の診断基準が広く用いられ，次のように分類され

る[60]（**図8**）。

　NINDS-AIRENの診断基準は研究用に作成されたため，特異度は高いが感度が低い（疾患のない場合の検出力は高いが，疾患のある場合の検出力が低い）との指摘[18]があり，米国心臓協会/米国脳卒中協会（American Heart Association/American Stroke Association；AHA/SSA）は包括的ステートメントとしてVaDの前駆的な段階からVaDまでをVCI（Vascular Cognitive Impairment）とする用語を提唱している[61]。なお，DSM-5では，血管性認知症，血管性軽度認知障害（major or mild vascular neurocognitive disorder）と位置づけている（**表18**）。

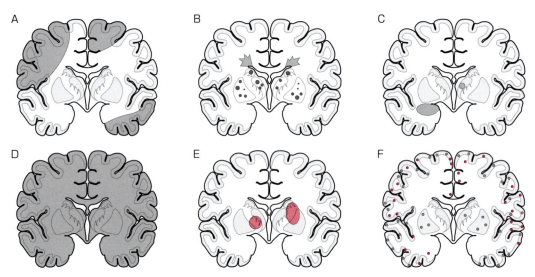

図8　VaDの病理所見による分類
A）多発梗塞性認知症：大脳皮質，白質を含む多発性皮質枝領域梗塞によるもの。
B）小血管病変性認知症：多発性ラクナ梗塞，Binswanger病などによるもの。
C）認知症発現に戦略的な部位の単一病変による認知症：皮質性（角回，後大脳動脈・中大脳動脈領域梗塞）／皮質下性（視床性，前脳基底部）。
D）低灌流性認知症：心停止，高度の血圧低下，主幹動脈の閉塞などによるもの。
E）脳出血性認知症：視床出血，前頭葉皮質下出血，多発皮下出血などによるもの。
F）その他（アルツハイマー病変が存在する混合型など）

（文献62より改変引用）

表18　血管性認知症（DSM-5）または血管性軽度認知障害（DSM-5）の診断基準

A．その基準が認知症または軽度認知障害に合致
B．臨床像は次のいずれかで示唆される血管性の特徴を有する
　1．認知機能障害の発症が，1つ以上の脳卒中発作に時間的に関連する
　2．障害が情報処理速度を含む複合的な注意力，前頭葉性の遂行機能に顕著である
C．病歴，理学所見，神経画像所見から，認知機能障害を十分に説明しうる程度の脳血管障害が存在
D．症状は他の脳疾患や全身疾患で説明されない

確実な脳血管性認知症（probable vascular neurocognitive disorder）
以下の項目の少なくとも1つを満たす。それ以外はpossible vascular neurocognitive disorderとする
　1．臨床基準が脳血管障害に起因する神経画像の異常で説明可能である
　2．認知機能障害の発症が，1つ以上の文書記載のある脳卒中発作に時間的に関連する
　3．臨床的および遺伝学的な脳血管障害の証拠がある（例えばCADASIL）

疑いのある脳血管性認知症（possible vascular neurocognitive disorder）
臨床像が一致しても，神経画像が得られない場合や，認知機能障害の発症が1つ以上の脳卒中発作に時間的に関連することが確認できない場合

（文献19を元に作成）

損傷部位によって症状の現れ方はさまざまであるが，VaDの共通点として，前頭葉機能の低下と関連する症状（前頭葉の血流低下，自発性の低下など）がみられる．また，動作緩慢や思考緩慢などの症状もみられ，これらは注意機能障害と関連する症状と考えられる．VaDの特徴を点数化したHachinskiの虚血スコア（prevalence and outcomes of vascular cognitive impairment）[64]は，アルツハイマー病との鑑別に用いられる（**表19**）．その一方で，VaDはアルツハイマー病と併存する確率が高いとされている[65]．

病識があることも多く，記憶や集中力が動揺するため，混乱したり，失敗したことを憶えていると悲観的になるなど，不安定なことが多い．その人の症状に合わせた支援により安心感を抱かせることが重要である．また，脳血管障害による認知症なので，高血圧，糖尿病，高脂血症といった成人病予防などに取り組むとともに，再発を予防するような生活指導が必要である．

VaDに特徴的な症状**表20**にまとめる．

レビー小体型認知症

レビー小体は，1912年にLewyによってパーキンソン病の人の脳幹神経細胞内で発見された．その後，1976年に小阪らが，認知症とパーキンソン症状を呈した患者の大脳皮質に多数のレビー小体が出現していることを報告し，1980年にびまん性レビー小体病と名づけた．小阪は，パーキンソン病はレビー小体が脳幹部を中心に出現したもので，レビー小体型認知症（dementia with Lewy bodies：DLB）は，主として大脳皮質に広範に出現したものとして，両者を合わせてレビー小体病という概念を提唱している[66]．

DLBは，アルツハイマー病に次いで2番目に多いとされる変性性の認知症で，70歳前後で発病することが多く，女性より男性に多い傾向がある．レビー小体によって脳の神経細胞や全身の交

表19 Hachinskiの虚血スコア

特徴	点数
1. 突然発症	2
2. 段階的増悪	1
3. 動揺性の経過	2
4. 夜間の錯乱	1
5. 比較的人格保持	1
6. 抑うつ	1
7. 身体的訴え	1
8. 感情失禁	1
9. 高血圧の既往	1
10. 脳卒中の既往	2
11. アテローム硬化症合併	1
12. 局所神経症状	2
13. 局所神経徴候	2

合計点数が4点以下ならAlzheimer病，7点以上ならVaDの可能性が高い．

表20 VaDに特徴的な症状

- 急激な発症：脳梗塞の発生に伴い急に症状が現れる（梗塞性の場合はこの限りではない）．
- 段階的悪化：進行しない状態が続いたかと思うと急に悪化し，しばらくするとそれが止まる．これを繰り返す．
- 動揺性の経過：症状が時間とともに変わる．注意力や記憶力が1日の中で変化したり（日内変動），覚醒水準や集中力が日によって変化する（日間変動）．
- 感情失禁：ささいなことでも感極まって泣いてしまう．
- 脳卒中の既往．
- 局所神経症症状：めまいや頭重感，しびれなど．
- 局所神経徴候：歩行障害，嚥下障害，構音障害，仮性球麻痺．

（文献67より改変引用）

感神経が障害され,「幻視」「パーキンソン症状」「認知障害」などの症状をきたす。DLB Consortium の新しいガイドライン（**表21**）によると，認知障害を必須とし，中核的特徴として「認知の変動」「幻視」「レム期睡眠行動異常」「パーキンソニズム」の4つが挙げられている。このほかにバイオマーカーを使用することで，DLBの可能性が高い場合と，疑いがある場合をの水準が設けられている。

発症・進行は緩徐であり，アルツハイマー病と同様に記憶障害，見当識障害，失語，失行，失認といった症状を呈する。アルツハイマー病と比較して記憶障害は軽度であるが，比較的早期より視覚認知に障害を認めることがあるなど，特徴的な症状がある。

表21　レビー小体型認知症の臨床診断基準（2017）

DLBの診断には，社会的あるいは職業的機能や，通常の日常生活に支障をきたす程度の進行性の認知機能低下を意味する認知症であることが必須である。初期には持続的で著明な記憶障害は認めなくてもよいが，通常進行とともに明らかになる。注意，遂行機能，視空間認知のテストによって著明な障害がしばしばみられる。

1. **中核的特徴**（最初の3つは典型的には早期から出現し，臨床経過を通して持続する）
   - 注意や明晰さの著明な変化を伴う認知の変動
   - 繰り返し出現する構築された具体的な幻視
   - 認知機能の低下に先行することもあるレム期睡眠行動異常
   - 特発性のパーキンソニズムの以下の症状のうち1つ以上；動作緩慢，寡動，静止時振戦，筋強剛

2. **支持的特徴**
   抗精神病薬に対する重篤な過敏性；姿勢の不安定性；繰り返す転倒；失神または一過性の無反応状態のエピソード；高度の自律機能障害（便秘，起立性低血圧，尿失禁など）；過眠；嗅覚鈍麻；幻視以外の幻覚；体系化された妄想；アパシー，不安，うつ

3. **指標的バイオマーカー**
   - SPECTまたはPETで示される基底核におけるドパミントランスポーターの取り込み低下
   - MIBG心筋シンチグラフィでの取り込み低下
   - 睡眠ポリグラフ検査による筋緊張低下を伴わないレム睡眠の確認

4. **支持的バイオマーカー**
   - CTやMRIで側頭葉内側部が比較的保たれる
   - SPECT，PETによる後頭葉の活性低下を伴う全般性の取り込み低下（FDG-PETによりcingulate island signを認めることあり）
   - 脳波上における後頭部の著明な徐派活動

Probable DLBは，以下により診断される
a. 2つ以上の中核的特徴が存在する
または
b. 1つの中核的特徴が存在し，1つ以上の指標的バイオマーカーが存在する
Probable DLBは指標的バイオマーカーの存在のみで診断するべきではない

Possible DLBは，以下により診断される
a. 1つの中核的特徴が存在するが，指標的バイオマーカーの証拠を伴わない
または
b. 1つ以上の指標的バイオマーカーが存在するが，中核的特徴が存在しない

DLBの診断の可能性が低い
a. 臨床像の一部または全体を説明しうる，他の身体疾患や脳血管疾患を含む脳障害の存在（ただし，これらはDLBの診断を除外せず，臨床像を説明する複数の病理を示しているかもしれない）
b. 重篤な認知症の時期になって初めてパーキンソニズムが出現した場合

DLBは認知症がパーキンソニズムの前か同時に出現したときに診断されるべきである。PDDは明らかなParkinson病の経過中に起こった認知症を記載するために用いられるべきである。実際の場では，その臨床的状況に最も適した用語が用いられるべきで，Lewy小体病（Lewy body disease）といった総称がしばしば役立つ。DLBとPDDの区別が必要な研究では，認知症の発症がパーキンソニズム発症の1年以内の場合DLBとする"1年ルール"を用いることが推奨される。

（文献18，68より改変引用）

- **認知機能や運動機能の激しい変動**

　状態のよいときとよくないときが1日の間で繰り返すこともあれば，場合によっては1週間，1カ月単位ということもある。状態のよいときは，家事を手伝ったり，散歩に行ったりするが，よくないときは，理解や判断がうまくできず，動きも悪くなってしまう。

- **幻視，誤認**

　「ご飯の上を虫がはっている」「子どもたちがテーブルの下で遊んでいる」などそこにいないものがその場にいるかのようにはっきり見えるといった幻視が認められる。繰り返し幻視が起こることで，妄想に発展する場合もある。また，日暮れの薄暗いときに，水道のホースが蛇に見えるなどの誤認や錯視が起こりやすい。

- **パーキンソン症状，自律神経症状**

　固縮が認められ，動作が緩慢となり，前屈姿勢で小刻みの歩行となるようなパーキンソン症状がみられる。また，レビー小体は自律神経系にも出現するため，立ちくらみ（起立性低血圧）や便秘や尿失禁などの自律神経症状を伴うことも多い。

- **その他：レム期睡眠行動異常，抑うつなど**

　悪夢をみて，大声で叫んだり，怒ったり，暴れたりするようなレム期睡眠行動異常や抑うつ（アパシーや不安感など）が認められ，実際に不眠やだるさなど伴うことも多い。

前頭側頭型認知症

　アルツハイマー病の病理学的変化を伴わない初老期の認知症については，19世紀初頭にピック病（肉眼的に側頭葉あるいは前頭葉の限局性の萎縮）が報告されたが，その後，概念，名称，分類にいくつかの変遷があり，現在は，国際的なワーキンググループにより臨床診断基準が発表されている[18]（**図9，10**）。なお，DSM-5では，前頭側頭型認知症，軽度認知障害（major or mild frontotemporal neurocognitive disorder）を（1）Behavioral variant（行動障害型）と（2）Language variant（言語障害型）に大別している点が異なっている（**表22**）。

　前頭側頭型認知症は多くは初老期に発症し，初期には記憶障害はさほど目立たず，人格の変化と行動障害が前景に立ち，疾患の進行とともに，他の疾患以上に対応が困難となる症状が出現す

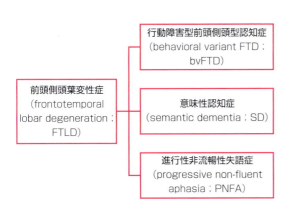

図9　前頭側頭変性症（FTLD）の分類
（文献18より改変引用）

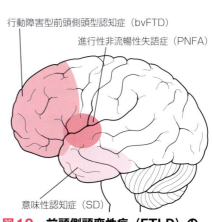

図10　前頭側頭変性症（FTLD）の脳萎縮部位
（文献69より一部改変引用）

ることが多い（**表23**）．関心のあることには熱心になり，周囲の刺激に関心が向くという疾患の特徴を利用したルーティン化療法などの実践が報告されている[69]．

認知症の治療

認知症の治療は，大きく薬物療法と非薬物療法に分けられる．アルツハイマー病治療薬塩酸ドネペジル（アリセプト®）が1999年に日本で承認され，広く使用されるようになった．その後，2011年には，ガランタミン（レミニール®），リバスチグミン（イクセロン®パッチ，リバスタッ

表22　前頭側頭型認知症（DSM-5）または前頭側頭型軽度認知障害（DSM-5）の診断基準

A. 認知症または軽度認知障害の基準を満たす
B. その障害は潜行性に発症し緩徐に進行する
C. (1)または(2):
　(1) 行動障害型:
　　(a) 以下の行動症状のうち3つ，またはそれ以上
　　　 i. 行動の脱抑制
　　　 ii. アパシーまたは無気力
　　　 iii. 思いやりまたは共感の欠如
　　　 iv. 保続的，常同的または脅迫的/儀式的行動
　　　 v. 口唇傾向および食行動の変化
　　(b) 社会的認知および/または実行機能の顕著な低下
　(2) 言語障害型:
　　(a) 発語量，喚語，呼称，文法，または語理解といった言語能力の顕著な低下
D. 学習，記憶および知覚運動機能が比較的保たれている
E. 脳血管疾患，他の神経変性疾患，物質の影響，その他の精神疾患，神経疾患または全身性疾患ではうまく説明されない
確実な前頭側頭型神経認知障害（probable Frontotemporal Neurocognitive Disorder）
以下のどちらかを満たしたときに診断される．それ以外は疑いのある前頭神経認知障害と診断されるべきである：
　(1) 家族歴または遺伝子検査から，前頭側頭型神経認知障害の原因となる遺伝子変異の証拠がある
　(2) 神経画像による前頭葉および/または側頭葉が突出して関与しているという証拠がある
疑いのある前頭側頭型神経認知障害（possible Frontotemporal Neurocognitive Disorder）
遺伝子変異の証拠がなく，神経画像が実施されなかった場合に診断される

（文献19より一部抜粋）

表23　前頭側頭型認知症の特徴

・状況に合わせた行動調節の困難さ
　　単純化した生活，極端な規則正しさ（時刻表的生活）
　　常同行動，滞続現象（滞続言語，滞続行動）
　　脱抑制，「わが道を行く」行動，反社会的行動
・無関心（限られた範囲の興味と関心）
・興味・関心の変わりやすさ
　　ささいな刺激に興味・関心が向いてしまう（被影響性の亢進）
　　注意散漫，集中困難
・人への共感や同情の欠如
・病識をもてないこと
・口唇傾向，食嗜好の変化
・意欲低下，自発性低下，発動性の低下

（文献67より改変引用）

チ®），メマンチン（メマリー®）が承認され，治療薬の選択範囲が広がった。薬物療法と生活支援やリハビリテーションといった非薬物療法を組み合わせて行うのが基本である。

薬物療法

薬物療法は，認知機能障害など中核症状の進行を抑制するものと，BPSDの改善（抑制）を目指すものに分けられる。中核症状に対する認知症薬は，現在，4種類が使用できる（**表24**）。

アルツハイマー病では，アセチルコリン合成が十分に行われないため，マイネルト核〜大脳皮質への投射，内側中隔核，ブローカ対角帯核〜海馬への投射が不十分となり，注意力や集中力，記憶，学習といった機能が障害されると考えられている（**図11**）[70]。塩酸ドネペジルに代表されるコリンエステラーゼ阻害薬は，アセチルコリン分解酵素であるアセチルコリンエステラーゼの働きを阻害し，アセチルコリンを増加させようとするものである。

表24 国内で発売されている抗認知症薬

	コリンエステラーゼ阻害薬			NMDA受容体拮抗薬
一般名	ドネペジル	ガランタミン	リバスチグミン	メマンチン
商品名	アリセプト	レミニール	イクセロンパッチ，リバスタッチ	メマリー
適応	軽度〜重度AD	軽度〜中等度AD		中等度〜重度AD
用法	1日1回	1日2回	1日1回	1日1回
用量	3〜10mg	8〜24mg	4.5〜18mg	20mg
剤形	錠剤，OD剤，細粒，ゼリー	錠剤，OD剤，内容液	パッチ剤	錠剤
併用の可否	メマリーとの併用可。他とは不可			他との併用可
主な副作用	消化器症状	消化器症状	皮膚症状，消化器症状	頭痛，めまい，傾眠
海外/国内発売	1996/1999	2000/2011	2000/2011	2002/2011

AD：アルツハイマー病，OD錠：口腔内崩壊錠（orally disintegration錠）

（文献71より一部改変引用）

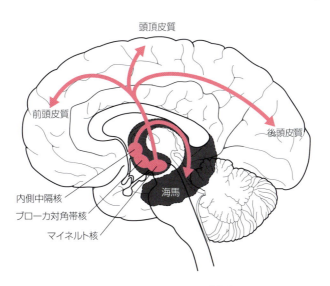

図11 コリン作動系ニューロンの投射系

一方，記憶・学習において重要な役割を担っているのがグルタミン酸であり，その受容体の1つがNMDA受容体である。アルツハイマー病では，NMDA受容体が過活性化することがわかっており，その結果，カルシウムイオン（Ca^{2+}）が過剰に細胞内に流入し，シナプス伝導の阻害や神経細胞のアポトーシスにつながる。このNMDA受容体の活動を抑制するのが，メマンチンである（**図12**）[72]。

　BPSDに対して，抗精神病薬や抗不安薬，睡眠導入剤などが使用される例が多く，このような事態に対して，「かかりつけ医のためのガイドライン第2版」[73]が提案された。そこに示された治療

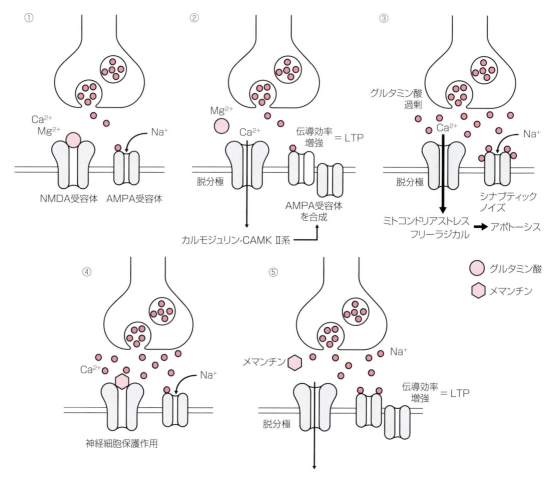

①グルタミン酸がAMPA受容体に結合すると，Na^+が細胞内に流入し脱分極する。一方，NMDA受容体はMg^{2+}によって遮断されている。
②Na^+が細胞内に流入して脱分極が起こると，NMDA受容体のMg^{2+}が膜電位依存的に遊離し，Ca^{2+}が細胞内に流入．その結果タンパク合成が促進されてAMPA受容体が増え，シナプス伝達効率が高まる。これが記憶・学習で重要な役割を果たしている長期増強（LTP）である。
③アルツハイマー病では，シナプス間隙のグルタミン酸濃度が増え，脱分極によって多量のCa^{2+}が持続的に細胞内に流入する。その結果細胞が障害されて，最終的にはアポトーシスに陥る。また，大量のグルタミン酸はシナプティックノイズの原因となり，生理的な情報伝達を阻害する。
④メマンチンはNMDA受容体に結合し，Ca^{2+}の流入を阻止することで神経細胞を保護する。
⑤メマンチンはNMDA受容体に対する非競合的受容体拮抗薬で，Mg^{2+}と同様に膜電位依存的にNMDA受容体から遊離する。このためLTPに影響を与えることはない。

図12　グルタミン酸受容体とメマンチンの作用機序

（文献72より改変引用）

アルゴリズムに基づいた対応が求められている。アルゴリズムでは，まず「非薬物的介入を最優先」にしたうえで，それでも改善がみられない場合，低用量の薬物療法を開始し，症状を見ながら漸増するとされる。服薬後，介護者，スタッフは，日中の覚醒度や過ごし方の変化，夜間の睡眠状態，水分・食事の摂取量，排尿，排便状態，パーキンソン症状の有無などの観察が求められている（**図13**）。

非薬物療法

認知症治療の薬物療法以外の介入は，非薬物療法とされる。認知症の人に対する介入に加えて，介護者への介入も含まれる。主な認知症の人に対する介入を**表25**[18)]に示す。認知，刺激，行動，感情の4点を介入のターゲットとし，用いられる手法は，心理学的なもの，認知訓練的なもの，運動や音楽など芸術的なものに大別できる。非薬物療法に関して十分な有効性は示されていない（エビデンスレベルC）[18)]が，廃用を防ぎ残存能力を高めることを通して，二次的に心身機能の維持・向上を図ることが期待できる。

英国の認知症臨床ガイドライン（National Clinical Practice Guideline）[74)]では，治療介入としてコグニティブ・スティミュレーション療法[75,76)]，活動計画のためにプール活動レベル[77)]，パーソン・センタード・モデルを活用したEnriched Opportunities Programme[78)]などが推奨されている。また，認知症の人に作業を用いた治療的介入を行うためのガイダンスが報告されており[79)]（**図14**），個人の発症前の関心，習慣，役割，文化的価値観，好み，心身の能力評価，環境の評価と調整，介護者のニーズの評価を行ったうえで，作業を適切に調整することが求められている[79)]。

1. 確認事項（非薬物的介入で改善がみられない場合に薬物療法を検討する）
   ・他に身体的原因はない（特に，感染症，脱水，各種の痛み，視覚・聴覚障害など）。
   ・精神疾患の既往がない。
   ・服薬中の薬物と関係ない。
   ・服薬遵守に問題ない。
   ・適応外使用も含めて当事者（家族）よりインフォームド・コンセントが得られている。

2. BPSDに対する向精神薬の使用（低用量で開始し漸増）
   A. 幻覚，妄想，焦燥，攻撃性への薬物療法
      ・メマンチンの使用をまず検討。コリン分解酵素阻害薬を増量する。
      ・これらにより改善しない場合は，抗精神病薬，抑肝散，バルプロ酸の使用を検討する。
   B. 抑うつ症状，アパシーへの薬物療法
      ・コリン分解酵素阻害薬を用いる。
      ・改善しない場合抗うつ薬の使用を検討する。
   C. 不安，緊張，易刺激性への薬物療法
      ・抗精神病薬，抗不安薬，抗うつ薬の有効性が示唆されているが，抗不安薬は中等度以上の認知症では使用しない。
   D. 睡眠障害への薬物療法
      ・睡眠覚醒リズム確立のための環境調整を行う。そのうえで，睡眠導入薬／抗うつ薬／抗精神病薬の使用を検討する。
   E. 過食，異食，徘徊，介護への抵抗
      ・向精神薬の有効性を示唆するエビデンスは不十分で，科学的根拠に乏しい。
      →誘因，環境要因などの特徴を探り，介護者と改善を探る。

図13 BPSD治療アルゴリズム

（文献73より改変引用）

一方，介護者に対しては，心理教育，スキル訓練，ケースマネジメント，レスパイトケアなどの支援が実践されている。介護者もケアが必要な存在であり，適切な介入が重要となっている[18]。
　リハビリテーション以上に認知症のケアは重要とされ，「パーソン・センタード・ケア」（p.204〜参照）がその基本とされる。パーソン・センタード・ケアのトレーニングを受けたスタッフがケアすることで，1年後にはBPSDに対する抗精神薬の服薬量が減少したとの報告[80]もある。BPSDへの薬物療法の前にパーソン・センタード・ケアを実践することの重要性が示唆[78]されている。

表25　認知症に対する非薬物療法

認知機能訓練	記憶，注意，問題解決など，認知機能の特定の領域に焦点をあて，個々の機能レベルに合わせた課題を，画面やコンピュータを用いて行う。個人療法とグループ療法がある。
認知刺激	元来は，リアリティオリエンテーションから発展してきたもの。認知機能や社会機能の全般的な強化を目的とした，活動やディスカッション（通常はグループで行う）などのさまざまな関与を指す。認知に焦点をあてて正しい見当識などの情報を繰り返し教示する介入法としての集団リアリティオリエンテーションでは，近年では，認知刺激に属するものとすることも多い。
認知リハビリテーション	個別のゴール設定を行い，その目標に向けて戦略的に，セラピストが患者や家族に対して個人療法を行う。日常生活機能の改善に主眼が置かれ，障害された機能を補う方法を確立する。
運動療法	多種多様なプログラムが存在する。週2回〜毎日，20〜75分程度のプログラムが報告されている。運動の内容は，有酸素運動，筋力強化訓練，平衡感覚訓練などに分類され，これらの複数の運動を組み合わせてプログラムを構成することが多い。
音楽療法	多種多様なプログラムが存在する。週1〜5回，10〜60分のプログラムが報告されている。音楽を聴く，歌う，打楽器などの演奏，リズム運動などの方法があり，これらを組み合わせてプログラムを構成することが多い。
回想法	高齢者の過去の人生の歴史に焦点をあて，ライフヒストリーを聞き手が受動的，共感的，支持的に傾聴することを通じて，心を支えることを目的としている。
認知行動療法	この場合，「認知」とは，物事の受け取り方や考え方を指し，精神状態が不安定なときに歪みがちな認知を修正することで，ストレス軽減を図る精神療法の技法の1つである。認知症診断の場面では，介護者に対する介入方法として試みられているが，エビデンスレベルは高くない。

（文献18より改変引用）

認知症の人に対する作業療法の基盤

認知症の防御因子としての作業

　これまで認知症の原因疾患や症状，その治療について述べてきたが，認知症の原因疾患は治療可能なものを除いては，進行性であり，根治ができない。近年，認知症に対する国民の関心が高く，診断技術の向上もあり，より早期の段階で診療に訪れ，確定診断が行われるようになってきている。また，症状のない前臨床期での診断をガイドラインでは推奨している。そのようななか，認知症当事者の方の活動もあり，認知症の人の意見を重視した政策が行われつつある。「認知症施策推進大綱」では，「共生」と「予防」を柱にして，認知症になっても希望をもって生活できる社会を目指すための取組みを推進しようとしている。
　アルツハイマー病の原因となるアミロイドβタンパクは，中高年以降の脳を調査すると老化とともに脳内に沈着が始まり，80代では大多数の脳にその沈着が認められるようになる[61]。しかし，脳萎縮や病変があっても認知症を発症しない例があるという興味深い報告[81]もある。認知症発症のリスクファクターがシステマティックレビュー[79]や疫学的な調査[82]で明らかになり（**図15**，**表**

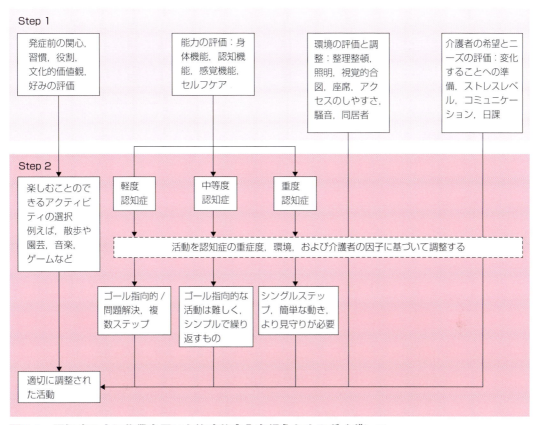

図14 認知症の人に作業を用いた治療的介入を行うためのガイダンス

(文献79より改変引用)

26)．若年期からの健康教育やさまざまな作業へのたずさわりが認知症の発症予防に影響していることが示唆されている．脳の病変のみで認知症が発症しないことを考えると，認知症の一次予防において，OTには高齢者に対する健康教育や豊かな作業の継続の支援が求められている．

認知症の人の作業的権利

一方，認知症の診断を受けた人にOTは何ができるのであろうか．DSM-5の診断基準においては，ADLの遂行障害で認知症か軽度認知障害かに分類がなされる．適切な作業遂行は，認知症の防御因子になると考えられ，OTには，認知症の人の日常生活がよりよく送れるような支援が求められている．

認知症という病気は理解できても，その病とともに生活することの大変さについては，容易に想像ができない．オーストラリア在住の認知症当事者のChristine Brydenは，自分の認知症の体験を手記[83]に著したり，各国での講演活動を通して，認知症という病とともに生活している人への支援のあり方について，教示している．

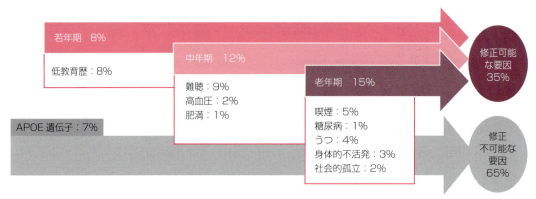

数値は，加重人口寄与割合（Population Attributable Fraction；weighted PAF）：特定のリスク要因への曝露がなかった場合の発症減少割合（全体100％に調整）を示す．

図15　ライフステージにおける認知症のリスク要因

（文献79より改変引用）

表26　知的活動とMCIの発症リスク

変数	発症割合 （MCI発症数／活動者数）	ハザード比（HR） （95％信頼区間）	p値
読書	22.2％（240／1,083）	0.83（0.68〜1.01）	0.06
ゲーム	22.1％（245／1,108）	0.78（0.65〜0.95）	0.01
手工芸	20.7％（104／502）	0.72（0.57〜0.90）	0.004
PC使用	17.9％（193／1,077）	0.70（0.57〜0.85）	＜0.001
社会的活動	20.1％（154／767）	0.77（0.63〜0.94）	0.009

活動者数は，週に1〜2回実施しているかどうかで判断されており，HRは，性，年齢，教育年数を調整済み．

（文献82より改変引用）

> 「世界は私たちのテンポより速く，目の回るようなスピードで動いているというのに，私たちは，やれこれをしろ，速く答えろ，ゲームをしろ，グループ活動に参加しろと言われている．あまりにもスピードが早過ぎるので本当は向こうへ行って欲しい，・・・（中略）・・・私たちが扱いにくくて協力的でなくなるのは，多分そういう時かも知れない．」[83]

　Brydenの経験は，認知症になると，適した作業の支援が行われないため，自分にとって意味のある作業に取り組めないことを示している．このような不公正をTownsent[84] らは「作業疎外」とした．そしてさらに「作業疎外」が長期間，文化的，制度的，社会的等の原因によって継続されることを「作業剥奪」として，そのような社会ではなく，OTとして公正な社会を目指すために「作業的公正」という概念を提示している．これは，人は生まれながらにして個人・社会的価値に基づいた作業にアクセスできる「作業的権利」（**表27**）である．

　Brydenはさらに「私たちは仕事も，車の運転も，社会貢献もできない．言葉や行動におかしな兆候がありはしないかとじろじろと見られ，私たちの意見など求められることもなく，理解も判断もできないのだから排除したって構わないと思われている．」[83] と述べている．

　情報や知識を重視する現代社会において，認知機能の障害は偏見や差別へと直結しているのである[85]．われわれは，認知症の人をはじめとしたクライエントのニーズを大切に支援しているが，

表27 作業的権利

1) 意味があり豊かな作業を経験すること
2) 健康と社会の一員となるための作業への参加を通して成長すること
3) 作業の選択を通して個人や住民が自己決定すること
4) 作業への多様な参加のため公平な権利を持つこと

(文献84より改変引用)

それと同等に権利についても考えていかないとならない時期に差し掛かっていると考えられる。

近年,国際的な動向として「認知症の人の権利」に関する議論がなされている。日本においては,日本認知症本人ワーキンググループが「認知症とともに生きる希望宣言」[86]を発表した。一足先に認知症になった私たちからすべての人たちへとして,「本人同士が出会い,つながり」,「社会の一員として楽しみながらチャレンジ」し,「前を向いて生きていく。」「自分の思いや希望を伝えながら,味方になってくれる人たちを見つけ」,「暮らしやすい社会を一緒につくっていく」といった内容がつづってあり,「認知症の人基本法」を提案している。この宣言を受ける形で,認知症施策推進大綱[12]に「認知症の人や家族の視点の重視」と「希望宣言」の展開が盛り込まれた。

国際連合は1990年代後半より,社会的弱者に対して権利ベースのアプローチ(Rights-Based Approach;RBA)を推進しており[87,88],スコットランドでは,RBAで認知症の人の権利憲章が策定された[89]。手法としては,権利が剥奪されている人へのエンパワーメントと,権利を守るべき責務履行者に説明責任を果たすべく働きかけていくことにある。すなわち,OTは,認知症の人のニーズを満たすサービスを行うことはもちろんのこと,認知症の人がやりたいこと,やってほしいことを自ら発言できるよう促し(エンパワーメント),そのような機会をつくっていく(セルフアドボカシー)というようなことが求められているのである。OTは,責務履行者として支援する立場にあり,どうしてそのような支援をしたのかの説明責任を求められているのである。このような理念は,「作業的権利」[84]にも通底しており,OTとしては,推進していくべき姿勢と考えられる。

(内田達二)

【文献】

1) 内閣府:高齢社会白書 平成30年版,日経印刷,2018.(https://www8.cao.go.jp/kourei/whitepaper/w-2018/html/zenbun/index.html)(2019年6月30日時点)
2) Prince M, et al.: World Alzheimer Report 2015. The Global Impact of Dementia. Alzheimer's Disease International. Alzheimer's Disease International(ADI), London, 2015.
3) Launer LJ, et al.: Rates and risk factors for dementia and Alzheimer's disease: results from EURODEM pooled analyses. EURODEM Incidence Research Group and Work Groups. European Studies of Dementia. Neurology, 52(1): 78-84, 1999.
4) Prince M, et al.: The protocols for the 10/66 dementia research group population-based research programme. BMC Public Health, 7(1): 165, 2007.
5) 二宮利治,ほか:日本における認知症の高齢者人口の将来推計に関する研究.厚生労働科学研究費補助金厚生労働科学特別研究事業平成26年度総括・分担研究報告書,2015.(https://mhlw-grants.niph.go.jp/niph/search/NIDD00.do?resrchNum=201405037A)(2019年6月30日時点)
6) Matthews FEP, et al.: A two-decade comparison of prevalence of dementia in individuals aged 65 years and older from three geographical areas of England: results of the Cognitive Function and Ageing Study I and II. Lancet, 382(9902): 1405-1412, 2013.
7) Schrijvers EMC, et al.: Is dementia incidence declining? Trends in dementia incidence since 1990 in the Rotterdam Study. Neurology 78,(19): 1456-1463, 2012.

8) 朝田　隆：若年性認知症の実態と対応の基盤整備に関する研究若年性認知症の実態と対応の基盤整備に関する研究, 2009. (http://mhlw-grants.niph.go.jp/niph/search/NIDD00.do?resrchNum=200821015A)（2019年6月30日時点）
9) 厚生労働省：「認知症高齢者の日常生活自立度」Ⅱ以上の高齢者数について, 2010.(http://www.mhlw.go.jp/stf/houdou/2r9852000002iau1-att/2r9852000002iavi.pdf)（2019年6月30日時点）
10) 厚生労働省：今後の認知症施策の方向性について．認知症施策検討プロジェクトチーム」報告書, 2012.(https://www.mhlw.go.jp/stf/shingi/2r9852000002fv2e-att/2r9852000002fv5j.pdf)（2019年6月30日時点）
11) 厚生労働省：認知症施策推進総合戦略（新オレンジプラン）, 2015.(https://www.mhlw.go.jp/file/06-Seisakujouhou-12300000-Roukenkyoku/nop1-2_3.pdf)（2019年6月30日時点）
12) 認知症施策推進関係閣僚会議：認知症施策推進大綱(https://www.mhlw.go.jp/content/000522832.pdf)（2019年6月30日時点）
13) 内閣府：平成29年版高齢社会白書(https://www8.cao.go.jp/kourei/whitepaper/w-2017/html/zenbun/s1_2_3.html)（2019年6月30日時点）
14) 厚生労働省：介護予防マニュアル（改訂版：平成24年3月）, 2012.(https://www.mhlw.go.jp/topics/2009/05/dl/tp0501-1_1.pdf)（2019年6月30日時点）
15) 厚生労働省老健局：若年性認知症の方を中心とした介護サービス事業所における地域での社会参加活動の実施について．介護保険最新情報 Vol.669, 2018.(http://www.jcma.or.jp/180727kaigohokennsaisinjyouhouvol.669.pdf)（2019年6月30日時点）
16) 日本神経学会 監：認知症疾患ガイドライン2010．医学書院, 2010
17) 世界保健機構（WHO）, 融　道男, ほか監訳：ICD-10精神および行動の障害：臨床記述と診断ガイドライン（新訂版）, 56-58, 医学書院, 2005.
18) 日本神経学会：認知症疾患診療ガイドライン2017, 医学書院, 2017.
19) American Psychiatric Association, 日本精神神経学会（日本語版用語監修）, 高橋三郎, 大野　裕 監訳：DSM-5精神疾患の分類と診断の手引, 医学書院, 2014.
20) 博野信次：臨床認知症学入門：正しい診療・正しいリハビリテーションとケア, 改訂2版, 5-12, 金芳堂, 2007.
21) 三村　將, ほか：認知症の「みかた」, 19-26, 医学書院, 2009.
22) Kral VA: Senescent forgetfulness: benign and malignant. Can Med Assoc J, 86(6): 257-260, 1962.
23) Crook T, et al.: Age-Associated Memory Impairment: Proposed Diagnostic Criteria and Measures of Clinical Change - Report of a National Institute of Mental Health Work Group. Dev Neuropsychol, 2(4): 261-276, 1986.
24) Levy R: Aging-Associated Cognitive Decline. Working Party of the International Psychogeriatric Association in collaboration with the World Health Organization. Int Psychogeriatr, 6(1): 63-68, 1994.
25) Petersen RC, et al.: Mild Cognitive Impairment: Clinical Characterization and Outcome. Arch Neurol, 56(3): 303-308, 1999.
26) 日本老年精神医学会 編：改訂・老年精神医学講座；各論, 1-13, ワールドプランニング, 2009.
27) Petersen RC: Mild cognitive impairment as a diagnostic entity. J Intern Med, 256(3): 183-194, 2004.
28) Jessen F, et al.: A conceptual framework for research on subjective cognitive decline in preclinical Alzheimer's disease. Alzheimers Dement, 10(6): 844-852, 2014.
29) Reisberg B, Gauthier S: Current evidence for subjective cognitive impairment (SCI) as the pre-mild cognitive impairment (MCI) stage of subsequently manifest Alzheimer's disease. Int Psychogeriatr, 20(1): 1-16, 2008.
30) Ganguli M, et al.: Classification of neurocognitive disorders in DSM-5: a work in progress. Am J Geriatr Psychiatry, 19(3): 205-210, 2011.
31) Tripathi M, Vibha D: Reversible dementias. Indian J Psychiatry, 51 Suppl 1: S52-55, 2009.
32) 朝田　隆：都市部における認知症有病率と認知症の生活機能障害への対応．厚生労働科学研究費補助金（認知症対策総合研究事業）総合研究報告書, 2013.(http://www.tsukuba-psychiatry.com/wp-content/uploads/2013/06/H24Report_Part1.pdf)（2019年7月1日時点）
33) International Psychogeriatric Association: The IPA Complete Guides to Behavioral and Psychological Symptoms of Dementia-Special Guide 2010.
34) 田渕　肇, ほか【神経認知障害群（NCD）の神経認知領域；その概念と評価をめぐる現状と課題】DSM-5における神経認知障害（NCD）の神経認知領域　その背景と意義．老年精神医学雑誌, 26(3): 237-241, 2015.
35) 奥村典子, 藤本直規：もの忘れカフェの作り方：認知症, 工夫次第でなんとかなる, 178-190, メディア・ケアプラス（徳間書店発売）, 2013.
36) Ikeda M, et al.: Amnestic people with Alzheimer's disease who remembered the Kobe earthquake. Br J Psychiatry, 172(5): 425-428, 1998.
37) 菊池大一, 藤井俊勝：【認知症学（上）−その解明と治療の最新知見−】臨床編　認知症の症候学　各論　エピソード記憶と意味記憶．日本臨牀, 69（増刊8 認知症学（上））：326-330, 2011.
38) 堀川悦夫, ほか：【認知症学（上）−その解明と治療の最新知見−】臨床編　認知症の症候学 各論 手続きの記憶. 日本臨牀, 69（増刊8 認知症学（上））: 331-336, 2011.
39) 梅田　聡, 小谷津孝明：展望的記憶研究の理論的考察．心理学研究, 69(4): 317-333, 1998.
40) 江藤文夫, ほか 編：高次脳機能障害のリハビリテーション ver.2. Journal of clinical rehabilitation 別冊: 38-44, 医歯薬出版, 2004.

41) 仲秋秀太郎, 佐藤順子:【神経認知障害群(NCD)の神経認知領域;その概念と評価をめぐる現状と課題】実行機能 その概念と評価法. 老年精神医学雑誌, 26(3): 248-256, 2015.
42) Tsuruya N, et al.: Is "reading mind in the eyes" impaired in Parkinson's disease? Parkinsonism Relat Disord, 17(4): 246-248, 2011.
43) Kobayakawa M, et al.: Theory of mind impairment in adult-onset myotonic dystrophy type 1. Neurosci Res, 72(4): 341-346, 2012.
44) 福井俊哉:【神経認知障害群(NCD)の神経認知領域;その概念と評価をめぐる現状と課題】言語障害 その概念と評価法. 老年精神医学雑誌, 26(3): 264-269, 2015.
45) 二村明徳, 河村 満:【神経認知障害群(NCD)の神経認知領域;その概念と評価をめぐる現状と課題】知覚-運動 その概念と評価法. 老年精神医学雑誌, 26(3): 270-276, 2015.
46) Muriel Deutsch Lezak 著, 三村 将, 村松太郎 監訳:レザック神経心理学的検査集成, 375-389, 創造出版, 2005.
47) 目黒謙一:血管性認知症:遂行機能と社会適応能力の障害, 第1版, p.106, ワールドプランニング, 2008.
48) 中島健二, ほか 編:認知症ハンドブック, p.48, 医学書院, 2013.
49) 武田景敏:【神経認知障害群(NCD)の神経認知領域;その概念と評価をめぐる現状と課題】複雑性注意 その概念と評価法. 老年精神医学雑誌, 26(3): 242-247, 2015.
50) Commodari E, Guarnera M: Attention and aging. Aging Clin Exp Res, 20(6): 578-584, 2008.
51) Salthouse TA: The processing-speed theory of adult age differences in cognition. Psychol Rev, 103(3): 403-428, 1996.
52) Green MF, et al.: Social cognition in schizophrenia: an NIMH workshop on definitions, assessment, and research opportunities. Schizophr Bull, 34(6): 1211-1220, 2008.
53) 小早川睦貴:【神経認知障害群(NCD)の神経認知領域;その概念と評価をめぐる現状と課題】社会的認知 その概念と評価法. 老年精神医学雑誌, 26(3): 277-283, 2015.
54) 粟田主一:【BPSDの疾患別特徴;AD, DLB, FTD】BPSD概念の提唱と臨床への寄与. 老年精神医学雑誌, 21(8): 843-849, 2010.
55) 国際老年精神医学会(日本老年精神医学会監訳):認知症の行動と心理症状BPSD 第2版, 31-40, アルタ出版, 2013.
56) Aalten P, et al.: Consistency of neuropsychiatric syndromes across dementias: results from the European Alzheimer Disease Consortium: Part II. Dement Geriatr Cogn Disord, 25(1): 1-8, 2007.
57) Aalten P, et al.: Neuropsychiatric syndromes in dementia. Results from the European Alzheimer Disease Consortium: Part I. Dement Geriatr Cogn Disord, 24(6): 457-463, 2007.
58) James IA 著, 山中 克夫 訳:チャレンジング行動から認知症の人の世界を理解する:BPSDからのパラダイム転換と認知行動療法に基づく新しいケア, 1-3, 星和書店, 2016.
59) Reisberg B: Functional staging of dementia of the Alzheimer type. Ann NY Acad Sci, 435: 481-483, 1984.
60) Sperling RA, et al.: Toward defining the preclinical stages of Alzheimer's disease: recommendations from the National Institute on Aging-Alzheimer's Association workgroups on diagnostic guidelines for Alzheimer's disease. Alzheimers Dement, 7(3): 280-292, 2011.
61) 山口晴保 編著:認知症の正しい理解と包括的な医療・ケアのポイント:快一徹! 脳活性化リハビリテーションで進行を防ごう, 第3版, p.28, 協同医書出版社, 2016.
62) 猪原匡史:【脳血管病変と脳疾患】血管性認知症の病態と治療 脳小血管病を中心に. 神経治療学, 34(1): 13-17, 2017.
63) Gorelick PB, et al. : Vascular contributions to cognitive impairment and dementia: a statement for healthcare professionals from the American Heart Association/American Stroke Assiciation. Stroke, 42(9): 2672-2713, 2011.
64) Hachinski VC, et al.: Cerebral blood flow in dementia. Arch Neurol, 32: 632-637, 1975.
65) Kalaria, R, Overlap between pathology of Alzheimer disease and vascular dementia, Alzheimer disease and associated disorders, 13 Suppl 3,1999.
66) 小阪憲司:第二の認知症:増えるレビー小体型認知症の今, 117-145, 紀伊国屋書店, 2012.
67) 繁田雅弘:認知症の医学的特徴. 認知症ケア標準テキスト「認知症ケアの基礎」, 21-42, ワールドプランニング, 2013.
68) McKeith IG, Boeve BF, Dickson DW, et al: Diagnosis and management of dementia with Lewy bodies: Fourth consensus report of the DLB Consortium. Neurology, ; 89(1): 88-100, 2017.
69) 兼田桂一郎, ほか:変性性認知症-前頭側頭型認知症について. 認知症のリハビリテーション<増大号>(前島伸一郎 編). Monthly Book Medical Rehabilitation, 91, 47-54, 2008.
70) Coyle JT, et al.: Alzheimer's Disease: A Disorder of Cortical Cholinergic Innervation. Science, 219(4589): 1184-1190, 1983.
71) 北村 伸:【認知症の診断治療のupdate】Alzheimer病を中心とした認知症の最新治療. 日本医科大学医学会雑誌, 8(4): 291-295, 2012.
72) 藤本健一:【認知症学 下-その解明と治療の最新知見-】臨床編 認知症の薬物治療 保険収載されている抗認知症薬 メマンチン. 日本臨牀, 69(増刊10 認知症学(下)): 41-46, 2011.

73) 認知症に対するかかりつけ医の向精神薬使用の適正化に関する調査研究班：かかりつけ医のためのBPSDに対応する向精神薬使用ガイドライン，2016(https://www.mhlw.go.jp/file/06-Seisakujouhou-12300000-Roukenkyoku/0000140619.pdf).(2019年7月7日時点)
74) National Collaborating Centre for Mental Health (UK): Dementia: A NICE-SCIE Guideline on Supporting People With Dementia and Their Carers in Health and Social Care. British Psychological Society, 2007.
75) Yamanaka K, et al.: Effects of cognitive stimulation therapy Japanese version (CST-J) for people with dementia: a single-blind, controlled clinical trial. Aging Ment Health, 17(5): 579-586, 2013.
76) 山中克夫，ほか：認知症の人のための認知活性化療法マニュアル：エビデンスのある楽しい活動プログラム，中央法規出版，2015.
77) Jackie Pool 著，小川真寛 訳：プール活動レベル：認知症をもつ人の活動評価から個別支援まで：チームでよりよいケアを実践するために，医歯薬出版，2017.
78) Brooker D, et al.: The enriched opportunities programme: a cluster randomised controlled trial of a new approach to living with dementia and other mental health issues in ExtraCare housing schemes and villages. 2009.
79) Livingston G, et al. Dementia prevention, intervention, and care. The Lancet, 390.10113: 2673-2734, 2017.
80) Fossey J, et al. : Effect of enhanced psychosocial care on antipsychotic use in nursing home residents with severe dementia: cluster randomised trial. Bmj, 332(7544): 756-761, 2006.
81) Snowdon DA: Healthy aging and dementia: findings from the Nun Study. Annals of internal medicine, 139(5_Part_2): 450-454, 2003.
82) Krell-Roesch, J, et al.: Association Between Mentally Stimulating Activities in Late Life and the Outcome of Incident Mild Cognitive Impairment, With an Analysis of the APOE epsilon 4 Genotype. Jama Neurology, 74(3): 330-336, 2017.
83) クリスティーン・ブライデン 著，馬籠久美子，桧垣陽子，訳：私は私になっていく：痴呆とダンスを，クリエイツかもがわ，2004.
84) Townsend E, Polatajko H 著，吉川ひろみ，吉野英子 監訳：続・作業療法の視点— 作業を通しての健康と公正—．2011, 大学教育出版: 岡山.
85) Batsch, NL, Mittelman MS: World Alzheimer Report 2012 Overcoming the Stigma of Dementia. Alzheimer's Disease International (ADI), London; 2012.
86) 日本認知症本人ワーキンググループが認知症とともに生きる希望宣言(http://www.jdwg.org/wp-content/uploads/2018/11/statement_leaflet.pdf)(2019年6月30日時点)
87) 粟田主一：認知症への社会精神医学的アプローチ Dementia Friendly Communityをめざして．日本社会精神医学会雑誌，26(4): 332-336，2017.
88) 林　真由美：認知症とともに生きる人々のための権利と権利ベースのアプローチ(特集 国連障害者権利条約と権利ベースのアプローチ)．精神医学，59(8): 739-748, 2017.
89) Dementia Alliance International, 石原哲郎，ほか 訳：認知症とともに生きる人の人権：お題目から現実のものに，2016.(https://www.dementiaallianceinternational.org/wp-content/uploads/2016/10/The-Human-Rights-of-people-living-with-dementia-from-Rhetoric-to-Reality-Japanese.pdf)(2019年6月30日時点)

3章 認知症をもつ人への作業療法の視点

POINT

- 認知症をもつ人への作業療法の視点をもつためには，専門職としての専門性と役割の理解が基本である。そして，各事例に応じて，そのクライエント（対象者）は誰か，作業の関与の仕方や意味を考えることはOTの役割の明確化につながる。
- 認知症をもつ人は，その症状に起因する作業遂行の障害をもっている。OTは作業の選択と遂行を手助けし，その人の生活のなかで充実した作業がもてるように支援することが期待されている。
- 作業療法を行ううえでは，ガイドライン・エビデンスを参考にし，エビデンスを示すということは専門職として重要なことである。
- 認知症をもつ人を対象としても，OTが作業を理解し，意味ある作業に導き，それを促すことが，作業療法の可能性を広げる。

認知症をもつ人への作業療法の考え方

1 作業療法の専門性と役割

　専門職には社会から期待される役割がある。認知症をもつ高齢者が増加している今日，この分野でのOTの専門性や役割というのはどのようなものであろうか。この専門性や役割は，現場で働くOTにとって行動を規定するうえで，明確にし，認識しておかなければならないことである。

　作業療法の専門性は，それが常に「作業」に関与している点にある[1]。それが，ほかの職種との唯一無二の違いであり，作業療法の独自性である。作業とは，人が行う活動のことで，その人や周囲の人々にとって意味のあることと定義されている[2]。つまり，体操の輪の中に入ってはいるが，状況を理解できずにぼーっと過ごしているだけの人にとって，この体操は作業にならないかもしれない。食事をこぼしながらでも，おいしそうに食べ，満足している人にとって，この食事という活動は，本人にとっては意味のある作業だと思われる。

　ここで，わかっていただきたいのは，「作業」はその個人のなかに意味付けされたものだということである。そのため，作業療法はその人，あるいは周囲の人にとって，その作業がどういう意味をもつのかを，その人の立場に立って常に考える必要がある。個人の意志や内面を重視し，その人を中心に考えながらアプローチすることが必要である。

　ここ十数年の間に，「クライエント中心の作業療法」という考えが広がりつつある。この考えによるアプローチでは，初めに「カナダ作業遂行測定（Canadian Occupational Performance Measure；COPM）」を用いてクライエントにインタビューし，対話を通して「クライエントにとって重要で，できるようになりたいと思っている作業」を明らかにする[3]。そして，優先順位を決め，その作業の可能化を目指してアプローチする。

　この実践を，認知症をもつ対象者に行おうとするときに問題となるのが，対話の問題である。認知症をもつ人は記憶障害・見当識障害などにより意志表出や意志決定に問題を生じやすいため，対話ができずに本人の状態がつかみにくいことが特徴である。対話の困難さによって，その人が求めている作業を評価できないことが，認知症をもつ人への作業療法を難しくさせ，その役割を

わかりにくくさせている1つの原因となっている。

米国の作業療法の父といわれるDantonは,「人間にとって作業は,水や食物と同じように必要である」と述べている[4]。認知症をもつ人でも,この普遍的な考え方は同じと考えられ,意味をもった作業をいかに生活のなかで行えるかを見つけ出し,提供することがOTの専門性である。認知症をもつ人の不安,混乱,焦りなどを軽減するため,作業を手段として活用する,あるいは作業を適応させる。そして,能力を引き出して作業に従事することで,身体的,精神的,社会的健康を保つことがOTの役割として求められている。作業がまったくない,自分の求めている作業を行えていないなどの作業的不公正がある者に対して,生活のなかの作業をもつ機会を見直し,再構築を行うことも1つの役割であろう。

> **用語解説** ▶作業的不公正
> 理不尽な不当な差別を受けることなく,すべての人が自分とその社会にとって意味がある状態を,「作業的公正」とよぶ。すべての人が意味ある作業をもつ権利があることを実現することの重要性が唱えられており,この権利が侵害された状態を「作業的不公正」という。

●クライエントは誰か?

次に作業療法の対象となるクライエントについて考えていく。

作業遂行と結びつきのカナダモデル(Canadian Model of Occupational Performance and Engagement;CMOP-E)のなかでは,クライエントの定義を個人(本人),家族,集団,コミュニティ,組織,住民としている[5](図1)。作業療法は幅広い対象者に行われるものである。所属する組織や立場,作業療法のアプローチ内容によってクライエントは異なるが,認知症をもつ人の場合,多くは本人や家族が主な対象であろう。認知症をもつ人の特徴として,本人のニーズの表出が困難なことが挙げられる。そのため,本人を中心に作業療法は進められるべきであるが,家族など本人以外の意思に委ねられることもありうる。

その際,本人と家族との希望のギャップが問題となる場合がある。例えば,本人は食事の準備

> **用語解説** ▶CMOP-E
> CMOP-Eはカナダ作業療法士協会によって作成されており,作業の遂行と結びつきを,人・環境・作業の相互作用のなかで説明している(詳細はp.184〜,第3部3章を参照)。

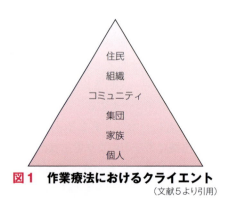

図1　作業療法におけるクライエント
(文献5より引用)

をしたいと思っているが，家族は火事を起こしそうになったこともあり，危険なのでやらせたくないと思っているケースである．このようなケースは，実際の臨床現場ではよくみられる．食事の準備は本人にとってどのような意味があるか，どのようにしたら行えるようになるか，どのようなリスクがあるかといった作業の意味と作業遂行の評価を行う．そして，家族と本人の間に入って作業を遂行するための，協議や調整，本人の気持ちの代弁などをする必要があるかもしれない．このときのクライエントは家族と本人両者であり，意思決定は複雑なプロセスを伴うものになる．

また，行動・心理症状（Behavioral and Psychological Symptoms of Dementia；BPSD）の内容によっては，本人ではなく，やはり家族や周囲の介護者がクライエントになる場合がある．例えば，徘徊により介護負担が多い場合などはそうかもしれない．もちろん，この際，本人の心理状態が悪い場合は，それを解決することは本人にも意味があることとなり，本人もクライエントに当たるだろう．しかし，本人は散歩が好きで歌を歌いながら楽しそうに歩いているが，歩行状態が悪く，監視がないと介護者が不安で付きっきりになってしまう場合があったとする．この場合，本人の求めている作業を行うことが家族の介護負担になってしまう場合もあるので，作業の与える意味が本人と家族によって対立する場合は，どちらの意志をくむか，歩く機会をどのくらい設けるかなどの調整はOTに求められる技能であろう．

作業療法では，その対象者の状態や，家族，周囲の介護者の希望によって，クライエントが誰であるかを考えなければならない．対象者本人を中心に考えてアプローチするだけではなく，場合によっては家族や集団，組織をクライエントとした作業療法を展開することもありうる．さらには，それらの希望が対立する場合は，OTが間に入り，その希望を両者が納得できるニーズに調整していくことも求められる．

認知症をもつ人に対する作業の考え方

OTの専門性と独自性は，その介入を行ううえで作業が関与していることであるが，では作業の特徴や分類，それが実際どのように関与しているのかを考えていきたい．

・作業の特徴

世界作業療法士連盟は，2010年にクライエント中心の声明文を出している[6]．作業療法の目標は，作業に人々が参加することである．認知症をもつ人に対する作業療法でも，この考え方が大前提となる．

また，この声明文の中で，実践を導く前提として作業の特徴や考え方を端的にまとめ，

①人は作業に結びつくという本来のニーズと能力がある．
②作業は健康とよい状態（ウェルビーイング）に影響を与える．
③作業は時間を組織化し，生活を構造化する．
④作業は個人にとって意義があり，文脈的意味合いをもつ．
⑤作業と結びつくのは，独特であり，状況に関連する．
⑥作業は治療的潜在性をもつ．

としている．これらは作業の基本的な考え方であるので，作業療法の実践のためには，まずこれらの作業に対する理解が必要であろう．

・**認知症をもつ人に対する作業の主観的側面からの分類**

作業にはさまざまな分類がある。カナダ作業療法士協会は作業の領域を，セルフケア，生産活動，レジャーに分類している[7]。米国作業療法士協会は，ADL，IADL，教育，仕事，遊び，レジャーと社会参加の7種類に分けている[8]。これらの分類は，OTにとっては多くの者が利用しているなじみ深い分け方である。

一方で，Pierce[9] は，前述の作業の領域による分類ではなく，作業を行う人の主観的経験，つまり主観的にどう感じているかに基づいて作業を3種類に分けている。結果に満足するような活動や明確な目標をもって行う活動を「生産性」，それとは対極的にそのプロセスを楽しむ，あるいは楽しみの経験を伴う活動を「楽しみ」，エネルギーを回復させ，活動を続ける能力を回復させる作業的経験を「回復」というように定義している。そして，生産性を求める現代社会の影響で「楽しみ」は注目されにくいといわれ，さらに「回復」は最も無視されやすく，この3種類の作業の主観的側面で最も理解が乏しい作業としている。

楽しみや回復の主観的意味をもつ作業に着目することは，認知症をもつ人の作業療法には大切な視点である。生産的な要素のある活動において明確な目標をもつということが，とりわけ認知症が進行すると困難になることが多く，活動のプロセスを楽しむことを重視しなければならない場合もよくある。そして，BPSDの心理症状として不穏や興奮などがあり，落ち着いて過ごすことができない場合，回復の意味合いのある休息によって落ち着いて過ごすという活動は価値があると考えられる。このように作業の主観的側面に着目することは，「生産性」を求めがちな面を「楽しみ」「回復」の側面に目を向けることができるため，意義深いと思われる。

日本作業療法士協会[10] は，2018年に作業療法の定義を改訂し，その註釈で作業に含まれる活動として，趣味，遊び，休養といった「楽しみ」や「回復」につながりやすい活動を挙げた。これらは認知症をもつ人にとっては重要な作業であり，このような作業に着目することの重要性の表れであるだろう。

・**作業の関与の仕方**

次に作業の関与の仕方について考えてみたい。鎌倉[1] は，作業療法における作業は関与の仕方で，「手段」「目標」「実存」の3つに分けられるとしている（図2）。作業を障害の軽減や機能回復

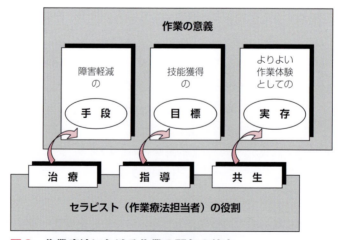

図2　作業療法における作業の関与の仕方

（文献1より引用）

に用いることが「手段」であり，なんらかの作業を獲得・再獲得する，あるいは遂行の質を高めることなどが「目標」であり，よりよい作業的体験がもてるようになることを「実存」としている。

「手段」としての利用例

まず，認知症をもつ人を対象とした作業について，「手段」としての利用の例を示す。磯ら[11]は，回復期リハビリテーション病棟入院中の認知症をもつ患者を対象に，ペーパークラフトの工程の進め方が異なる2つの集団を設定し，精神・心理面について比較している。結果として，作業工程を続けて遂行する群より，作業工程を分けて提供した群のほうが，認知機能やうつのスケールの結果が良好であったことを報告している。このときのペーパークラフトが作業といってよいかどうかは別の議論として，このように活動を用いて障害を軽減する方法が，作業の「手段」としての利用である。認知症が重度の対象者に対しては，この方法は向いているとはいえず，認知症の予防や軽度の認知症をもつ対象者に対して多く用いられる作業の関与の仕方といえる。

「目標」としての利用例

作業の「目標」としての利用の例は，本書掲載の事例から紹介する。本書の第4部1章に紹介している自宅での調理を獲得するための事例（p.286参照）がそれに当たる。この事例では，退院後に自宅での調理が必要とされた。朝食を自宅で作れるように，回復期リハビリテーション病棟入院中に在宅復帰を想定して，調理の作業遂行分析の結果から環境調整を中心に行い，自宅退院に至った事例である。この際，本人にとっての作業は調理という活動であり，その活動が自宅で遂行できるという「目標」のために，遂行の質を高めるためのアプローチを行った一例である。

「実存」としての利用例

作業の「実存」としての利用方法も，本書掲載の事例を通して紹介する。本書の第4部3章で紹介している事例（p.303参照）がそれに当たると考えられる。この事例は病棟生活で受動的な生活を送っており，無為に過ごすことが多かったが，ちぎり絵を開始して他者の賞賛を受けるなどの過程を得て，買い物や散歩への主体的な参加がみられるようになった事例である。この事例においては，対象者が生活のなかでよりよい作業的な体験をもち，それが生活全般へ影響を与えている。

実存という作業の利用方法は，認知症をもつ人ではよくみられる。この利用の仕方の問題は，今回の事例ではOTであるが，その作業を寄り添って行う者の，作業に対する価値観や作業の遂行能力に対するある程度の理解が必要ということである。そのため，入院中はできていたが，退院すると行えなくなるというような問題が起こりやすい。このようなケースでは，OTによる継続的な支援が必要かもしれない。したがって，作業を継続してもらうための他者への申し送りが鍵となる。

作業の関与の仕方を考えることは，OTとしてその対象者にどのように作業の専門家としてかかわっているかを知ることとなり，OTの役割の明確化につながると考える。

認知症をもつ人への作業療法のエビデンスとガイドライン

エビデンスに基づくこと

エビデンスに基づいたサービス提供を求める声は年々大きくなり，作業療法の世界でもエビデンスに基づいたサービスが展開できることが望ましい。そして，作業療法の介入の効果を示し，エビデンスのある介入ができているかを検証することも，OTにとって必要とされる。

米国作業療法協会が行っているエビデンスに基づいた実践（Evidence Based Practice；EBP）のプロジェクトの1つとして，アルツハイマー型認知症をもつ人の作業療法のシステマティックレビューが1998年から行われている[12]。その報告では，166編の論文を領域に分けて，エビデンスについてまとめられているので，**表1**に紹介する。

用語解説 ▶システマティックレビュー
過去の文献をくまなく調査し，良質な研究デザインやデータの偏りを少なくした質の高い研究のデータから，臨床疑問に対する現状のエビデンスについて分析を行うことである。根拠に基づく医療やガイドライン作成のための情報収集と分析に用いられる。

表1　アルツハイマー型認知症をもつ人に対する作業療法のシステマティックレビューのまとめ

作業の領域 （area of occupation）	・軽〜中等度の認知症をもつクライエントにおいて，作業遂行の問題を特定し，代償的な戦略で実施するクライエント中心の作業療法はエビデンスが高い ・クライエント中心に作業を適合させることはエビデンスが良好 ・認知的な問題のある高齢者に対する身体的な転倒予防トレーニングのエビデンスは良好 ・エラーレストレーニング，記憶訓練，ADL訓練などのエビデンスは限定的 ・アルツハイマー型認知症に対する回想活動の効果は結論が得られていない
知覚	・音楽，身体的アウェアネス，移動と機能訓練が，視覚同定や活動を改善させる注意に焦点をおいたグループのように有用でエビデンスは良好 ・音楽や多重感覚環境の利用のエビデンスは限定的 ・感覚統合やスヌーズレン®の使用は結論が得られていない
環境	・1ステップの指示，手掛かりを含んだ代償，環境的介入に重点を置いた介入を，OTの臨床家が用いることには強いエビデンスがある ・音楽，自然環境からの刺激，活動療法の利用のような物理的環境の調整はエビデンスが良好 ・初期のアルツハイマー型認知症をもつ人に対する，認知機能や身体機能への援助技術の評価・訓練のエビデンスは限定的 ・計算療法，部屋の前に本人の写真を置くなど，その他の環境調整については結論が得られていない
活動の要求 （activity demand）	・活動からの要求を調整することは，アルツハイマー型認知症をもつ人の遂行機能の改善には有効 ・食事時の一貫した言語的促し，音楽の使用，食事のセッティングの変更には高いエビデンスがある ・代償的介入や環境へのOTによる介入は高いエビデンスがある ・活動レベルに合わせた日常生活での課題に適応する認知刺激療法は，エビデンスが限定的 ・ADL遂行中の習慣訓練のためのスキルの誘発や個人の行動への介入は，エビデンスが限定的
転倒予防	・多方面からの介入（センサー，運動，環境調整）は，病院や高齢者病院においてはエビデンスが高い ・施設や地域での多方面からの介入のエビデンスは限定的 ・認知障害がある人の，歩行，筋力強化，バランス，柔軟性の向上を含む身体的トレーニングには良好なエビデンスがある
介護者への方略 （caregiver strategy）	・認知症や問題解決，課題の単純化，コミュニケーション，家屋環境の調整に関する介護者教育には高いエビデンスがある ・教育，ケアマネジメント，ストレスマネジメント，患者サポート，集団でのサポートグループにも高いエビデンスがある ・カスタマイズした活動をベースにした介護者への教育や，自宅での介護者への構造化した介入のエビデンスは良好 ・介護者の健康やウェルビーイングの維持のためのデイケアの効果は限定的で，レスパイトケアの利用は結論に至らない ・認知症に対する知識や行動に関する教育だけでは効果的ではない

（文献12より作成）

表中の「エビデンスが限られる」としているのは，効果がわずかである，一時的な効果がみられた，といった意味で使用されている。介入の効果に関して結論が得られていないということは，その介入を行うエビデンスがないことを示しているわけではない。それらの介入の効果を結論付けるにはエビデンスが十分でないことを示しており，エビデンスを示すためには，さらなる検証が必要なことを意味している。

認知症の人に対する作業療法ガイドライン

日本作業療法士協会も職能団体として作業療法実践の根拠となる資料を示すためにガイドラインを作成している[13]。このガイドラインは前述の米国作業療法士協会が行ったシステマティックレビューのクリニカルクエスチョンに準拠しレビューがなされ，日本に適応するように配慮し作成されている。

本ガイドラインは2004年〜2013年の10年間の論文を対象として，その研究のデザインを元に作業療法介入のエビデンスレベルを分類している。それらの結果をまとめ，最終的に作業療法介入の推奨グレード分類を決めて公開している。**表2**に推奨グレードA，Bをまとめた一覧を掲載する。推奨グレードに関しては，グレードAが「行うように強く勧められる」，グレードBは「行うよう勧められる」というグレードで，その内容に関して推奨され，これらのグレードを決定するにあたり，エビデンスレベルが高い論文が報告され存在することを意味している。そして，エビデンスレベルが低いものや，あるいはここでエビデンスに関しては言及されていない内容に関しては，まだ十分な研究がなされていない，クリニカルクエスチョンの範囲に入っていないという可能性が考えられ，推奨されていない内容を行ってはいけないという意味ではないことを理解していただきたい。今後，認知症をもつ人への作業療法の研究が進み，推奨グレードの高い内容が増えるように，OTが臨床のみならず，研究にも参加することが期待されている。

このガイドラインはWebで公開されているため，グレードC以下の内容や詳細に関してはそちらを参照されたい。ガイドラインの内容は，認知症をもつ人に対する作業療法の臨床や教育にたずさわる者は，一読されることを推奨する。

• **エビデンスを示すこと**

作業療法の効果を示し，エビデンスを示すことも，専門職としてOTには求められている。作業療法の効果を調べるには，数値化して比較することが最もわかりやすいと思われる。しかし，認知症をもつ人に行える標準化された評価や数値化できる効果指標は数少ない。ただ，できる限りの効果検証を行うことは，対象者のためにも，OTとしての介入が適切であったかを確認するためにも重要である。

目標に対して介入がうまくいっていないと判断されれば介入方法を変更すべきであろうし，それを確認する術がないということは，サービスとしてよいとはいえない。また，作業療法のサービスが適切かどうかを確認することは，自分の計画や介入に対するフィードバックとなって経験や知識の蓄積になり，OTとしての自己の成長を促すことができるだろう。

米国作業療法協会が作業療法の領域を示し，そのなかで作業療法の成果をまとめあげている（**表3**）。認知症をもつ人への作業療法の介入に関係する項目も多いが，その効果判定が難しい項目も同様に多い。作業遂行の改善は，ADLなどの自立度をみるならば，機能的自立度評価表（Functional Independence Measure；FIM）などの評価でもよいし，その習熟度や作業にかかわ

表2 ガイドライン推奨グレードA, Bの一覧

クリニカルクエスチョン	小項目	グレードA	グレードB
1. ADL, IADL, レジャー, 社会参加を確立, 修正や維持するようデザインされた介入が認知症者のQOL, 健康, 幸福, クライエントと介護者の満足にどのような効果に与える効果にはどのようなエビデンスがあるか?	1. 認知症の人へのADL, IADLの指導	・軽度から中等度の認知症の人に対して, 自助具を使用するなど代償戦略を練習したり, 引き出しにラベルを貼るなど環境戦略を活用することとともに, 介護者に援助および監督方法を指導することが有効である。	
	2. 認知症の人への回想法		・軽度から中等度の認知症の人に対して, 回想法を行うことは活動性を高めるのに有効である。
	4. 認知症の人へのレジャー	・認知症の人がレジャー活動に参加することで, 活動性が向上し, 他者との交流やポジティブな感情が増加し, 認知症の行動・心理症状が減少する。特に認知症の人の能力, 技能, 興味を個別に評価し, それに合った活動を提供することによって, その効果は増大し, 認知症の人本人への影響(活動への参加促進, 能動性やポジティブな感情の増加, 認知症の行動・心理症状の軽減)だけでなく, 介護者の技能や自己効力感が向上し, 介護負担が軽減される。	
	5. 認知症の人への複合的な介入		・初期の認知症高齢者に対して運動療法, ADL訓練, 認知機能等, 多様な要素からなる複合的な介入を行うことで, 社会行動, 記憶のスコアの改善がみられる。
2. 認知機能や知覚能力を維持や修正するようデザインされた介入が, 認知症のQOLやADL, 作業遂行に与える効果にはどのようなエビデンスがあるか?	1. 認知症の人に対する認知機能に着目したアプローチ		・軽度から中等度の認知症の人に対して, 認知機能の改善を主な目的とした認知刺激療法 (cognitive stimulation therapy) や認知リハビリテーション (cognitive rehabilitation) などは, 認知症の人の作業の遂行度や満足度やQOL向上に有用であるが, 対象者の状況に応じた個々の目標設定など個別的な配慮が必要である。また, 認知症の人の日常生活上の課題に対する誤りなし学習 (errorless learning) の介入も, 認知症の人のQOLやADLの向上につながることが示唆されている。
	2. 認知症の人への運動を用いたアプローチ		・認知症の人に対して, ウォーキングなどの有酸素運動を主に用いていることは, 認知機能やADL, QOLの改善を図ることに有効である。
	3. 認知症の人への運動や認知機能など複合的なアプローチ	・対象者の個別性に応じた生活機能や精神心理症状の改善に向けたテーラーメイドの介入や認知や園芸, 身体活動などを組み合わせた作業療法プログラムは, 地域や施設で生活する認知症の人の生活機能や精神心理症状の改善に有効である。	・運動だけでなく, 認知刺激やADLに対する介入などの複合的プログラムは, 運動機能やADL, QOLなどの改善に有効で, 実施にあたっては集団や個別等の形態は別として, 患者や介護者だけでの実施ではなく, セラピストの介入が望ましい。
	4. 認知症の人に対する知覚技能に着目したアプローチ		・中等度～重度認知症の人に対する, スヌーズレン®や音楽など知覚に対する働きかけを主体としたアプローチは, 副交感神経系の活動を優位にして焦燥性興奮などのBPSDの軽減などに有効である。

3章 認知症をもつ人への作業療法の視点

クリニカルクエスチョン	小項目	グレードA	グレードB
3. 作業を習慣化することや作業パターンを整えるようデザインされた介護者の作業遂行、QOL、健康、幸福の満足を高めることができるか？	2. 睡眠介入に関して		・療養施設では睡眠習慣を確立する介入は有用である。これらの介入には毎日のウォーキング、身体活動、日中の睡眠排除、光線療法への参加が含まれ、有用性が示された。認知症の人のために、毎日の日課に関連した介入の一部として考慮する価値があり、処方された活動は、認知症の人に関心と満足を与えた。
	3. 作業療法の介入に関して	・認知症の人の残存機能、以前の役割、習慣、および興味を確認し、明らかになった活動を個々のプロファイルに合わせて作成すること、アクティビティ実施中の家族のトレーニングおよびサポートすることは有用である。	
4. 環境要因への介入（モンテッソーリ、スヌーズレン®などが家庭や施設に居住するアルツハイマー病の人の作業の遂行、情動や行動に与える効果にはどのようなものがあるか？	2. スヌーズレン®		・スヌーズレン®は、興奮、アパシー等のBPSD症状の軽減や、ADLの改善に有効である。
5. 認知症の人に対する転倒予防の介入にはどのようなエビデンスがあるか？	1. 環境調整		・施設入所の認知症の人に対して、嗅覚刺激などを用いて焦点感度を低下させることは転倒予防に有効である。
6. 認知症の人の介護者に対する心理・教育的介入が、その役割の継続と介護負担（心理状態）に与える影響にはどのようなものがあるか？	1. 認知症の人の家族介護者に対する介入	・認知症の人の家族介護者に対する心理社会的介入によって介護者の負担感が軽減し心理的に安定させることで施設入所を遅らせることができる。	・認知症の人の家族介護者に対する介入については、教育支援に加えロールプレイやビデオフィードバック等を用い、トレーニングとスキルの習得に焦点を当てることで、より介護負担感が軽減する可能性がある。
	2. 認知症の人と介護者に対する介入		・家族介護者への介入はBPSDに対する否定的反応を減らすことができ、認知症の人のBPSDが減少する可能性がある。 ・介護者だけではなく認知症の人にも焦点を当て、並行して睡眠や運動などの介入をした場合にその効果が高まる可能性がある。
	3. 家族介護者に対する作業療法介入	・訪問作業療法においては、認知症の人の介護者を並行して介入することで、認知症の人のBPSDや生活機能の改善によって家族の介護負担感が軽減することが示されている。	・作業療法士が多職種と協働して心理教育的介入を行った場合、介護負担や介護満足感が改善することが示されている。

1部 認知症をもつ人への作業療法の視点

クリニカルクエスチョン	小項目	グレードA	グレードB
7. 地域在住高齢者（MCIを含む）に対して認知機能低下を予防する介入、QOLや幸福・健康、幸福の満足度を高めるエビデンスはあるか？	1. 地域在住高齢者（MCIを含む）への運動を用いた介入		・歩行をはじめとする定期的な身体運動が認知機能低下の予防に有効である。 ・認知機能を刺激する課題を含んだ身体運動は、転倒予防や認知機能低下の予防に効果がある。
	2. 地域在住高齢者（MCIを含む）への認知機能に着目した介入		・学習療法や記憶や遂行機能を高める認知リハビリテーションは、短期的に認知機能の維持・改善に有効である。
	3. 地域在住高齢者（MCIを含む）への社会心理的側面に着目した複合的介入	・人間作業モデルを用いたプログラムでは、社会的役割に効果があり生活満足度やQOLの予防効果がある。 ・脳活性化リハビリテーションの考え（快・会話・役割・変化・成功体験）を取り入れた歩行習慣化を目指したプログラムは、認知機能と活動能力を高める効果がある。	

（文献13より抜粋し作成）

推奨グレード	内容
グレードA	行うように強く勧められる
グレードB	行うよう勧められる
グレードC1	行うことを考慮してもよいが、十分な科学的根拠がない
グレードC2	行うように勧められていない科学的根拠がない
グレードD	無効性や害を示す科学的な根拠がある

表3 作業療法の成果の分類

成果	定義
作業遂行	日常生活の活動を実行する能力。作業遂行は2つの異なった方法へ分けることができる。 **作業遂行の改善**：病気や疾病の結果として，現在遂行ができなくなってしまったとき，このアプローチの目標は，ADL，IADL，教育，仕事，遊び，レジャーや社会参加の自立度や機能の向上となる。 **作業遂行の拡大**：現在遂行ができないことがあるときに使用される。日常生活の作業を発達させることで遂行を拡大し，潜在的問題を防ぐように遂行のスキルやパターンを発達させる。
クライアントの満足度	作業療法サービスを受けた過程や利得に対するクライエントが知覚した感情的な反応
役割の適正	クライエントが従事する際に役割期待に効果的に応じた能力
適応	作業的挑戦と立ち会ったときのその人の反応様式の変化。この変化は，個人の習慣的な反応様式が，挑戦の結果としてある程度の統制を生み出すべき不適応があると認識されたときに，起こる。
健康とウェルネス	**健康**：ただ病気や衰弱の存在だけでなく，身体的，精神的，そして社会的ウェルビーイングが満たされている。 **ウェルネス**：良い健康状態。ウェルネスはより病気の兆候がない状態，つまり，身体的，精神的バランスがとれ，適合がとれている状態のことを指す。
予防	個人，集団，組織，地域や国家や政治レベルの健康的なライフスタイルの増進
生活の質（QOL）	・自己の生活満足度に対するダイナミックな評定（目標に向けての進歩の認識） ・自己認識（事故に対する信念や感情の合成） ・健康と機能（健康状態，セルフケアの能力，役割適性を含む） ・社会経済的要因（例，職業，教育，収入）

（文献8より翻訳して引用）

る遂行機能をみるのであれば，AMPS（Assessment of Motor and Process Skills）やESI（Evaluation of Social Interaction）などの評価が標準化されており使用できる。クライエントの満足度は，COPMなど，評定から得られるが，対象者によっては本人からの評定が困難で，家族などからの評価をもらうこともあるだろう。

役割の適正，適応に関しては，それぞれ個別に何を評価するかによって異なり，内容によっては対象者の発言や行動の変化など，質の変化を評価しなければならないこともある。健康とウェルネス，QOLは，主観的な調査票が使用できるが，認知症をもつ人に対しては，信頼性をもった形での評定が難しい場合が多い。

作業療法の効果の判定は専門職として重要なことである。そのエビデンスをどう示していくかを，作業療法の目標に合わせよく検討していくことが重要である。

認知症をもつ人への作業療法の挑戦

認知症という疾患の特性から作業療法を考える

・認知症をもつ人の作業機能障害を考える（図3）

認知症はその中核症状として，記憶障害，見当識障害，遂行機能の障害，注意障害，失行・失認・失語などが挙げられる。この中核症状に起因して，不安・焦燥感，妄想，幻覚，睡眠障害，抑うつ，自発性の低下，徘徊，異食，不潔行動，暴言・暴力，介護抵抗などといった周辺症状がある。認知症をもつと，これらの問題だけではなく，社会交流の減少や環境への認識の問題から，

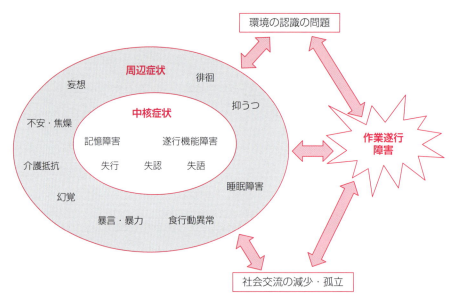

図3　認知症をもつ人の症状と作業機能障害の関係

作業を選択し，作業を主体的に遂行することができなくなる．作業の選択とコントロールは，作業療法実践の絶対的原則である[12]．また，作業遂行を適切な選択のうえで行えないことが，周辺症状を悪化させている可能性がある．例えば，場所がわからずにトイレを探す，晩御飯の支度をするために台所を探すなどの理由で，徘徊するという事例もよくある．周辺症状には，作業がかかわっていることも多いという事実がある．

　認知症をもつ人のなかには，自発性がなくなり，関心はあるが自ら働きかけることができないために孤立を招き，一日中作業を行わない状態で過ごすという作業剥奪を起こす人がいる．現状や環境の認識ができておらず，やりたくないレクリエーションに参加させられるように，作業を押し付けられる作業疎外が起こる．このようにして，認知症をもつ人の作業機能障害は起こってくる．

　認知症をもつ人は，症状の影響によって，作業を自ら選択し遂行することができなくなる．OTにとっては，作業の選択を手助けするとともにその行い方を考え，生活全般をみて，その作業をバランスよく行えて充実している状態に導くことが理想である．おそらくこれは，OTだけでは行えないことであるため，実践のためには家族やケアにたずさわるチームを巻き込んで，その人の作業について考えてもらえる土壌を作っていくことが望ましい．

• **BPSDを減らすことは作業療法の目的か？**

　BPSDを減らすことを，認知症をもつ人への作業療法の目的に挙げる人も多い．BPSDは，認知症に伴う徘徊や妄想・攻撃的行動・不潔行為・異食などの行動・心理症状である．以前は，BPSDは問題行動ともよばれたが，その表現のネガティブなイメージから行動障害やBPSDという言葉

用語解説　▶作業機能障害

作業機能障害は，適切に作業ができない，かかわれない状態であり，作業の選択や遂行の問題を生じている際に生じる作業，つまり日々の生活で行われる活動における障害である．作業機能障害には作業不均衡，作業剥奪，作業疎外，作業周縁化という下位の概念が含まれている．

が使われるようになった。

OTのBPSDに対する視点として，その行動がその人にとってどのような意味があるか，ほかの人にどの程度影響を与えているかを評価することが大切である。例えば，周りからは一見，問題として認識される収集癖も，昔から物を大切にしており収集が趣味であった本人にとっては，意味のある行為かもしれない。この場合，収集をやめさせるようにアプローチすることは，本人の大事な作業を奪うことになるかもしれない。このようなケースは認知症をもつ人以外でもありうることで，その行動に対する本人の価値観や意志，興味，習慣などの行動様式の理解が必要となる。

BPSDは他人にとっては問題行動でも，対象者にとっては意味ある作業である可能性があるため，その点を加味してBPSDをとらえることが必要である。そして，BPSDの多くは他者からは問題としてとらえられることが多い。対象者にとっての意味を考えることは，OTにとって重要な仕事といえよう。

認知症をもつ人に対する作業療法の可能性

わが国に国策として米国から近代の作業療法が移入されたのが1960年であった。当時は，「作業療法とは作業を用いて障害の治療を行うもの」という考え方が当たり前で，"医学モデルによる作業療法"の最盛期であった[14]。この後，作業療法は，「医学」のなかの，整形外科のなかの，「後療法」と位置付けられ，作業療法には医学的性質が強く現れ，教育の場でも医学系科目が大半を占めているのが現状といわれている[15]。

作業療法は医学の一部として発展を遂げてきており，認知症をもつ人の作業療法にも，各種のアプローチの手段を「作業」とみなして，介入するというのが主な考え方であった。認知症の作業療法の世界でいうと，例えばレクリエーションや音楽療法などといった，なんらかの活動を通して健康の維持・増進をもたらし，認知機能の活性を目的とするものがそれに当たる。しかし，1980年代から作業療法は専門性への回顧の道を歩み，人間作業モデルやカナダ作業遂行モデルといった作業を中心に考えた理論が生まれ，1990年代からわが国にも紹介され，徐々に浸透しつつある。

表4に，活動を用いたアプローチと，作業に基づいたアプローチを示した。これを見ると，活動を用いたアプローチは単一の活動に基づいて行うものであるのに対して，作業に基づいたアプローチは，そのなかで対象者に適した作業を選択できるような過程がある大きな枠組みをもつ理論で構成されている。活動を用いたアプローチを介入に用いる場合に，それらの活動がその人に影響を与えているかによって，その活動を作業とみなせるであろうし，よい影響を与えているの

表4　活動を用いたアプローチと作業に基づいたアプローチ

活動を用いたアプローチ	作業に基づいたアプローチ
・レクリエーション ・音楽療法 ・園芸療法 ・動物介在療法 ・タクティールケア ・スヌーズレン ・回想法	・人間作業モデル ・カナダ作業遂行モデル ・プール活動レベル

であれば，その活動は意味ある作業であるといえる。そのため，なぜよい影響が起こっているのかをリーズニングすることがOTとして求められる。このリーズニングには，その人の生活史や性格，社会交流の状況から，対象者の本質的なニーズに対して，行っている作業の意味付けをしなければならない。

> **用語解説** ▶リーズニング
> 日本語では「理由付け」と訳すことができる。臨床場面で，OTが対象者への評価や介入などの働きかけを通して，さまざまな解釈および判断をし，次の行動をとる。その際なぜそのように解釈や判断をし，その行動をとったかの「理由付け」をリーズニングという。特に臨床で用いられる場合は「クリニカルリーズニング」ともいわれる。

認知症の中核症状は，ごく一部の疾患を除くと，脳の器質的な障害が改善するわけでないので，現状では医学的な改善に限界がある。作業を基盤としてアプローチすることは，その人の生活のなかの作業の再構築，再開発となる。また，作業遂行の向上や作業を行うことでの社会心理的な好影響など，認知症をもつ対象者に対しても種々の可能性が広がっている。

このような意味合いから，認知症をもつ人の臨床の現場で，作業は可能性をもち，OTが作業のもつ魅力とパワーを理解し，意味ある作業へのたずさわりを促すことが，作業療法の可能性を広げると考えられる。信念をもって対象者と向き合い，深い洞察力を駆使し，「作業」にどれだけの意味をもたせ，作業の遂行をどのように手助けするかがOTに求められている。

（小川真寛）

【文献】

1) 鎌倉矩子：作業療法の現在．作業療法の世界（鎌倉矩子，ほか 編），72-116，三輪書店，2001．
2) 吉川ひろみ：作業の広がりと深さ．「作業」って何だろう，1-17，医歯薬出版，2008．
3) 宮前珠子：クライエント中心の作業療法と作業療法の学問的位置付け．作業療法，21(6)：512-515，2002．
4) 鎌倉矩子：作業療法の生い立ち．作業療法の世界（鎌倉矩子，ほか 編），5-33，三輪書店，2001．
5) Polatajiko H, et al.：可能化 作業療法の中核となる能力．続・作業療法の視点（Townsend E, Polatajiko H, et al. 編著，吉川ひろみ 監訳），119-178，大学教育出版，2011．
6) World Federation of Occupational Therapists: Position statement on client-centredness in occupational therapy. 2010.
　（http://www.fsa.se/Global/Om_forbundet/Internationellt/Position%20statement%20on%20Client-centredness%20in%20Occupational%20Therapy,2010.pdf）（2013年12月19日時点）
7) カナダ作業療法士協会 著，吉川ひろみ 監訳：作業療法の視点 作業ができるということ，大学教育出版，2000．
8) American Occupational Therapy Association: Occupational therapy practice framework: domain and process. Am J Occup Ther，56(6)：609-639, 2002.
9) Pierce D: Occupation by design: dimensions, therapeutic power, and creative process. Am J Occup Ther 55, 249-259, 2001.
10) 日本作業療法士協会：作業療法の定義．2018．(http://www.jaot.or.jp/about/definition.html)（2019年6月3日時点）
11) 磯 直樹，ほか：集団活動における作業工程の進め方の違いが認知症者の精神・心理へ及ぼす影響：回復期リハビリテーション病棟における介入研究．作業療法，30(1)：20-28，2011．
12) Arbesman M, et al.：Methodology for the systematic reviews on occupational therapy for adults with Alzheimer's disease and related dementias. Am J Occup Ther, 65(5)：490-496, 2011.
13) 日本作業療法士協会：日本作業療法士協会版 認知症の人に対する作業療法ガイドライン-0版-．2017．
　（http://www.jaot.or.jp/wp-content/uploads/2017/01/guideline_Dementia-0.pdf）（2018年9月8日時点）
14) 宮前珠子：身体障害領域作業療法の30年と今後．作業療法ジャーナル，30(2)：129-136，1996．
15) 吉川ひろみ：「作業」って何だろう，序文，医歯薬出版，2008．

4章 作業療法と多職種連携

POINT
- 多職種で分担，協働，補完することで，対象者に適切で質の高い治療やケアを提供できる。
- 連携を図るために必要な能力は，専門的能力，共通能力，コミュニケーション力である。
- 多職種連携には相互の連絡を密にし，人となりがわかる関係が重要である。

多職種連携の必要性

超高齢社会の到来とともに，認知症をもつ人の数も増加の一途をたどっている。OTは保健・医療・福祉などの領域で認知症をもつ人とかかわる機会が増えている。認知症は進行性の疾患であり，認知機能の低下とともに日常生活や社会関係性の障害による生活のしづらさが生じてくる。この生活のしづらさは，認知症の類型や進行度ばかりでなく，性格，生活習慣や環境，他者との関係などによって異なり，個別性が高い。

OTは，認知症をもつ人の生活障害に対して，これまでの生活，現在の環境，家族の思いや関係性も踏まえ作業療法を実践する。しかし，OTだけで24時間365日の生活を支えることは困難であるため，多職種連携が必要不可欠となる。

多職種連携とは

2005年の介護保険法改正で，団塊の世代が後期高齢者となる2025年問題への対応として「地域包括ケアシステム」が提唱され，多職種連携という言葉もよく聞かれるようになった。連携とは，連絡を取り合って，1つの目的のために一緒にものごとを行うことであり，「地域包括ケアシステム」では，医療・介護・福祉などさまざまな職種が領域を超えて連携し，対象者へのケアを統合することに主眼を置いている。

現代医学の進歩に伴い，技術や知識の高度化が進み，各専門領域が誕生した。専門分化した領域は，さらに複雑化し各専門職による分業化が進んだ。各専門職はそれぞれの見地から対象者へ介入するが，対象者の情報や成果を自分の領域内にとどめてしまうと，対象者への介入の重複や脱落が生じ，対象者にとっての不利益が発生することとなる。そこで情報を共有し，役割を分担し，不足分を補完し合う多職種連携が必要となる。

なぜ連携が必要なのか

- **スポーツに例える多職種連携の考え方**

多職種連携についてスポーツに例える考え方がある。野球やサッカー，バレーボールなどのチームスポーツでは，優秀な選手をたくさん集めていてもチームワークがなければ勝利することは難しい。チームワークとは，集団に属しているメンバーが同じ目標に向かって団結し，成果をあげることを意味している。スポーツの世界においては，試合に勝利するという共通の目標を設定しやすいが，共通の目標があるだけでは成果は残せない。それぞれが個のスキルを磨き，役割を

果たし，お互いに協力すること，すなわち連携が求められる。

　例えばサッカーにおいて，チームワークの重要性を考える。サッカーのプレーヤーは，それぞれのポジションにより大まかな役割が決まっている。まず，勝利するためにゴールを決めるという目標を設定したとする。サッカーでは，コートが広く相手チームからの防御もあるため1人でゴールまでボールを運ぶことは難しい。そこでパスを回しながら相手の防御をかわしゴールを狙う。動きながらパスを回すため，相手がどこにパスを回すかを読み，予測したところに動くことが必要になる。チーム内では，攻撃や守備などポジションごとの専門性があり，個々のプレーヤーの強みを生かし配置され，それぞれが役割を果たしている。しかし，ボールは予期せぬところに転がることもあり，専門外でも自分の足元に来たボールは一番近くにいるプレーヤーが処理することになる。また，全体の動きとして，1人のプレーヤーが動けばそこにスペースが生じるため，その空いたスペースを埋めるために別のプレーヤーが動き，さらに他のプレーヤーも動くという連動した動きが発生している。チームでプレーするときはそれぞれのポジションの専門性をお互いに理解するだけではなく，試合のなかでは相手が何を考えているかを読み，状況によってはそれぞれのポジションを越えて守備に回ったり，攻撃に参加したり，ミスが生じたときは補い合ったりする。つまり，それぞれの専門分野を理解しながら，自分の専門以外にもスペースを埋める仕事をすることで息の合ったチームワークが生まれ，強いチームとなる。

- **医療・介護・福祉の分野における多職種連携**

　医療・介護・福祉の分野においても，対象者の状況に応じた目標を設定し，多職種で分担，協働，補完しながら，対象者に適切で質の高い治療やケアを提供する。

　各専門職は独自の専門教育を受け，体系化した理論に基づく知識・技術を取得している。各専門職の業務を理解したうえで，役割を分担する必要があるが，ときには境界線がはっきりせず，隙間が発生し，職域を越えて行動しなければならない場面もある。医師や看護師などの国家資格においては法律上その資格をもつ専門職しか行えない業務独占の業務が存在する場合があるが，他のどの職種が行っても差し支えない名称独占の業務においては，自身の専門性に固執せず，積極的にスペースを埋めることも必要である。その際，他の専門職を理解しようと努め協調しなければ，チームアプローチは成り立たない。「チームワークや連携を始めると，個人も組織も変わる」[1]ため，新たな発想や技術の獲得など人や組織の成長にもつながる。

認知症ケアにおける多職種連携

- **重要性**

　認知症ケアは，病期・病態のみでなく，多様化した家族形態や住まい方に応じたサービスが提供されており，関与する職種も多岐にわたる。認知症の症状は疾病，身体状況，環境，性格，人間関係などの影響を受け変化しやすい。このため関与する職種が連携して共通の目標のもとに介入することで，対応の混乱を減少させ質の高いケアが可能となる。

　2015年に厚生労働省から発表された『認知症施策推進総合戦略（新オレンジプラン）』においても，医療・介護が有機的に連携し，認知症の容態が変化しても適時・適切なケアが提供される循環型のサービスの構築の重要性が明記されている。

- OTの専門性を発揮するために

　OTも認知症をもつ人がたどっていく経過や容態の変化を念頭に置き，対象者のケアが途切れないように，所属する医療機関や介護保険関連施設などの機関内での連携だけではなく，地域や他機関との連携が求められる。

　作業療法実践において，認知症をもつ人は自身のニーズを適切に語ることが困難で，本人から聴取した情報も妥当性・信頼性に欠けることがある。そのため家族や他職種，前任者，地域の人々など，関連する人々からの情報収集が有用である。また，OTが対象者にかかわる期間は永続的ではないため，必要な情報を共有・伝達することが望ましい。

　OTは，「認知症をもつ人のたずさわりのニーズに最も敏感に気付き，利用者や家族，他職種に耳を傾けながらともに考え，工夫し，たずさわることを通して，人と人をつなぐ大きな役割を担っている」[2]。OTが目の前の対象者に対してよりよく専門性を発揮するためには，多職種連携が必要不可欠である。

連携に必要な能力

　認知症をもつ人を中心として多職種で目標を共有していても，実際の現場では，それぞれが個別に支援していることが多く，連携の難しさを感じることも少なくない。対象者や家族の言動が揺れ動く可能性があることや，異なる専門職種間で，受けてきた教育・背景の違いから意見の不一致や対立を引き起こしてしまうことも考慮し，有機的に連携していく必要がある。連携を図るために必要な能力（図1）として，専門的能力，共通能力，コミュニケーション力が挙げられる。

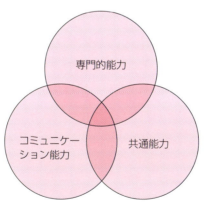

図1　連携に必要な能力

専門的能力

　専門職とは，専門性を必要とする職業のことを指し，多くの場合国家資格を有している。多職種連携においては，それぞれが独自の専門領域の知識や技術をもち，役割を発揮することが求められる。OTが，対象者にとって意味のあるやりたい作業を選択し適応するための援助を行う専門家だとすると，その責任を果たすための知識・技術を絶えず最新のものに更新していく必要がある。知識・技術の向上には，実際の職場で上司や先輩OTから業務を行いながら指導を受ける方法や，職能団体の研修などで学ぶ方法がある。取得した知識・技術は，必要なときに取り出すこ

とができて初めて活用できたといえる。

しかし，専門性を追求するあまり，他の専門性を排斥することのないよう注意が必要である。また，専門領域の学問的発展においては，専門用語や専門の理論が用いられることが少なくない。専門用語は他の領域では理解が難しいことを踏まえ，多職種連携では，記録・報告書の作成およびカンファレンスの場で，OTの専門的な知識・技術をわかりやすく他者に伝えることが肝要である。

共通能力

多職種が協働し支援をするには，共通の知識が必要である。認知症は長期の経過をたどることが多く，対応する施設や担当者も変わることが多い。そのため，ある時期の横断的な連携だけではなく，前の担当者から次の担当者，さらにはその次の担当者への引き継ぎや，予後を予測したうえで次の担当者へうまくつないでいく縦断的な連携も重要である。

認知症の多職種連携の基盤として「認知症ケアパス」が整備されている。「認知症ケアパス」とは，認知症をもつ人と家族および地域・医療・介護の人々が目標を共有し，それを達成するための連携の仕組みであり，厚生労働省は，新オレンジプランのなかで各市町村に標準的な「認知症ケアパス」を策定・普及させることを施策として掲げている。それぞれの地域で整備されている認知症ケアパスを活用しながら連携を図っていくことが望ましい。

機関内や同職種間の連携では，共通するアセスメントツールやシートを使い，情報を共有できるシステムや報告・連絡・相談できる体制を整備していくことが望ましい。認知症をもつ人の視点でとらえる「認知症ケアマッピング」「パーソン・センタード・ケア」「センター方式」「ひもときシート」などを活用し，視点や情報，気づきを共有できることで具体的な連携を深めていくきっかけとなることもある。

よりよい多職種連携は，他専門職の役割や責任を理解したうえで，それぞれの専門職の視点をもちこみ，対象者に対して質の高いサービスを提供できるよう検討を重ね，ともに成長していくことから生まれる。そのためには，職能団体の研修だけではなく，他専門職の研修会に参加し，各職種の役割，多様な思考過程を学ぶこと，多職種参加型の研修などでのグループワークを通して異なる専門職の考え方を知ること，日々のカンファレンスなどでの実践を通して省察を繰り返していくことが有効と考える。

コミュニケーション能力

連携を図るためには，コミュニケーションが重要である。

コミュニケーションとは，社会生活を営む人間が互いに意思や感情，思考を伝達し合うことを指す。コミュニケーションは，人と人との双方向でのやりとりであり，受け取る力と伝達する力から成り立つ。言語のみでなく表情，話し方，態度なども重要なメッセージであり，相手の言葉以外のメッセージを受け取り，推察する力も必要となる。コミュニケーションの構成要素を**図2**に示す。

・挨拶

コミュニケーションを円滑にさせる第一歩は挨拶である。挨拶は，人の存在を認める行為であり，相手への印象を高める効果がある。また，自分自身の緊張を緩め，相手とのコミュニケーシ

ョンのきっかけとなる。まずは日常の挨拶を行い，信頼関係を構築することが望ましい。信頼関係ができると，対面して意思疎通を図ることが容易となる。連携を難しくさせる原因の1つに専門性がある。各専門職の職種背景が異なっているため，価値観や役割が違い，意見の対立が起こることも少なくない。しかし同質の集団だけでは，意見の偏りや判断の誤りが生じる可能性がある。コミュニケーションは双方向のやり取りであるため，伝えるだけでなく聴くこと，質問し相手の答えを導くこと，相手の思考や感情に配慮し洞察を加え理解することが重要となる（図3）。

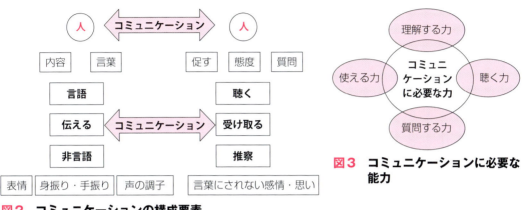

図2　コミュニケーションの構成要素

図3　コミュニケーションに必要な能力

- 共通言語

専門用語は，同職種にとっては共通言語であるかもしれないが，他の職種には理解することが難しい場合も多いため，多職種間での情報共有の場では専門用語を使わず，相手が理解できる共通言語を用いることが必要である。実際にたずさわっていない場面を想像することは困難であるため，いつ，どこで，誰が，など事実を具体的に伝えるようにし，可能であればイラストや写真，図式化など，視覚的にも理解しやすい工夫があると受け入れられやすい。カンファレンスなどにおける専門的見地からの提案の場合，根拠を明確にすることを意識したい。

連携の実際

機関内の連携

医療の領域では，医師を頂点とした階層組織でチームアプローチが展開されてきたが，認知症領域においては，疾患そのものの治療よりも，対象者への生活支援が主となるため，それぞれの職種が対等な関係をもつ横の連携も重要視されている。

- 同一機関内の他部門との連携

同一機関内の他部門との連携は，作業療法の依頼を受けたときから始まる。他の専門職が把握している情報を収集し作業療法の計画立案を行う。カンファレンスなどが開催される場合は，時間を調整し参加する。参加が難しい場合は，書面での申し送りや業務の合間に話す時間を作る。

対象者の記録が一元化されていたり，電子媒体となっていたりすると，情報の共有を行いやすいが，システムの整備が不十分な場合は，連絡ノートを活用したり写真やイラストを用いたりして，他部門にわかりやすく情報や経過を報告する。電話では相手の動きが見えにくいため，依頼

や報告はできる限り対面で行うようにする。その際，多職種の業務内容を把握し，忙しい時間帯を避け，報告を行うようにする。職場の環境によってはメールなどを活用する方法もあり，記録に残すことで言い間違い，聞き間違いなどのトラブルを防ぐ，相手の都合のよい時間に開けるため業務を中断させないというメリットがある反面，対面していないため受け取り側の解釈が異なり，誤解を招くこともあるため注意したい。

・部門内での連携

部門内での連携は，部屋を共にする場合は，相手の動きが見えるため行いやすいが，OTは個別に対象者にかかわっており，同職種間での情報共有がうまく機能していない場合も多い。仕事の合間などに意識してコミュニケーションをとるよう心がけ，部門内ミーティング，ケースカンファレンス，申し送りなどのシステムを整備し連携を図ることが望ましい。

他機関との連携

病期・病態に応じ，認知症をもつ人が暮らす場も変化してくる。OTは予防期から終末期までさまざまな分野で認知症をもつ人に関与しているが（図4），次のステップに移行する際には，情報を共有し，これまでどのような支援を行い，今後どのような支援を望むのかが明らかになると，対象者への質の高いサービスの提供が可能となる。

・医療・介護の連携

医療・介護の連携には「顔の見える連携」が重要といわれている。2014年には『地域における医療及び介護の総合的な確保を推進するための関係法律の整備等に関する法律』が公布され，医療・介護の連携強化のための研修会や情報交換会が各地で開催されている。それらの研修に積極的に参加し，考え方や価値観，所属，職種の異なるグループでの討論を行う機会が得られれば，顔と名前の一致だけでなく，人となりがわかる関係となる。

介護保険のフィールドでは，介護支援専門員（ケアマネジャー）が，対象者のこれまでの経過

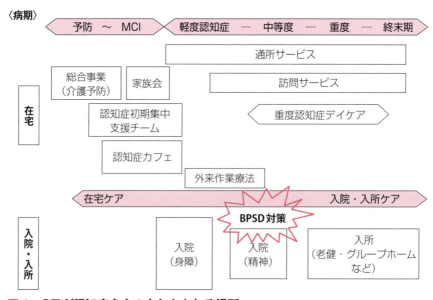

図4　OTが認知症をもつ人とかかわる場所

についての情報を集約している。ケアマネジャーと連携が図れていれば，対象者の情報が入手しやすく，作業療法実践に有益である。OTは対象者と入院中にかかわることが多いが，対象者に関する報告・相談を密に行ったり，退院前訪問へ同行したりすることで，相互理解が深まる。

ケアマネジャーを含む他機関の他職種との連携には，各種相談の対応，担当者会議への参加，情報提供書での報告などがあるが，これらの報告時，専門用語を多用せず，共通のわかりやすい言葉を使うことが望ましい。日本作業療法士協会が推奨している「生活行為向上マネジメント」の生活行為申し送り表を活用することも，1つの方法である。

• **他機関のOTとの連携**

他機関のOTとの連携は，診療報酬や介護報酬の関係上入院でかかわったOTが次の機関のOTに書式をもって情報提供する場合が多いが，送受信1回で完了ではなく，受け取りの連絡や情報提供書に記載された内容の問い合わせ，不足している情報に関しては，積極的に入手するようにしたい。診療報酬に関係なく，対象者へのシームレスな支援が展開できるよう，相互の連絡を密にする環境は重要である。その基盤として，日頃から都道府県の作業療法士会の活動などを通して，交流を図っていくとよい。

事例紹介

ここでは認知症をもつ人への多職種連携について，事例を踏まえ紹介する。

事例1　早期発見・早期対応が図れた事例

A氏，73歳，女性。夫は脳梗塞にて入院中で，毎日の面会を日課としていた。

夫の担当OTは，面会時のA氏の様子が気になった。化粧が厚化粧になったり薄化粧になったりし，口紅をさしていないことが増えた。バッグのファスナーを閉めず中の財布が丸見えの状態で面会している，話を忘れないようにと重要ではないこともメモをしようとするなど些細なことであるが，以前のA氏とは微妙に違うような印象を受けていた。

連携と経過

あるとき病棟の看護師や介護士とA氏の話をすると，洗濯物の持ち帰り忘れがある，夫の着替えの上下の組み合わせに構わなくなった，身だしなみが以前と比べると雑になったなどの情報が集まった。そこでソーシャルワーカーを介して家族に連絡をとると，娘も，朝の忙しい時間帯に重要ではない電話をかけてくることや趣味のカラオケにあまり行かなくなったなど，気になることがあるとのことであった。

相談窓口として地域包括支援センターを紹介され，A氏は現在独居であり，今後の見立てが必要ということで認知症初期集中支援チームの関与となった。チーム員として関与したOTは，A氏の自宅を訪問し，エアコンやテレビのリモコン操作ができにくくなっていること，調理の手順や段取りが悪くなっていること，飲み忘れの薬があることに気付き，高血圧症で通院している医師に情報提供を行った。医師は認知症の初期症状かもしれないと専門医療機関を紹介，受診の結果軽度認知障害（mild cognitive impairment；MCI）との診断に至った。

在宅の生活環境の調整を行い，介護サービスなどは利用せず，家族や知人，民生委員，地域包括支援センターの職員，夫の入院先の職員の見守りや声かけで，A氏は面会時の身だしなみも整い，夫の面会に訪れる

ことを楽しみに在宅生活を継続している。A氏の夫を担当していたOTの気づきと連携が功を奏し，早期発見早期対応が図れた事例であった。

事例2　認知症治療病棟から在宅復帰が図れた事例

B氏，84歳，女性。アルツハイマー型認知症。

介護保険要介護1で，訪問介護を週3回受けていたが，転倒し右大腿骨頸部骨折受傷し，総合病院へ入院となった。帰宅願望が強く興奮やリハビリテーションの拒否があり，術後2週間で精神科認知症治療病棟に転院となった。独居で家族も遠方にいるB氏の情報は乏しいうえ，本人は混乱していた。

連携と経過

入院時のカンファレンスで，帰宅願望の強いB氏が自宅に退院するためにできる支援を考えることが議題にのぼった。

OTと看護師でB氏と自宅を訪問。入院前にかかわっていた介護支援専門員と地域包括支援センター職員も立ち合い，自宅に帰ったB氏が落ち着き，近隣の住民の声かけもみられ，いきいきとしている姿が観察された。

歩行機能が改善し，生活環境や介護保険サービスの調整を行えば独居生活が可能と判断し，自宅退院へ向けて院内でリハビリテーションを行うこととなった。アルツハイマー型認知症のB氏には，杖などの道具の使用が困難であるため，骨折で入院した総合病院のOTに相談し，独歩での歩行が獲得できるようなプログラムを設定した。退院後の生活に必要な動作訓練を日常のリハビリテーションのなかに取り入れるが，退院後の生活をイメージしやすいように自宅内の写真を撮影し，他職種間で情報を共有した。

B氏の移動能力，セルフケアは改善し，数回の試験外泊を行い，週3回の通所介護，週3回の訪問介護のほか，近隣住民の見守りや支援協力も得られることとなり，3カ月後に在宅復帰となった。フォーマル，インフォーマルともさまざまな機関と連携が図れ，B氏の望む住み慣れた家での生活が可能となった事例であった。

（松浦篤子）

【文献】

1) 前川憲一：変わることの大変さと面白さ．多職種連携の技術－地域生活支援のための理論と実践－（野中　猛，野中ケアマネジメント研究会　著），115-133，中央法規出版，2017．
2) 村田康子：パーソン・センタード・ケア/VIPSの視点を活かす．認知症をもつ人への作業療法アプローチ－視点・プロセス・理論－（宮口英樹　監，小川真寛，ほか　編），122-130，メジカルビュー社，2014．

第2部

認知症をもつ人への作業療法のプロセス

1章 作業療法のプロセス

POINT
- 作業療法の領域には，その介入の流れを示した特徴のある数種類のプロセスモデルがある。
- 認知症をもつ人を対象とした場合，その疾患による障害の特性から作業療法のプロセスを困難にさせる要因が生じてくる。
- OTが作業療法のプロセスを意識して臨床に臨むことが，認知症をもつ人への質の高い作業療法の実践の可能性を高める。

作業療法のプロセスの重要性と役割

　本項では，認知症をもつ人に対する作業療法のプロセス，つまり作業療法の手順について説明する。読者のなかには，この手順の重要性に関して疑問をもつ人もいるかもしれない。しかし実際には，作業療法を行うためにはその手順を理解できているほうが，早期から効果的な作業療法を展開できることが多い。なぜなら，プロセスを知ることで，その場面ごとに思考の整理のための道しるべができ，知らないよりも道に迷わずに効果的な介入ができる可能性があるためである。

4種類のプロセスモデル

　作業療法の世界には，作業療法の手順を認識的な側面から下支えするため，数種類のプロセスを示したモデルがある。例えば，米国作業療法協会が作成している作業療法実践枠組み（Occupational Therapy Practice Framework；OTPF）[1]や，カナダ作業療法士協会によるカナダ実践プロセス枠組み（Canadian Practice Process Framework；CPPF）[2]が紹介されている。わが国では，生活行為向上マネジメント[3]が作成され，このなかに明確なプロセスが示されているわけではないが，作業療法の手順が順を追って盛り込まれているため，筆者は1つのプロセスを示すものと考えている。また，Fisherが提唱した真のトップダウンアプローチのプロセスモデルといわれる作業療法介入プロセスモデル（Occupational Therapy Intervention Process Model；OTIPM）[4]も，その1つである。これらのプロセスは作業療法の流れを理解しやすいように説明することを目的に作成されている。

　表1に，作業療法のプロセスモデルを簡単にまとめた。詳しい内容や実例は成書を参考にしていただきたいが，CPPFとOTIPMは本書の第3部で紹介しているので，合わせて活用していただきたい（p.186, 195参照）。

表1　4種類の作業療法プロセスモデルの比較

		作業療法の実践枠組み (OTPF)	カナダ実践プロセス枠組み (CPPF)	作業療法介入プロセスモデル (OTIPM)	生活行為向上マネジメント
作成者		米国作業療法協会	カナダ作業療法士協会	Fisher	日本作業療法士協会
プロセス	評価	作業プロフィール	開始	クライエント中心の遂行文脈の確立	作業聞き取りシート
			設定	作業上の長所と問題の明確化	興味・関心チェックリスト
		作業遂行の分析	評価	遂行分析	作業遂行アセスメント表
				問題となる行為の特定	
				原因解釈	
	介入	介入計画	目的と計画の合意	理論選択	
		介入の実行 介入の振り返り	計画の実行 経過観察・修正	作業を通しての介入	作業遂行向上プラン表
	成果	成果測定の選択 成果の検証	成果の評価	再評価	(生活行為聞き取りシート)
			終了		生活行為申し送り表

プロセスモデルの共通点

　これらの作業療法の介入手順を示したものに共通することが3つある。

　1つ目は，評価，介入，成果という共通の枠組みがあるという点である。この枠組みの存在は当たり前のことであるが，多忙な臨床家は意識していないと，単純なプロセスのなかでも自分が対象者に何をしようとしているかわからなくなるときもあるので注意を要する。**図1**に米国作業療法協会の作成している協働のプロセスのモデルの枠組みを示している。ここで示されているのは，作業療法の実践は，クライエントと臨床家の協働を軸として評価，介入，成果が相互に作用し，それらが流動的に行ったり来たりするというコンセプトである。

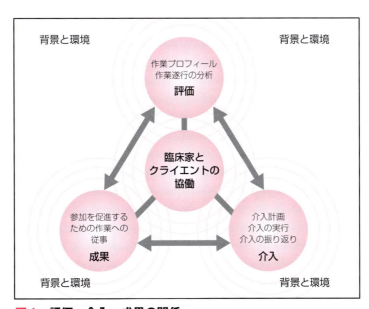

図1　評価，介入，成果の関係

(文献1，Fig2より改変引用)

また，2つ目の共通点は，プロセスモデルには一連の流れはあるが必ずその型に当てはめるわけではなく，前後を行ったり来たりする，項目を飛ばす，重なり合っている部分があるというように，柔軟性があるという点である。対象者や状況に応じたある程度の柔軟性は，作業療法のプロセスにおいては不可欠と思われる。例えば，実際に介入をしている際に，対象者の発言や行動から新たな情報が得られ，それにより介入計画を微調整したり，改めて評価内容を追加したりするなど，現場では日常的に起こりうる。

　そして，3つ目の共通点は，作業を中心に据え対象者と臨床家の協働を重要視しているという点である。作業療法では，協働のプロセスをたどり，常にクライエントを中心に考え，クライエントと一緒に意味ある作業をどのように遂行していくかを考えながら行っていくことを示している。

プロセスモデルの有用性

　OTが評価・介入を進めていくうえで，作業療法のプロセスを知っていれば，自分が対象者に対してどの程度作業療法を進めることができているかを確認でき，次に何をすべきかという情報を与えてくれる。つまり作業療法のプロセスは，地図上で自分の位置を示し，次に何をすべきかを示す道しるべとなる情報を与えてくれるものである。

　作業療法のプロセスは，必ず知っていなければ作業療法を展開できないというわけではない。もちろん，無意識に良質のプロセスをもつ熟練の臨床家が多くいることも事実である。しかし，各国のOTの職能団体や先人が作業療法のプロセスを示してきたのは，学生や若い臨床家にとってプロセスはわかりにくいものであることが理由の1つと思われる。さらに，認知症をもつ人への作業療法の展開は，その疾患特性からさらにわかりにくいものとなるため，基本的プロセスを知り，意識的に使えるようになることは，学生や若い臨床家にとっては非常に有益であろう。

認知症をもつ人を対象としたとき，なぜ作業療法のプロセスを行うことが難しくなるのか

　認知症をもつ人への作業療法のプロセスは，ほかの対象者に比べて困難な面が多くある。そのため，認知症をもつ人への作業療法を展開していくうえで，作業療法の過程を知りそれに準じることは，的確に実施していくための助けになる。認知症をもつ人への作業療法で困難となりやすいポイントをまとめ，考えられる対応策を**表2**にまとめた。

対象者本人の問題

　作業療法を行うためには，一般にOTと対象者本人との協働が重要とされる。しかし，対象者本人に，作業療法を受けている，作業療法で自らの課題に取り組んでいるという認識がないことが，介入を困難にさせる。結果として対象者本人に意味をもたせないようなOT中心の作業療法展開になりやすいため，OT自身が気をつける必要がある。

　また認知症をもつ人は，記憶障害や見当識障害などの認知的な問題から，本人がどのような生活をしたいか，どのような活動が生活に必要かがわかりにくいこともある。そのような作業にかかわるニーズが行動障害に関連している場合もあり，行動障害の原因を探ることが作業療法において先決すべき課題の場合もある。そのため，周囲の人からのニーズ，例えば徘徊を減らすにはどうしたらよいかなどの行動障害に着目したニーズが取り上げられることも少なからずある。認

表2　認知症をもつ人に対する作業療法のプロセスが困難になる理由と対応策

	認知症のプロセスが困難な理由	対応策
全般	プロセスがほかの疾患をもつ対象者と違い，順調な流れで進まないことがある	各OTがプロセスを意識し，現段階でプロセスのどの位置にいるかを確認し，次に行うべき評価や介入を適切に選択するように心がける
評価	面接により生活状況やニーズの聴取することが難しい．聴けても信頼性・妥当性に欠けるときがある	面接の方法の考慮が必要である．生活状況をよく知る他者からの情報収集や観察による評価も重要である（DCMや意志質問紙の利用など）．その情報が適正か，さまざまな評価からの裏付けが必要である
評価	BPSDなどの障害があるとクライエントは誰か（本人か？家族か？スタッフか？）に悩むといった倫理的なジレンマがある	その都度，その人のサービスにかかわる多職種や家族（できれば本人も）との調整を行う
評価	面接などによる客観的な評価が困難な場合がある（例：うつ尺度，QOLの評価など）	認知機能の評価なども，観察から客観的に評価できる指標があるため，それらを利用する（CDR，NM-スケール，PAL，AMPSなど）
介入	測定による客観的評価が限られ，具体的な目標設定が作りにくい	具体的な目標設定ができるようにすることを心がける（例：洗濯物たたみが10分間で行える，週2回は料理の活動に参加できるなど）
介入	対象者に介入目的・計画などを説明しても理解が得られない，あるいは忘れてしまう	その都度，繰り返し説明を行う．説明が長くなると混乱を示すなど，繰り返す必要性が低ければ，他職種・家族などに連絡する
介入	状態の変動があり，そのときに応じて計画の変更を迫られることがある	状態に応じ，計画にある程度の柔軟性は必要である．長期間の評価から平均的な状態での計画を立てるなどの対応が必要である
成果	具体的な目標設定ができないため，達成されたかどうかの判断が難しいことがある	目標をできるだけ評価可能な内容で具体化しておく
成果	測定の協力が得られない，主観的体験を問う評価も困難なことが多い	観察から得られる評価を用いる

DCM：dementia care mapping（認知症ケアマッピング）　CDR：clinical dementia rating（臨床的認知症尺度）
NM-スケール：N式老年者用精神状態尺度　PAL：Pool activity level（プール活動レベル）
AMPS：assessment of motor and process skiils

知症をもつ人への作業療法は，作業療法の第一歩といえるニーズを知るだけでも苦労を要し，繰り返しいろいろな情報をひも解き，パズルを解明していくような過程が必要なことがある．

対象者の背景の問題

　認知症をもつ対象者では，疾患による特徴だけではなく，その背景が評価を難しくさせることもある．例えば情報収集において，認知症をもつ対象者は高齢者が多いため家族などの援助者も高齢となることや，慢性的な疾患であるため家族も長期的な援助で疲弊しており，家族からの情報収集がしにくいという問題がある．そして，観察から評価しようにも指示に従ってもらえず，施設入所中などは自宅とは異なる慣れない環境となり，自然な文脈・環境下で観察ができないなどの問題が起こりうる．

作業療法の評価や介入に関する問題

　作業療法を行ううえで，必要な測定に協力が得られない，主観的体験を問うような評価（例：QOLの質問紙など）やカナダ作業遂行測定（Canadian Occupational Performance Measure；

COPM）などのセミオープンな質問紙による問いかけが困難，という場合がある。これらが原因で，最終的に作業療法の成果を十分に評価できない状態となり，作業療法が効果的であったかどうかがわかりにくいことが特徴として挙げられる。

　また，作業療法の目的・方針・目標や介入計画を立案しても，OTと本人が協働しにくいという問題がある。繰り返しの説明が必要であったり，対象者によっては説明がわからずさらに混乱したりする場合もあるため，OT中心の一方的な介入にならないように，本当に対象者のニーズに沿った介入かどうかをよく観察するなど，認知症をもつ人に対しても行いやすい評価をしながら介入を行う必要がある。

認知症をもつ人に対する作業療法のプロセス

　作業療法の専門性は，作業を用いること，あるいは対象者が作業をできるようにすることである。そのため必然的に，対象者に対してどの作業に焦点を当ててアプローチをしていくかが，作業療法における専門家としての鍵となる。図2に，認知症をもつ人への作業療法のプロセスの概略図を示した。

　ここでは，認知症をもつ人に対する作業療法のプロセスの概略を簡単に説明する。実践的な内容は2～4章で紹介する（p.72～170参照）。

　まず作業療法の評価のスタートは，情報収集・面接・観察の3点が基本的な方法となる。これらの情報を整理・統合して，意味ある作業に対象者がたずさわれること，それにより生活をよりよくすることに焦点を当てることが作業療法介入の主な目的となる。そのため，まずは情報収

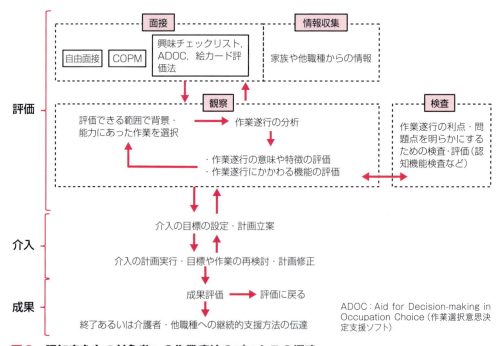

図2　認知症をもつ対象者への作業療法のプロセスの概略

集・面接・観察から情報をできるだけ多く収集し，その情報の信頼性を高めることが重要である。

この評価の部分で，対象者の過去の作業歴，現在の作業遂行状況，将来的にどのような作業を希求し，必要としているかを評価する。つまり，過去の作業歴として，生活背景など今までどのような作業をもち，どのように作業を遂行し，その作業が対象者にとってどのような意味があったかを評価する。そして，現在の作業の遂行能力や，それにかかわる機能，環境などの背景の評価が必要である。さらに，将来的に対象者がどのような生活のなかで作業を構成し，作業をしていくかについて，目標を立て，計画を立案，実行する。また必要性と状況から判断して，作業遂行を阻害する要因の分析や作業を遂行するための利点になる機能の把握のために，認知機能評価を実施する。

計画の微調整を繰り返しながら，目標達成に向けて介入を進める。最終的に成果を評価し，必要に応じて再び評価や介入計画立案などを行ってプロセスをさかのぼることもあれば，家族や介護者へ対象者が作業を継続できるように伝達し，作業療法を終了することもある。

評価

・情報収集

情報収集では，医師・看護師・ケアスタッフ・ケアマネジャーやほかのリハビリテーション関連職など，他職種からの情報提供，前任の作業療法担当者からの申し送り，作業療法への依頼理由を入手する。認知症をもつ対象者は本人からの情報提供が困難なことも多いため，そのような場合には家族など対象者の生活や人柄をよく知る人からの話が重要な情報源となる。認知症をもつ人からの情報収集は，必ずしも信頼性・妥当性があるとは限らないため，その情報の裏付けや判断を良質なものにしていくためにも，生活をよく知る人，つまり家族やその他の介護者からの情報は重要である。

・面接

面接は一般に，作業療法を行っていくうえで最も基本となり，不可欠なものといえる。

認知症をもつ人への面接では，コミュニケーション能力のレベルにもよるが，作業療法とはどのようなものかを説明し，作業にかかわるニーズの把握，生活歴やその背景情報を聴取できることが望ましい。しかし，実際の臨床現場では，認知障害・コミュニケーション障害の程度によっては，このような面接がほとんど意味をなさない場合も多い。そのため，面接は対象者のコミュニケーション能力に合わせた方法を選択し実施する。詳細は次章で述べるが（p.75参照），面接の際の聴取方法がどの程度構造化されているか（はい・いいえで答えられるか？自由回答か？），質問の文章が長すぎないかなどが面接の際のコツとなる。

・観察

作業療法の評価としては，実際の場面での作業の様子の観察，1日の生活状況の観察が必要である。作業は自然な環境下で実施し，対象者によってはセッティッグが困難であったり作業遂行に援助が必要であったりするため，状況によって援助しながら実施する。

観察を実施する際に着目すべき点としては，作業が対象者本人に与える影響や作業とのかかわり方，作業の遂行に当たって作業遂行上の問題点の分析とその遂行機能はどうかなどの視点が必要である。対象者にとっての作業の意味や作業の遂行能力を評価・推定していくことが，OTにとっての観察評価の視点である。

介入

・介入計画

　介入計画は，情報収集，面接，観察の結果を統合して策定される。認知症をもつ人に対する作業療法実践の目標は，対象者の作業を探索し，その作業を継続して行うことで，本人の健康や参加に寄与し，クライエントが有意義に過ごせるように援助することである。作業療法計画には，対象者にとって意味ある作業を探索し，同定していくことも含まれる。そして，探索し選択した作業を行うことが目標になる場合もあれば，作業を生活のなかに取り入れることで結果的に行動・心理症状（Behavioral and Psychological Symptoms of Dementia；BPSD）を減少させることが目標になる場合もある。

　いずれにしても，OTの専門性に立脚した作業に焦点を当てた実現可能で具体的な目標を立て，それをどのように実現するか計画を立てることが望まれる。

・介入の実施

　介入は，対象者の作業の遂行機能に影響する要因，すなわち認知障害の特徴やレベル，病期はもちろんのこと，身体機能・環境・性格・生活背景などの個人因子なども考慮して実践する。

　介入には，方法の習得や正のフィードバックによる強化などといった「対象者その人に対する介入」，作業を簡素化するなどの「作業に対する介入」，「環境（物的・人的）に対する介入」など，対象者に合わせた多面的かつ複合的なアプローチが必要な場合が多い。そのうえで，作業を遂行している際の対象者の状態の変化，つまり表情や言動を評価しながら，介入内容を変更することも必要である。

・介入の振り返り

　介入の振り返りでは，介入計画や実施方法の有効性を検証し，必要に応じて介入計画を修正し，目指す成果に近付いているかを随時チェックする。この過程が何度も繰り返され，目指す目標に近付くようにする。

成果

　作業療法の成果を明示することは，作業療法の有用性と有効性を示すうえで重要な事柄である。作業療法の成果は，作業遂行が可能になった，遂行の質が向上した，QOLが向上したなど，さまざまな指標がある。これらの介入成果を示すには，目標に対して，可能な限り介入前と介入後の状態を，適切に選択された評価・測定ツールを用いて数値化したり具体的な事象で表したりすることが望ましい。

　このように最終的に成果の検討をしたうえで，作業療法の継続あるいは終了，ほかのサービスへの紹介の必要性があるかどうかを決定する。

まとめ

作業療法には各国の職能団体や先人が作成したプロセスモデルがあり，認知症をもつ人が対象の場合，そのプロセスに困難を生じることが多い。OTはそのプロセスを意識的に用いることで，道に迷うことを減らし，OTとして認知症をもつ人に良質な介入ができるようになると考えられる。

（小川真寛）

【文献】

1) American Occupational Therapy Association: Occupational Therapy Practice Framework: Domain and Process 3rd Edition. Am J Occup Therapy，68：S1-48, 2014.
2) Crail J, et al.：カナダ実践プロセス枠組み（CPPF）の紹介：脈絡の展開．続・作業療法の視点（Townsend E, et al. 編著，吉川ひろみ，ほか 監訳），287-306，大学教育出版，2011.
3) 村井千賀：生活行為向上マネジメント．"作業"のとらえ方と評価・支援技術（日本作業療法士協会 監），31-36，医歯薬出版，2012.
4) Fisher AG: Occupational therapy intervention process model: A model for planning and implementing top-down, client-centered, and occupation-based interventions. Three Star Press, 2009.

2章 評価

1. ニーズの評価

> **POINT**
> - 作業療法の開始はクライエントのニーズとその背景の評価である。実際の現場では困難な面もあるが、できるだけ早期にニーズを明らかにすることが望ましい。
> - ニーズと背景の評価は種々の手法があるが、情報収集・面接・観察の多方面から、複合的に評価を行い、必要に応じて検査・測定を実施する。

ニーズ・背景の評価

作業療法の開始はニーズの評価から

　作業療法の開始は、作業療法にクライエントの紹介を受け、対象者に作業療法の説明がなされ、作業遂行のニーズやその背景の評価をすることが基本である。クライエントは家族、組織などさまざまな対象があるが、ここではクライエントとなることが多い認知症をもつ人本人をクライエントとした場合のニーズの評価について説明する。

　作業遂行のニーズの評価がうまくできないと、いつも行っている手工芸やレクリエーション、機能訓練や体操などといった、対象者にとってあまり意味のない、やらされている活動を提供するだけになってしまうこともある。ただ与えているだけの活動療法になってはならない。対象者の反応をつぶさに見ながら、その作業が対象者にとってどのような意味があるかを考え、対象者の作業に関するニーズをとらえることが作業療法の開始である。

　しかし、臨床での現実は言うほどたやすいものではない。植田[1]はOTへのインタビューによる研究から、重度の認知症をもつ対象者に出会ったOTは、まず戸惑いをもち、そしてかかわりながら反応の出やすい・出にくい状態を把握し、人との交流を促し、快刺激の提供、家族・他職種との情報交換、環境調整を行っていると報告している。さらに白井ら[2]は、熟練OTへのインタビューから、認知症をもつ対象者への思いや信念をもち、作業療法の知識・技術を駆使し、試行錯誤をしてかかわることで対象者へ介入していると述べている。つまり現場では、対象者へ向けた気持ちとかかわりをもちながら種々の手法を用いてニーズを把握し、介入への思考錯誤をすることが、認知症をもつ対象者への1つのプロセスとなっている。このように実際は、対象者の意志を把握しながら、適宜行える介入を考え、その人のニーズに沿った作業を見つけ、目標や介入計画を立てることになるであろう。

ニーズとは何か？

　ニーズとは直訳すると「必要」という意味であるが、クライエントが本当に必要としている客観的なものをいう[3]。そのため、クライエントが表現・表出した希望が即座にニーズとなるわけではなく、対象者を取り巻く状況、本人の状態や表出された内容の背景、過去から未来に至る対象者の人生や生活について理解・推察できてから、真のニーズを取ることができる。

ニーズはその表出の具合により，**顕在ニーズ**と**潜在ニーズ**に分けられる。そしてさらに，具体的な作業を遂行したい，しなければならないという**作業遂行のニーズ**，その背景にある**本質的ニーズ**に分けられる。これは作業科学でいうところの作業の「形」「意味」と類似した概念と考える[4]。

・顕在ニーズと潜在ニーズ

　顕在ニーズは，クライエント自身がすでに特定の作業やその背景，つまり行いたい，行わなければならない作業，そしてその理由を本人が具体的に気付いて，他者に表出できるニーズである。

　潜在ニーズは，クライエント自身がはっきりとは認識していないニーズである。例えば「自分は認知症で人に迷惑をかけるようになって申し訳ない。何もできなくなった」というように，何をしても拒否する人がいたとする。このような人が，趣味であった編み物を行うきっかけをもつと，急に意欲をもって取り組み始めるということがありうる。このような場合に，この人にとっての編み物は潜在ニーズであったと考えられる。

　新米のOTは，顕在ニーズに引きずられてしまいがちである。さらに，認知症をもつ人では主体性の損失や言語表現の未熟さ，見当識・記憶障害により，具体的に表現される顕在的なニーズの表現が困難になる（**図1**）。これらが，新米のOTが認知症をもつ人を担当したときに混乱する原因となっている。潜在ニーズの発掘はスキルや経験によっても左右され，経験豊富なOTのほうがうまくつかむことができる。

　また例えば，将来起こりうる事象，将来対象者が行く施設がどのような環境かわからない，機能障害の回復の程度が予測できず作業がどの程度できるようになるかわからない，というように，予後予測ができないと取り組むべき作業の選択もできず，潜在ニーズを発見できない1つの理由になりうる。OTとして潜在ニーズを発掘していくためには，どのような作業が対象者にとって意味があるか，先見の明をもって，深く，幅広く考えられなければならない。

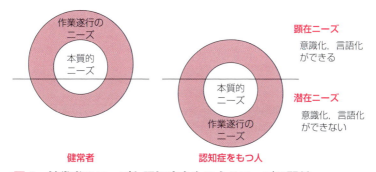

図1　健常者のニーズと認知症をもつ人のニーズの関係

・作業遂行のニーズと本質的ニーズ

　作業遂行のニーズとは，対象者が「したい」とか，「やらなければならない」と意味付ける活動の希望であり，具体的な活動名で示されるものである。例えば，「トイレ」「散歩」「編み物」「料理」など，端的に言えば名詞で表現することができるようなニーズである。

　一方，本質的ニーズは，「楽しいこと」「人の役に立つこと」などのように漠然としているが，対象者にとって重要な活動を選択するうえでの動機になるニーズのことである。

　人によっては作業遂行のニーズを聴取できない場合がある。その際には本質的なニーズを探っ

ておくと，そこから活動を選択しやすくなる。また臨床では，ニーズで挙げられた活動のレベルが高かったり，環境的に達成困難な場合などがありうる。対象者が求めている活動に付随する本質的ニーズは何かという情報は，このような場合の活動選択にも有用である。

　例えば，昔は友達と集まり，勝つと嬉しいという思いをもち，グラウンドゴルフを趣味として続けていたが，現在は立ち上がりもままならない状態でそれが行えない対象者がいたとする。この場合，友達と集まるという所属意識や他者とのつながり，また勝つという達成感が本質的なニーズであり，グラウンドゴルフが作業遂行のニーズとなる。もしかしたらこの対象者は，グラウンドゴルフでなくても座ってできる集団での勝敗のあるレクリエーションに参加することで本質的なニーズが満たされるかもしれない。

　過去にさかのぼって，どのような作業に興味をもち，なぜその作業を選んだのかを知ることも本質的ニーズを明らかにしていく過程では有用である。したがって，生活歴や作業歴を知ることはOTにとって非常に意味のある過程である。本質的なニーズを顕在化させていくためには，今現在の対象者本人についての理解はもちろんのこと，過去の生活歴・作業歴といった個人の人生や生活の文脈を理解しなければならない。

- **認知症をもつ人の心理的ニーズと作業による普遍的ニーズ**

　Kitwood[5]は何千時間という時間をかけて認知症をもつ人たちを観察し，彼らの心理的ニーズは，

①くつろぎ　②自分らしさ　③結びつき・愛着　④自らたずさわること　⑤社会とのかかわり

の5つではないかと考えた。

　一方で作業療法の世界では，作業による普遍的なニーズは，

a) 習得感や達成感をもつこと。
b) 他者や地域のウェルビーイングに貢献すること。
c) 所属意識や他者とのつながりを経験すること。
d) 喜びや楽しさを経験すること。
e) リラックスしたりエネルギーレベルを回復したりすること。

の5つがあるとされている[6]。

　表1に示したように，Kitwoodの心理的ニーズと，作業による普遍的なニーズとを統合して考えると，人は作業を遂行することで普遍的ニーズを満たし，それと同時に本質的なニーズを満たすことにつながるものと推察する。

表1　認知症をもつ人の心理的ニーズと作業による普遍的ニーズ

認知症をもつ人の心理的ニーズ	作業による普遍的なニーズ
たずさわること，自分らしさ	習得感や達成感をもつこと
たずさわること，社会とのかかわり，自分らしさ	他者や地域のウェルビーイングに貢献すること
社会とのかかわり，結びつき・愛着	所属意識や他者とのつながりを経験すること
たずさわること，自分らしさ	喜びや楽しさを経験すること
くつろぎ	リラックスしたりエネルギーレベルを回復したりすること

ニーズ・背景の評価の行い方

● 情報収集

作業療法を実施する際には，必ず紹介，指示者がいる．医師やケアマネジャーなどが一般的かもしれないし，施設や病院によっては自動的に処方される場合もあるだろう．まずは，どういった目的での紹介か，対象者のどのような面で作業療法の役割が期待されているかは知っておかなければならない．また，対象者の状態に応じて，作業療法に対する指示やケアプランの修正について，紹介者や指示者と協議しなければならない．

事前の情報収集は，できるだけ行うべきである．作業療法の前任者からの申し送りや，その他の医療・介護関係職，例えば，医師，看護師，理学療法士，言語聴覚士，社会福祉士，介護職の連絡から得られる情報が有益な場合もある．したがって，これらの職種との情報交換を行うことは重要である．

基本情報

まずは基本情報として，年齢，性別，家族構成（例：同居・別居，別居でも介護・生活支援などを行える人がいるか，介護力），保険の種類，介護保険の区分，仕事の状況（例：退職後，休職中，職場との関係）などを，他職種が調べていないかどうか確認しておくほうが好ましい．対象者や家族に何度も聴かなくてもいい情報もあるので，同じ内容を聞くことを防ぐうえでも重要である．

医学的な情報

医学的な情報として，診断名，既往歴，リハビリテーション歴，現在の障害の程度などを把握しておくと，これまでの経過や疾患特性による予後を知ることができるため，作業療法の目標や計画を立てるうえでの参考になる．一般病院などでは医学的な治療に目途が立つと転院や退院となることが一般的であるため，医師から入院期間についても情報を収集しておくことが，作業療法の計画的実施に重要である．

家族からの情報

家族など対象者のことをよく知る人からの情報収集も重要である．施設や病院によっては，入所・入院時しか姿をみせない家族もいるので，事前に家族への面接を計画し，情報収集しておくことも対策の1つである．

対象者はどのような人だったのか，最近の1日の生活はどのように暮らしていたか，過去の生活歴や作業歴，人生を振り返ってどう思っているかなど，対象者の作業にかかわる情報を収集する．**表2**に，聴取しておくとよいと思われる内容を記載した．**家族に限らず，対象者本人に聴いてもよい．**

対象者の生活歴や作業歴の情報収集を継続的に行うには，できるだけ家族と接点をもつ機会を作る必要があるかもしれないし，家族とよく接している他職種との連携も必要になるかもしれない．そのためにも，家族と会う場面を作ることは重要で，週に1回，洗濯物を取りに来てもらう，月1回は面談の日を設けるなど，組織的に家族に会う機会を作ることも得策であろう．

● 面接による聴取

対象者本人との面接による聴取は，作業療法では非常に重視するべき評価方法であり，技術や知識が要求される．しかし，認知症をもつ人，特に重度の認知症になると，面接での聴取が困難になるかもしれない．ただ，Yes/Noで答えられるクローズドな質問であれば，「はい」「いいえ」

の答えや表情から興味が推測できる場合もあるので，声かけにまったく反応がないといった状態でなければ，面接でニーズや背景の聴取を行う価値はある。

①作業の背景を探る

対象者の背景を聴くことは，作業の本質的ニーズを知るうえで重要である。背景の聴取では，生活歴・作業歴といったライフヒストリーを聴くことも1つの方法である。**表2**で紹介しているような項目をまとめたアセスメントシートを使う方法もあれば，世間話や回想法などを利用しながら自然な文脈で聴取する方法もある。

また，次項で述べる作業遂行のニーズの調査と並行して，背景を聴取することもある。具体的な作業を探りながら，いつからやっているのか，何をきっかけに始めたのか，誰と一緒に，なぜ続けて行っていたのかなど，その作業にまつわる意味や動機などを聴くことで，作業の本質的ニーズを探すことができる。

②作業遂行のニーズを聴く

作業遂行上のニーズの聴取には，一般にカナダ作業遂行測定（Canadian Occupational Performance Measure；COPM）[7]がよく用いられる。COPMは項目が構造化されているが，そのなかの回答は，自由回答である半構成的質問紙となっている。そのため，軽度の認知症であれば応答が可能かもしれないが，認知症が重度になると回答が困難あるいは信頼性のない結果に陥る

表2 生活歴や作業歴などの作業にかかわる情報収集の項目と例

情報収集の項目		質問例	
生活歴と作業歴を聴く	生まれ育った環境・家族	・出生地は？ ・住んでいた場所は？ ・親や兄弟，家族はどのような人か？ ・地域の特徴は？	
	学校	・学校は？ ・好きな科目は？ ・最終学歴は？ ・学校での友達は？ ・どのような遊びをしていたか？	
	仕事	・いつから働いているか？ ・何の仕事をしていたか？ ・どのような仕事が好きだったか？	
	結婚後の生活	・配偶者はどのような人か？ ・配偶者の仕事は？ ・子どもは何人いるか？ ・子どもは何をしているか？	
	趣味や興味	・今までの趣味や興味は？ ・現在の趣味や興味があることは？ ・休みの日は何をしていたか？	
人生を振り返っての思い出を聴く	印象に残っていることは？		
	頑張ったことや苦労したことは？		
	楽しみだったことは？		
	嬉しかったことは？		
	好きだったことは？	その理由は？	
人生史を聴く	これまでにあった節目となる出来事	就学，就職，転居，結婚，戦争，家族の変化など	
最近の1日の生活スケジュールを聴く	朝から夕方まで，どのような作業を行っていたか？		

ことがある．重度の認知症の対象者の場合には，家族など対象者をよく知る人にCOPMを用いて面接する方法もある．

　実際には，対象者本人から作業遂行上のニーズを探る際には，クローズドな質問による評価法を用いることが多い．例えば，興味チェックリストなどのクローズドな質問紙を用いて，作業に対する興味やそこにかかわる背景を抽出する方法もある．生活行為向上マネジメント[8]では，興味・関心チェックリストが入っており，生活状況確認表，作業聞き取りシートと対象者の状態に合わせて使用できるように作られている．

　そのほかに，94項目のイラストから作業を選択できるiPad®のアプリケーションである作業選択意思決定支援ソフト（Aid for Decision-making in Occupation Choice；ADOC，図2）がある．認知症をもつ対象者でも視覚的に理解しやすいツールであるため，効果的に作業を見つけることができる．ADOCを用いた評価の妥当性に関する報告[9]から，MMSE（Mini-Mental State Examination）8点を妥当性のカットオフとしている．つまり，MMSEで8点以上だと妥当な回答が得られやすいということである．逆に認知症が重度となると，クローズドな質問であっても顕在化した形で作業遂行上のニーズを聴取するのは難しいことが多いといえる．重度認知症の対象者は，生活歴などの背景情報の収集と観察に重きを置いて評価していく必要があるかもしれない．

　また，絵カード評価法[10]（図3）は，認知症をもつ高齢者を対象とした作業を明確にするための

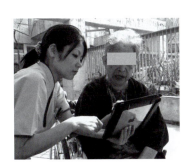
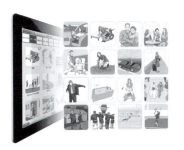

図2　ADOCの使用場面とイメージ

〔右の写真提供：（株）レキサス〕

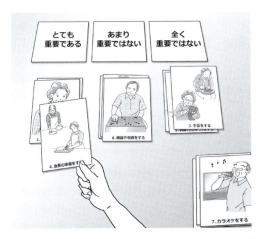
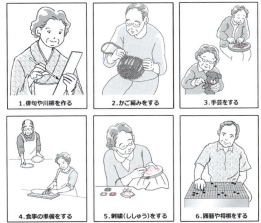

図3　絵カード評価法の場面と絵カードの一部

（文献10より改変引用）

評価で，70種目の作業のカードで構成されている。これも，作業の想起や言語表出が困難な対象者から，意味ある作業を引き出すために作成されている。絵カード評価法の絵カードは，視覚処理がしやすいようにシンプルな線画で作成されているのも1つの特徴である。

③コミュニケーションの基本

認知症をもつ人とのコミュニケーションの基本は，「短く，はっきりと，わかりやすい言葉」である。対象者は情報処理が十分にできないため，混乱を招かないように，長い文章や「しかし」「または」「そして」などでつなげる複文をできるだけ減らすことが重要である。場合によっては，単語レベルでのコミュニケーションが有効なときもある。言葉だけではなく，絵や道具を用いたり，ジェスチャーやアイコンタクトなどのノンバーバルコミュニケーションを使ったりすることも助けになる。

対象者の話を聴くときには，否定せずに傾聴することである。記憶障害があると取り繕うために事実とは違うことを話したり，症状によっては妄想や幻覚などがみられたりするが，混乱を招かないように現実とは違う内容でも否定せず，受容的に接することも必要である。

認知症をもつ対象者から聴取を行う場合，質問を理解せずに反応で答えているなどと疑われることがしばしばみられる。ニーズを正しく把握するためにも，得られた情報の信頼性の検証はしておきたい。検証法の例としては，

- 時間をおいて翌日に同じ質問をし，同じ答えが返ってくるかを調べる。
- 逆の質問，例えば肯定文で質問した後，同じ内容を否定文に変えるなどの質問を行い，同じ意味の返答が得られるかを調べる。
- 「○○は好きですか」「○○は嫌いですか」と回答が対立する質問をして，その反応から回答の信頼性を確認する。

といった手段がある。

うなずきなどのジェスチャーや，「はい」「いいえ」といった反応しか示さない対象者にも，こういった聴取方法であれば功を奏すかもしれない。

- **観察**

生活場面や作業遂行を観察することは，作業療法を行ううえでは必須の評価である。実際に作業を遂行している場面の観察なしには，対象者本人にとって意味があるのかどうか，明確な判断はできない。また，面接が困難だったり，家族からも情報が得られにくかったりする場合には，実際に作業や活動を通した観察でしか評価できないこともありうる。そのような場合は，種々の活動などを用いながら反応をみていくなかで，対象者の意味ある活動を見つけていく方法がとれる。

このように，作業のニーズを評価するという視点から，行っている活動が対象者本人にとって意味があるかどうかを観察していく。観察をする際には，対象者がその作業にどのように取り組んでいるか，具体的には興味や関心，集中力，主体性，他者との交流の状況などをみる。観察の際に一定の視点をもって臨まないと，「表情がよかった」「やる気がみられた」などの主観的な評価になり，評価としては不十分かもしれない。作業遂行観察で作業のニーズをとらえるためには，意志質問紙（Volitional Questionnaire；VQ）や認知症ケアマッピング（Dementia Care Mapping；DCM）を用いることで，より客観的な評価ができ，作業を選択するうえで有用な情報

源になる可能性がある。

意志質問紙（VQ）

意志質問紙は人間作業モデル（Model of Human Occupation；MOHO）の一部の評価で，作業に対する意志，動機付けの状態を調べる観察評価である[11]。

VQでは作業の観察を通して，14項目の行動指標（例：好奇心を示す，行為や課題を始めるなど）について，受身（P），躊躇（H），巻き込まれ（I），自発（S）の4段階で意志の状態を評定する。作業ごとにVQを評定して相互に比較検討することで，対象者にとっての作業の重要性，興味などの意志を評価・比較できる。意志質問紙は，認知症をもつ人のように自らの意志を言語的に表明することが困難な対象者に対して，優れた評価である[12]。本書の第3部（p.178）でも紹介しているので，参照していただきたい。

認知症ケアマッピング（DCM）

DCMは，よい状態，つまり一定時間のなかで，対象者にとって肯定的な経験が否定的な経験と比べてどの程度あるかを評価するものである[13]。対象者がどのような感情・気分にあるか（mood；M），どの程度周囲の人や環境とかかわっているか（engagement；E）を評価し，この2側面からME値とよばれるスコアを評定し，対象者がよい状態かどうかを6段階で示す（p.209，**表3**参照）。加えてDCMでは，23項目の行動カテゴリー・コード（Behavior Category Codes；BCC，**表3**）で行っていた活動も合わせて評価するため，どのような活動が対象者本人のME値を高めるかも確認できる。

DCMは本来，パーソン・センタード・ケアの実践ツールとして，介助者のかかわりに着目して作成されている。そのため，作業の選択をするための評価法ではない。しかし，長時間の観察を通して種々の活動や行動をDCMで評価することにより，介助者のかかわりだけではなく，生活のなかで行っている活動が対象者にとってどのような意味があるかを評価することで，副次的に活用できると思われる。DCMは講習を受けて認定されなければ使用できないので，興味がある人は講習に参加していただきたい。

表3 DCMの行動カテゴリー・コード

コード	カテゴリーの概要	コード	カテゴリーの概要
A	周囲との言語的，非言語的な交流	O	物とのかかわり，物への愛着を示す
B	周囲に関心をもっている	P	身体的なケアを受ける
C	周囲に無関心	R	宗教的行為
D	自分の身の回りのことをする	S	性的な関心や行為
E	表現活動，創造的活動	T	感覚を用いたかかわり
F	飲食	U	コミュニケーションを試みるが誰からも反応がない
G	回想，人生を振り返る		
I	知的能力を使う活動	V	仕事や仕事に類似した活動
J	身体運動やスポーツ	W	持続的な自己刺激の反復
K	介助なしに，歩く，立つ，移動する	X	排泄
L	楽しみや余暇活動	Y	実際にそこにいない対象との交流
N	睡眠，居眠り	Z	A〜Yのどれにも該当なし

（文献13より引用）

活動の提供と評価を繰り返してニーズを同定する

　重度の認知症をもつ人が対象となる場合，面接での聴取が困難なことが多いため，とりわけ観察が評価の中心となる．事前に情報収集ができていれば，対象者の能力レベルや環境に沿った形で，その人に適応がありそうだと考えられる活動を提供してみる．そして，その反応をできるだけ客観視できる指標をもち，繰り返し確かめ，本人の作業のニーズを同定することが肝要である．

ニーズの評価の考え方

　評価は何をするにしても信頼性・妥当性が高いことが重要で，ニーズの評価も同様である．聴取や観察など，複数の方法で情報の信頼性や妥当性を高める工夫が必要であり，多方面から複合的にニーズを評価していくことが望ましい．その手法の基本は，情報収集・面接・観察の3点の融合である．これらから得た情報をつき合わせて，対象者のニーズをその人の人生や生活の文脈のなかで確立し，その人にとって意味のある作業に焦点を当てていくことが求められる．ニーズの評価は作業療法のスタート地点でそのゴールを見定める過程といっても過言ではない．そのため，ニーズを効果的に確立することが作業療法の成否に影響する．

　対象者がもっている，あるいは心の内に秘めている作業には背景がある．なぜ対象者がその活動をしたいのか，しなければならないのか，という本人のなかでの理由やそれを裏付ける生活史などの背景が存在する．これらを少しずつでもひも解いていく過程が，対象者の作業を理解するうえでは必要となる．対象者本人と協働する関係を作りながら，対象者のことを少しでも理解できるように評価の過程が進むことが望ましい．

　認知症をもつ人に対する作業療法では，できる限り早くニーズの評価をしなければならない．体操，レクリエーション，歌などというように，マンネリ化したプログラムになってはならない．そして，ただ活動する機会を与えているだけになってはならない．対象者の反応をつぶさに見ながら，その作業がその人にとってどのような意味があるか，ニーズに応えたものかどうかを考える必要がある．「対象者のニーズはこれではないだろうか」と仮説を立て，やってみて検証する過程が重要である．そのため，開始時点でニーズを理解することは困難な場合があるかもしれないが，いつでもニーズに立ち返って考えるということを忘れてはならない．

　そして，ニーズの内容によっては，本人の能力では，実際は作業の遂行が困難であったり，一部の工程で支援が必要であったりすることはよくある．本人の実際の作業遂行の様子の観察から能力を調べる方法もあるが，本人の能力の把握のために各種検査・評価を行うことも重要である．検査・評価はより客観性の高い能力把握になり，ニーズと本人の能力を検討した結果から目標設定や介入計画を立案する助けになることがある．

ニーズの調整

　ここまでは本人がクライエントであることを想定して，ニーズを説明してきた．実際の臨床場面や地域で作業療法を行うときには，家族や地域，そしてケアスタッフなどの介護者がクライエントとなる場合もある．例えば，「身の回りのことぐらい自分でやってもらいたい」「いつも何もしていないので，何かできることを提供してもらいたい」など他者から期待されるニーズがある．一方で「転ぶと危ないから家ではじっとしておいてもらいたい」「料理をしても昔のようにうまくできないので，もうやめてもらいたい」など，作業を制限するようなニーズも多くあるのが現実

である。

　その際には，本人のニーズも重要であるが，家族などが，本人にどのように生活を送ってもらいたいか，つまりどのように作業を遂行してもらいたいかについて本人以外からその状況を聴取しニーズの評価を行っていく必要がある。そして，本人のニーズと家族などのニーズの調整をOTが行うことが必要な場合もある。本人は主婦としての役割があり今後もしたいと思っているが，家事がうまくできないので，家族からはやめてもらいたいと思われているという，双方のニーズが対立するケースも実際に臨床ではよくみられる。この場合，本人の能力にあった範囲で家事を行うことやリスクを減らした状態で家事を行うなどのニーズを調整していくことが必要となる。家族と本人だけでは解決が難しいこともあるため，作業のニーズに関しての調整役もOTに求められる重要な役割である。

（小川真寛）

【文献】

1) 植田恵美子：高度認知症者に対する作業療法実践内容とその臨床的判断過程 〜作業療法士の語りと実践場面の観察から〜．首都大学東京大学院人間健康科学研究科作業療法科学域 博士前期課程学位論文，2008．
2) 白井はる奈，ほか：重度認知症高齢者に対する熟練作業療法士の介入ストラテジーに関する探索的研究．作業療法，30(1)：52-61，2011．
3) 大川弥生：目標指向的ケアマネジメント．介護保険サービスとリハビリテーション，53-76，中央法規出版，2004．
4) 吉川ひろみ：作業の広がりと深さ．「作業」って何だろう，1-17，医歯薬出版，2008．
5) 水野 裕：認知症の人たちの心理的ニーズ．実践パーソン・センタード・ケア，48-57，ワールドプランニング，2008．
6) Polataiko H, et al.：作業科学 作業療法の必須条件．続・作業療法の視点（Townsent E, Polataiko H 編著，吉川ひろみ，ほか 監訳），90-114，大学教育出版，2011．
7) 吉川ひろみ：COPM・AMPSスターティングガイド，医学書院，2008．
8) 日本作業療法士協会："作業"のとらえ方と評価・支援技術，医歯薬出版，2011．
9) Tomori K, et al.: Examination of a cut-off score to express the meaningful activity of people with dementia using iPad application (ADOC). Disabil Rehabil Assist Technol, 10(2)：126-131, 2015.
10) 井口知也，ほか：認知症高齢者の絵カード評価法の信頼性と妥当性の検討．作業療法，30(5)：526-538，2011．
11) Heras CG, et al. 著，山田 孝 訳：意志質問紙(VQ) 改訂第4版 使用者用手引書，日本作業行動学会，2009．
12) 野藤弘幸，ほか：作業を通して，クライエントの意志を評価する −意志質問紙(Volitional Questionnaire, VQ)の有用性．作業行動研究，7(2)：114-119，2003．
13) ブラッドフォード大学保健衛生学部認知症学科 認知症ケア研究グループ：DCM（認知症ケアマッピング）第8版マニュアル，2005．

2. 作業遂行の評価

> **POINT**
> - 作業遂行とは，その人にとって意味のある活動を目標に留意しながら，完了に向けて進めることである。
> - 作業遂行の主な分析方法には，自然な文脈のなかで観察する方法と，課題契約をして実施するAMPSを用いる方法がある。
> - 自然な文脈のなかで観察する方法のポイントは，①作業の完了に向かって順序よく進められているか，②安全性に問題はないか，③動きは滑らかかどうか，④問題を引き起こしている原因は何か，⑤作業遂行の強みは何か，といった視点で観察することである。
> - 作業遂行の問題を引き起こしている原因を探るときには，作業遂行の援助をしながら人－環境－作業の視点で観察する。

作業遂行の概要

　作業遂行とは，その人にとって意味のある活動を目標に留意しながら，完了に向けて進めることである。例えば，日課としての歯磨きをする場合，歯の汚れを取り除き，口の中をきれいにすることが目標であり，その目標を達成するために歯ブラシと歯磨き粉をシンクの戸棚から取り出し，歯磨き粉を歯ブラシにつけ，順序よく歯全体を磨いたあとに，コップでうがいをする。そして，道具を洗って戸棚にしまう。

　どの活動にどのような意味があるかは個人の価値観によって異なる。例えば，おしゃれが好きな女性にとって，友人と一緒に洋服を見て回るウィンドウショッピングはわくわくして楽しく感じる活動であろうが，着る服に頓着しない男性にとっては，退屈で歩き疲れるだけの面白味のない活動と感じるかもしれない。

　作業遂行は，人，環境，作業の影響を受ける[1]。人の要素には，認知機能や身体機能，性格や価値観などが含まれる。環境の要素には，テーブルの高さや介護者の有無など，物理的および人的環境が含まれる。作業の要素には，その作業が要求する工程や技能が含まれる。人－環境－作業モデル（Person-Environment-Occupation Model）では，これら3つの要素が重なり合う部分に作業遂行があるとされている[2,3]（図1）。人と環境と作業の適合が最大になるとき，作業遂行は最適な状態になる。逆に，人と環境と作業が適合していない場合，つまり適切な環境で，その人の能力に見合った作業が提供されなければ，作業遂行は適切に行えないこととなる。したがって，作業遂行になんら

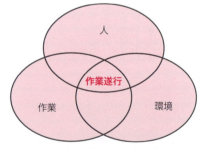

図1　人－環境－作業モデル

> **用語解説　▶人－環境－作業モデル[3]**
> 1998年にLawらが提唱したモデルで，クライエント自身が重要だと考える作業に焦点を当て，その遂行を人，環境，作業の側面から介入し，最良にしようとするものである。このモデルでは，COPMを使用して，クライエント中心の実践をすることを重要だと考えている。

2章 評価

かの支障がある場合，人，環境，作業の側面から原因や援助の方法を考えるとよい．

作業遂行の分析方法

　認知症をもつ人の作業遂行を分析する目的は，作業遂行上の問題を特定し，支援が必要な部分を明らかにすることである．加えて，作業をうまく遂行できる部分，つまり強みを特定することである．作業遂行を分析する主な方法には，自然な文脈のなかで観察する方法と，課題契約をして実施する AMPS（Assessment of Motor and Process Skills）を用いる方法がある．

自然な文脈のなかでの観察

　認知症になると生活リズムが崩れる場合が少なくないが，家庭や施設で共同生活を送っているのであれば，ある程度一定のリズムで生活することが求められる．人の作業遂行が環境の影響を受けることを考慮すると，普段生活している自然な文脈のなかで，その人の作業遂行を観察することが評価の方法としては最も適切といえる．したがって，実際に食事や整容などのセルフケアを行っている場面や，手工芸などのアクティビティを行っている場面で，その人の作業遂行の問題を特定していくことが望ましい．

　認知症をもつ人の作業遂行の分析には，「作業分析」の視点が役に立つ．「作業分析」とは，その作業を遂行する工程や必要となる技能を明らかにすることである．例えば，歯磨きを例にとると，図2のようになる．

　ここでは歯磨きの例を挙げたが，もちろん誰もがこのような順序で行うわけではなく，また，環境が異なれば別の工程が加わる場合もある．したがって，作業遂行を分析するうえで重要なこ

戸棚にある道具を使って歯磨きをする場合の作業分析の例

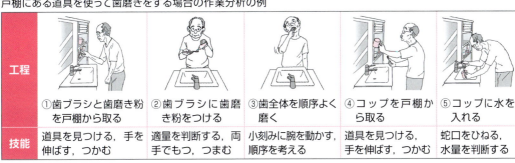
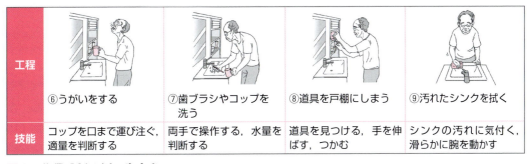

図2　作業分析の例：歯磨き

とは，作業分析で明らかになった工程や技能を一つの例として念頭に置きながら観察することである。そうすることで，万が一作業遂行が滞ったとしても，作業を先に進める援助が可能となる。次に，認知症をもつ人の作業遂行を観察する際のポイントを5つ述べる。

- **①作業の完了に向かって順序よく進められているかどうか**

歯を磨いてきれいにする，みそ汁を作って食べるなど，その作業の目標に留意しながら，論理的に必要な工程を過不足なく順序良く進められているかどうかを観察する。例えば，認知症をもつ人には次のような行為がしばしば観察される。

> - なかなか始まらない ●すぐに手が止まる ●次の工程に移れない
> - いつまでも止めない ●別のことをし始める ●隣の人の物に手を出す
> - 本来の箇所とは違う箇所に作業を施す ●次第にやり方が変わる
> - 目的に適わない方法で行う ●不適切な順序で行う

歯磨きを例に上記の行為のいくつかを具体的に示すと，

> - 歯磨きの途中で蛇口が気になり触りだす（別のことをし始める）。
> - 歯ブラシで洗面所を磨く（本来の箇所とは違う箇所に作業を施す）。
> - 歯ブラシでこする動作が次第に押し付ける動作になる（次第にやり方が変わる）。
> - 歯ブラシの毛のない裏側で歯を磨く（目的に適わない方法で行う）。
> - 歯を磨いたあとに，歯磨き粉を歯ブラシにつけて終わる（不適切な順序で行う）。

などがある。このようなことが観察されると，必要以上に時間を要したり，仕上がりの質が悪くなったりする。歯磨きの例でいえば，磨き残しがあり十分に歯の汚れが落ちていない結果となる。

- **②安全性に問題はないか**

認知症をもつ人は注意力や判断力の低下により，安全面に十分に配慮して作業を行えない場合がある。作業を遂行する際に，事故につながる可能性がないかを十分に観察し，適時記録しておくことが重要である。事故につながる例としては次のものがある。

> - 足のつま先が椅子の脚に引っかかる ●歩く際にバランスを崩す
> - 座る際に殿部が椅子から滑り落ちる ●熱い物を触る ●熱い物をこぼす
> - 火を消し忘れる ●火の調節をしない ●刃物を使うときに力の調節ができない
> - 刃物を使うときに，物を固定するほうの手を置く位置が悪い
> - 嚥下機能が悪いのに一気に食べる ●食べ物ではない物を食べる

認知症をもつ人が独力で作業を実施することで事故の発生が予測される場合には，すぐそばについている，あるいは手を取りながら介助をして事故を未然に防ぐようにする必要がある。特に，認知症が重度に進行して異食がある人には細心の注意が必要であり，食べ物ではない物を口に入れようとしたらすぐに制止できるよう準備しておくことが大切である。

- **③動きは滑らかかどうか**

　作業をしているときに，手足や体が滑らかに動いているかを観察する。滑らかに動いていない場合に観察される現象の例としては，次のようなものがある。

> ● 指の動きが拙劣　● 力加減が不適切　● 力を加える方向が誤っている　● 動きが緩慢
> ● 動きが速すぎる　● 物の固定が不十分　● 物を持つと手が震える　● 立ち座りが困難
> ● 歩行が不安定

　これらの問題があると，作業が円滑に進まず時間がかかることになる。無理に作業を円滑に進めようとすると，かなりの努力が必要となる。仮に作業の完了までたどり着いたとしても，仕上がりの質がよいものになることは期待できない。動きの滑らかさに問題がある場合には，仕上がりの質に過度な期待をせず，作業の難易度を下げたりゆっくり時間をかけたりするよう配慮する。

- **④問題を引き起こしている原因は何か**

　作業遂行に問題がある場合には，援助をしながらその問題を引き起こしている原因を探っていく。なぜならそこで得られた情報が，認知症をもつ人の作業遂行を促進する手掛かりになるからである。作業遂行の問題を引き起こしている原因を探るときには，人−環境−作業の視点をもつとよい。それぞれの要素の原因を探る方法を，ちぎり絵を例に説明する。

人の要素

　ちぎった紙を特定の場所に貼るよう口頭で指示しても始まらないようであれば，貼る場所を指し示したり，貼る場所に印をつけたりする。それでも始まらなければ，対象者の手を握って紙を貼る援助をする。

　紙を貼っている途中で話をすると，何をしていたかわからなくなるようであれば，口頭および指差しにて紙を貼る作業の開始を援助する。また，説明するときには話す速度を遅くしたり，簡単な短い言葉を用いるなどして説明の方法を変える。

　上記のように援助の方法を変えながら，聴覚的および視覚的理解力や短期記憶など人の要素の原因を特定していく。

環境の要素

　集団でちぎり絵をしている場合には，周囲の人の言動や音楽によって注意が転導する場合がある。また，テーブル上にちぎり絵の材料や道具が混在して置かれているときには，それらに注意がひかれる場合がある。自発的に紙を貼る場合にはうまくできるが，スタッフが指示をすると混乱する場合もある。

　これは，観念運動失行が疑われる場合である。机上の物品，音量や介助の量を整えながら，環境が作業遂行に及ぼす影響を特定していく。

用語解説　▶観念運動失行

ある状態ではできる行為が意思的，意図的にはできなくなる現象である。「バイバイ」や「おいでおいで」の動作を模倣するよう求め，日常生活での様子と乖離があるかを検査する方法が用いられる。頭頂葉の機能が障害されたアルツハイマー型認知症では，無意識的にできていた行為が，介助者から指示されたりすることで混乱を生じてできなくなる場合がある。

作業の要素

　提供しているちぎり絵の作業が，非常に巧緻な指先の動きを必要とするものだったり，複数の工程にまたがったりしていると，うまく遂行できない場合がある．そのようなときには，「紙を貼る」という単一工程だけを提供してみる．あるいは，糊の形状をペーストタイプからスティックタイプに変更し，指先で糊をつけなくてもいいようにする．
　このように作業が要求する技能を変更しながら，作業遂行がうまくいかない原因を作業の要素から特定していく．

・⑤作業遂行の強みは何か

　作業遂行を分析する目的の1つは，できること，つまり強みを見つけることである．作業遂行の分析を行うと，うまくできないことに目がいきがちだが，できることに焦点を当てることも大切である．前述の4つの視点，つまり，「作業の完了に向かって順序よく進められているかどうか」「安全性に問題はないか」「動きは滑らかかどうか」「問題を引き起こしている原因は何か」の視点で観察しながら，強みの部分を特定することである．
　認知症が進行しても慣れ親しんだ作業であれば，手続き記憶として残っている部分を生かして単一工程を繰り返し行ったり，作業を順序よく進めたりすることができる場合がある．例えば，若いころ自分の子どもの服を編んでいた認知症をもつ女性のなかには，認知症が進行して見当識障害，徘徊，ADL障害がみられるようになっても，編み物で単純にまっすぐ編むことだけはできる人がいる．
　認知症をもつ人の過去の作業歴や現在の作業を参考にしながら，さまざまな作業の提供を行い，その人のもっている作業遂行の強みを見つけていくことが，支援の手掛かりになる．

●AMPSの活用

　前述の自然な文脈のなかで作業遂行を観察する方法では，主な観察の視点を記述したが，より詳細に作業遂行を分析するにはAMPSを用いるとよい．AMPSについては，第3部（p.195～）で詳述するため，ここでは認知症をもつ人へのAMPSの活用のポイントを述べる．

・認知症をもつ人へのAMPSの活用のポイント

　AMPSはADLおよび手段的日常生活活動（instrumental activities of daily living；IADL）の遂行の質を評価するツールである．認知症をもつ人にAMPSを活用するポイントには次の3つがある．

①認知症が軽～中等度の人には，通常通り課題契約をして実施してみる

　認知症をもつ人は記憶力や理解力が悪いため，AMPS課題を実施できないと考えるのは誤りである．できないところを援助すれば，認知症が軽～中等度の人には十分実施可能である．認知症をもつ人にAMPSを使用することの妥当性や信頼性は，ほかのADLやIADL評価バッテリーとの相関や再テストによって検証され，確認されている[4-8]．
　日頃接するなかで，理解力が悪く通常通りの実施が困難と予想される場合でも，予想に反してAMPSが適切に実施できる場合がある．したがって，軽～中等度の認知症をもつ人には，課題契約をして実施を試みるとよい．
　ロジット値が算出されれば，地域で自立した生活が可能であるかを予測したり，介入前後で変化を比較することができるメリットがある．

②軽度の認知症をもつ人の独居生活の可能性を検討するために活用する

　身の回りのことが自立している軽度認知症をもつ人が，施設や病院に入所して状態が落ち着くと，生活上の問題が見えにくくなることがある。そのような人に，AMPSを用いて難易度の高い課題を実施してみると，潜んでいた作業遂行上の問題が見つかることがある。それが，退院後の独居生活の可能性を検討する材料となる。

　例えば，入院中のある70歳代のアルツハイマー型認知症の女性は，病院内ではADLが自立しており，日中もデイルームで人とよく話をしたり，職員から頼まれた手伝いをしたりして過ごしていた。そのため，退院後の独居生活へ向けた準備を進める話が出るようになった。しかし，AMPSでインスタントコーヒーを入れてトーストを焼く課題を行うと，湯が沸騰しているのに気付かず長く沸騰させ続ける，トーストを焼く時間が長すぎて焦がす，やかんを持って移動するときに体がふらつくといった場面が観察され，安全面に配慮して作業を遂行するのが難しいことが判明した。その女性は入院前には独居生活であったため，自宅への退院は見送られ，いったん施設へ入所することとなった。

③自然な文脈のなかで作業遂行を観察し，技能項目を用いて分析する

　AMPSのすばらしさは，個々の技能項目の視点である[9]。16項目の運動技能と20項目のプロセス技能の視点で観察すると，詳細でわかりやすい表現ができる。例えば，作業が円滑に順序よく行えない場合には，適切な道具を選べず（searches/locates），作業の開始に援助が必要であり（initiates），隣の人の行動で注意がそれ（attends），作業の途中で何度も手が止まり（continues），不必要に同じことを繰り返す（sequences）と表現できるかもしれない。

　日常生活を送っている自然な文脈のなかで，認知症をもつ人が行う整容，食事や調理などの作業の遂行をこのような視点で観察することで，詳細な分析が可能となり，作業遂行の弱みと強みが明らかとなる。これは，認知症をもつ人の作業が円滑に進むよう支援するための手掛かりとなる。

認知症をもつ人の作業遂行の特徴

　一般に金銭管理，料理や掃除などのIADLは，食事，整容，更衣などのADLよりも難易度が高い。そのため，認知症をもつ人の作業遂行の問題は，ADLよりもIADLにおいて先に認められる。

　AMPSを用いた研究では，認知症をもつ人は「何を」に関連する技能項目がより困難で，「どのように」に関連する技能項目はそれほど困難ではないと述べられている[10,11]。前者の技能項目には，目標に留意する，正しい物品を選択する，様子に気付いて反応するなどが含まれており，後者に関する技能項目には，空間を上手に使う，両手で取り扱う，手を円滑に操作するなどが含まれている。言い換えると，「何を」するか，「何を」使うかなど陳述記憶に関連する技能は苦手だが，「どのように」するかという体で覚えた手続き記憶に関連する技能は比較的得意である。

　しかし，使われない手続き記憶は低下していくといわれている[12]。例えば，調理を日常的にしていた認知症をもつ人が，入所により何年も包丁を使っていなければ，野菜を押さえることや包丁を使って野菜を切る技能は低下する。しかし，調理活動を再開して続けていると，この手続き記憶に基づく技能が復活してくることがある。これは日常的に経験することである。

（西田征治）

【文献】

1) Townsend E 編, 吉川ひろみ 監訳：作業療法の視点, 54-55, 大学教育出版, 2000.
2) Townsend E, Polataiko H 編著, 吉川ひろみ, ほか 監訳：関心領域の特定：核としての作業. 続・作業療法の視点, 34-60. 大学教育出版, 2011.
3) Law M 編, 宮前珠子, ほか監訳：クライエント中心の作業療法, 40-41, 協同医書出版, 2000.
4) Robinson SE, Fisher AG: A study to examine the relationship of the Assessment of Motor and Process Skills (AMPS) to other tests of cognition and function. Br J Occup Ther, 59(6)：260-263, 1996.
5) Liu KP, et al.：Activities of daily living performance in dementia. Acta Neurol Scand, 116(2)：91-95, 2007.
6) Bouwens SF, et al.：Relationship between measures of dementia severity and observation of daily life functioning as measured with the Assessment of Motor and Process Skills (AMPS). Dement Geriatr Cogn Disord, 25(1)：81-87, 2008.
7) Kirkley KN, Fisher AG: Alternate forms reliability of the assessment of motor and process skills. J Outcome Meas, 3(1)：53-70, 1999.
8) Doble SE, et al.：Test-retest reliability of the Assessment of Motor and Process Skills in elderly adults. Occup Ther J Res, 19(3)：203-215, 1999.
9) 吉川ひろみ：作業療法がわかるAMPS・COPMスターティングガイド, 医学書院, 2008.
10) Oakley F, et al.：Differences in activities of daily living motor skills of persons with and without Alzheimer's disease. Aust Occup Ther J, 50(2)：72-78, 2003.
11) Cooke KZ, et al.：Differences in activities of daily living process skills of persons with and without Alzheimer's disease. Occup Ther J Res, 20(2)：87-105, 2000.
12) 西田征治, ほか：調理活動中のウェルビーイング ユーモアな自分らしさを発揮した重度脳血管性認知症例. 認知症ケア事例ジャーナル, 6(1)：16-23, 2013.

3. 認知症をもつ人への作業療法で使用されている評価

《評価の目的》

> **POINT**
> - 作業療法における評価や検査は多数あるが，利用する評価や検査の目的や特徴を理解したうえで選択する。
> - 臨床実践のなかで評価や検査をどのような目的で用いているか，作業療法のプロセスでどのような位置づけにあるのかを意識して使用することが望ましい。

作業療法の実践において，評価や検査はよく使用されている。作業療法の中核は作業であるため，評価や検査は対象者の作業にどのように関連するかを検討して用いることが重要である。前項までに意味ある作業を特定するための評価（p.72「ニーズの評価」），作業の遂行を分析するための評価（p.82「作業遂行の評価」）の2点について述べてきた。これらの評価に続いて本項では認知症をもつ人への作業療法でよく使用される評価や検査について紹介・解説する。

認知症をもつ人への作業療法における評価・検査の役割

作業遂行の支援

作業療法のプロセスでは対象者の作業遂行の支援のために評価・検査が用いられることが重要である。

例えば，料理を作業遂行上のニーズとして挙げられた場合に，実際の料理の作業遂行の分析を行った結果として，冷蔵庫の中にある食材を調理し忘れるということがあったとする。その食材があまりその料理に主要な食材ではないために，入れ忘れが認知機能の影響によるものかどうか十分な判断ができないことがある。このようなときには，認知機能がその作業遂行に影響を与えているか，どのように影響を与えているかに関して明確化するために認知機能評価の実施が望まれる。この評価の結果から，作業遂行を阻害する因子を特定したり，長所を活かしたりすることが，作業遂行の支援を考えるうえで重要である。

作業療法の効果検証

また，評価・検査は作業療法の効果検証に用いるという視点もある。

例えば着衣や整容などの身の回りのことを家族が援助する際に，その援助方法に関して家族に指導をすることにより家族の自己効力感の向上や介護負担感の軽減が得られる場合がある。このような場合には，作業療法介入の前後でそれらを測定しておくことが作業療法の効果検証につながる。心理社会症状やQOLの評価に関しても同様であると考えられる。

評価結果の情報共有

評価・検査を行い対象者の能力や特性を把握し，客観的に表現したり，分類をしたりするために用いられることもある．

認知機能の評価や認知症の程度を示す評価によりその対象者の重症度の把握ができ，情報の共有ができる．そのほかにもADL評価の情報から，対象者の自立度を知ることができる．そのため，診断の補助，対象者の状態の客観的表示などにも使用される．

そのような視点から臨床ではOTが特定の認知機能評価やADL評価を，入院時や特定の疾患には必ず実施する場合がある．

評価の選択

上記より，実際はさまざまな目的があって認知症をもつ人に対する評価や検査は使用されている．これらの臨床における使用目的や使用状況を考え，本項で紹介する評価を選択した．本項での評価の選択の視点は以下の4点である．

①作業遂行上の問題を明らかにするために用いられる評価
②作業遂行上の利点，つまり残存機能を明らかにするために用いられる評価
③作業遂行に影響を与える要因で作業療法の効果を示すための指標になる評価
④疾患の特性や対象者の能力や特性を示すためによく活用されている評価

これらの過程を経て選択した評価のリストを**表1**に挙げる．表中の「意味ある作業」に関する評価はp.72，第2部2章の「ニーズの評価」で主に解説しているため，本項では割愛する．これらの評価が，作業療法のプロセスのなかでどのように使用されるかについての位置付けや目的を理解して実施されるべきである．

表1 認知症をもつ人への作業療法で使用されている評価・測定ツール

項目	評価・測定ツール	開発者	開発年
意味ある作業	カナダ作業遂行測定；COPM	Law, et al.	2005
	Aid For Decision-making in Occupation Choice；ADOC	友利ら	2011
	NPI興味チェックリスト	Matsutsuyu, et al.	1969
	役割チェックリスト日本版	山田ら	2002
日常生活活動	Functional Independence Measure；FIM	Keith, et al.	1987
	Assessment Of Motor and Process Skills；AMPS	Fisher, et al.	1997
	N式老年者用日常生活動作能力評価尺度	小林ら	1988
	Instrumental Activities of Daily Living (IADL) Scale；IADL尺度	Lawton, et al.	1969
	老研式活動能力指標	古谷ら	1987
	障害老人の日常生活自立度判定基準	厚生労働省	1998
	認知症高齢者の日常生活自立度判定基準	厚生労働省	2006
	Evaluation of Social Interaction；ESI	Fisher, et al.	2008
	Assessment of Communication and Interaction Skills；ACIS	Forsyth, et al.	1998

表1 認知症をもつ人への作業療法でよく用いられる評価・測定ツール（続き）

項目	評価・測定ツール	開発者	開発年
認知機能	改訂長谷川式簡易知能評価スケール；HDS-R	加藤ら	1991
	Mini-Mental State Examination：MMSE	Folstein, et al.	1975
	Montreal Cognitive Assessment日本語版；MoCA-J	Nasreddine, et al.	2005
情緒	Geriatric Depression Scale；GDS	Sheikh, et al.	1986
	Neuropsychiatric Inventory；NPI	Commings, et al.	1994
行動	Functional Assessment Staging；FAST	Reisberg, et al.	1984
	Clinical Dementia Rating；CDR	Hughes, et al.	1982
	GBSスケール	Gottfries, et al.	1982
	N式老年者用精神状態尺度；NMスケール	小林ら	1988
	認知症ケアマッピング；DCM	Kitwood, et al.	1989
	パラチェック老人行動評価尺度	山田ら	1990
	問題行動評価尺度；TBS	朝田ら	1995
	Behavioral Pathology in Alzheimer's Disease；Behave-AD	Reisberg	1984
介護負担	Zarit介護負担尺度；J-ZBI（Zarit Burden Interview；ZBI）	Zarit, et al.	1980
	Sense of Competence Questionnaire；SCQ	Vernooij-Dassen, et al.	1996
その他	Dementia Assessment Sheet for the Community-Based Integrated Care System-21；DASC-21（認知症アセスメントツール）	粟田ら	2015

（小川真寛）

《日常生活活動(ADL)》

> **POINT**
> - 観察する課題や場面を特定した後に，ADL技能を評価するツールにはAMPSがあり，社会交流技能を評価するツールにはESIやACISがある。これらは認知症の人にも活用できるツールである。
> - 観察や聞き取りにより，認知症をもつ人のADLの状況を評価するツールには，FIM，N-ADL，障害老人の日常生活自立度判定基準，認知症高齢者の日常生活自立度判定基準があり，IADLの状況を評価するツールには，Lawton IADLや老研式活動能力指標がある。
> - ADLやIADLの評価は，認知症の人が抱えている生活上の課題を明らかにするものであり，作業療法の方針を決定する一助となる。

Functional Independence Measure (FIM)

使用目的と特徴

FIMは，米国で「医学的リハビリテーションのための統一データシステム」を開発するなかで作成され，1987年Keithら[1]によって発表されたADL評価である。

FIMは，基本的なADLの自立度を把握する目的で使用される。主な特徴は，「できるADL」ではなく，「しているADL」を評価すること，評価項目が運動項目（13項目）と認知項目（5項目）から構成されていることである[2]（**表1**）。

脳卒中や認知症など，あらゆる疾患に利用可能である。評価対象の年齢は，7歳以上であり，それ未満の小児にはWee FIM（Functional Independence Measure for Children）が用いられる。回復期病棟では，リハビリテーションの成果指標としての使用が推奨されている。

表1 FIMの項目

大項目	中項目	小項目	計
運動項目	セルフケア	①食事 ②整容 ③清拭 ④更衣（上半身） ⑤更衣（下半身） ⑥トイレ動作	13～91点
	排泄コントロール	⑦排尿管理 ⑧排便管理	
	移乗	⑨ベッド・椅子・車椅子 ⑩トイレ ⑪浴槽・シャワー	
	移動	⑫歩行・車椅子 ⑬階段	
認知項目	コミュニケーション	⑭理解（聴覚・視覚） ⑮表出（音声・非音声）	5～35点
	社会的認知	⑯社会的交流 ⑰問題解決 ⑱記憶	
		合計	18～126点

（文献2より引用改変）

使用方法

対象者が生活している環境で,実際にしている場面を観察し,各項目を1〜7の7段階(**表2**)で採点する.OTが単独ですべての項目を採点するだけでなく,入浴は看護師,移動は理学療法士,食事はOTなどと多職種で分担して採点する方法がある.

運動項目では,介助者不要で自分だけで行っている場合は7〜6点となるが,誰かがその場についているときには5〜1点となる.認知項目の理解,表出,問題解決の項目では,得点によって適用される課題が異なり,7〜6点は複雑・抽象的な内容(テレビ・新聞の話題など),5〜1点は基本的欲求に関する内容(食事に関することなど)で採点される.

表2 FIMの採点基準

得点	呼称	運動項目	認知項目
7	完全自立	自立	自立
6	修正自立	修正自立(用具の使用,安全性の配慮,時間がかかる)	軽度の困難,補助具の使用
5	監視・介助	監視・準備	90%以上している
4	最小介助	75%以上100%未満している	75%以上90%未満している
3	中等度介助	50%以上75%未満している	
2	最大介助	25%以上50%未満している	
1	全介助	25%未満しかしていない	

(文献2より引用改変)

判定方法

日内変動がある場合は,原則として最低点を採用する[3].移乗項目の往きと帰り,階段の昇り降りは低いほうの得点を採用する.整容の5要素,更衣の4動作,トイレ動作の3要素,記憶の3要素などの異なる内容については,全要素または全動作のうち,いくつ本人がしているか判断し,「している割合」を算出して採点する.

得点範囲は,運動項目が13〜91点,認知項目が5〜35点で,合計18〜126点である.

得点が高いことは,基本的なADLの自立度が高いことを表す.1週間以内にFIM得点が10点以上低下するような状態を急性増悪とみなすとされている.

信頼性・妥当性

Hamiltonら[4]は,FIMの合計点の級内相関係数が入院時0.86,退院時0.88であり,各項目のκ(カッパ)係数が18項目の平均で0.54となったと報告しており,高い検査者間信頼性が確認されている.

園田ら[5]は,FIMとBarthel Indexの関係を回帰分析にて検討した結果,両者の合計点の間の回帰係数は0.95であったと報告しており,FIMの基準関連妥当性が示されている.

Assessment of Motor and Process Skills (AMPS)

使用目的と特徴

AMPSは,米国のOTにより開発された,ADLおよびIADLの遂行の質を測定する観察型の評

価ツールである[6,7]。馴染みのある環境で馴染みのある課題の遂行を観察することで，普段の生活の問題を予測することができる。

評価項目は運動技能（16項目）とプロセス技能（20項目）で構成されている（**表3**）（詳細は第3部，p.198を参照）。pacesの項目が運動技能とプロセス技能の両方に含まれるため，技能項目は全部で35項目となる。

AMPSは10万人以上のデータをもとに標準化されており，採点結果をコンピュータに入力するとリザルツレポート（Results Report）が作成されロジット値が算出される。リザルツレポートを作成するには5日間の講習会を受け認定評価者となる必要がある。

表3　AMPS技能項目

領域	技能項目
運動技能 (motor skills)	安定させる (stabilizes) アライメントを保つ (aligns) 位置づける (positions) リーチする (reaches) かがむ (bends) 把持する (grips) 操作する (manipulates) 協調させる (coordinates) 動かす (moves) 持ち上げる (lifts) 歩く (walks) 持ち運ぶ (transports) 加減する (calibrates) 流れる (flows) 耐える (endures) ペース配分する (paces)
プロセス技能 (process skills)	ペース配分する (paces) 集中する (attends) 留意する (heeds) 選択する (chooses) 使用する (uses) 取り扱う (handles) 質問する (inquires) 始める (initiates) 続ける (continues) 順序立てる (sequences) 終わらせる (terminates) 探して突き止める (search/locates) 集める (gathers) 整える (organizes) 片付ける (restores) 方向付ける (navigates) 気づき反応する (notices/responds) 調整する (adjusts) 順応する (accommodates) 利益を得る (benefits)

使用方法

面接により85個ある課題のなかから実施するものを2～3個選択する。

マニュアルに従って環境を設定し，クライエントと課題契約をする。課題契約では，「トースト

とコーヒーを作ってテーブルに出してください」「使った道具は元々あった場所に戻して，ゴミはゴミ箱に入れてください」など最終的に何をどのような状態にするのかを説明する．

課題が始まったら観察しながらメモを取り，課題終了後に各技能項目を1〜4の4段階で採点する（**表4**）．採点結果をコンピュータに入力し，運動技能とプロセス技能のロジット値をそれぞれ算出する．

表4　技能項目の採点基準

4	問題が観察されない
3	問題がないかどうか疑問がある
2	明らかな遂行の遅れ，努力の増大など問題がある
1	受入れ難い遅れ，努力の増大，危険など著しい問題がある

判定方法

AMPSのリザルツレポートには，クライエントの運動技能とプロセス技能のロジット値とともに，同じ年齢の健常者に期待されるロジット値の平均値と範囲（同年齢の健常者の95％の値）が視覚的に示される．検査対象者のロジット値がこの平均値よりどの程度高いか，あるいはこの範囲に含まれているのかを確認することで，同年代の健常者と比較してどの程度の遂行技能を有しているかを知ることができる．

運動技能の得点が高いことは，物を動かしたり，自分が動いたりするときに，身体的努力が少なくてもできるということを表す[8]．また，プロセス技能の得点が高いことは，段取りよく，手早くできることを表す．カットオフ値は，運動技能で2点，プロセス技能で1点であり，地域で自立して暮らすことができる目安とされている．0.3点以上の変化があれば臨床上の変化があると認めることができ，0.5点以上の変化があれば，統計学的にも変化があったといえる．

信頼性・妥当性

再検査信頼性が検証され，級内相関係数が，運動技能で0.91，プロセス技能で0.90だったとする報告や，運動技能で0.90，プロセス技能で0.87だったとする報告がある[9]．

また，検者間の級内相関係数を測定した結果，運動技能で0.91，プロセス技能で0.85だったと報告されており，AMPSは高い信頼性が認められている．

齊藤により，AMPSを日本人に用いることの妥当性はラッシュモデルを用いた分析で確認されている[7]．

N式老年者用日常生活動作能力評価尺度（N-ADL）

使用目的と特徴

小林ら[10]により開発された，高齢者の日常生活能力を観察によって多角的に評価する行動評価尺度である．NMスケールと合わせて使用することで高齢者の日常生活における総合的な能力を把握することができる．

使用方法

項目は，「歩行・起座」「生活圏」「着脱衣・入浴」「摂食」「排泄」で構成されており，それぞれ7段階に重症度分類して0～10点の評価点を与える（**表5**）。

ADLの自立状態を正常として10点を与え，ほぼ自立している者には9点を与える[11,12]。ADLに軽度の介助または監督を要するものには7点，部分介助を要するものには5点，部分介助を多く要するものには3点をそれぞれ与える。全介助を要するものには1点，まったく自らは動作のできない最重度の状態にあるものには0点を与える。

対象者の日頃の生活状況をよく観察するとともに，家族や介護者より聞き取って採点する。

表5　N-ADL

	0点	1点	3点	5点	7点	9点	10点	評価
歩行・起座	寝たきり（座位不能）	寝たきり（座位可能）	寝たり，起きたり，手押し車などの支えがいる	伝い歩き　階段昇降不能	杖歩行　階段昇降困難	短時間の独歩可能	正常	
生活圏	寝床上（寝たきり）	寝床周辺	室内	室内	室内	近隣	正常	
着脱衣・入浴	全面介助　特殊浴槽入浴	ほぼ全面介助（指示に多少従える）全面介助入浴	着衣困難，脱衣も部分介助を要する　入浴も部分介助を多く要する	脱衣可能，着衣は部分介助を要する　自分で部分的に洗える	遅くて，ときに不正確　頭髪，足等が洗えない	ほぼ自立，やや遅い　体は洗えるが洗髪に介助を要する	正常	
摂食	経口摂食不能	経口全面介助	介助を多く要する（途中でやめる，全部細かくきざむ必要あり）	部分介助を要する（食べにくい物を刻む必要あり）	配膳を整えてもらうとほぼ自立	ほぼ自立	正常	
排泄	常時，大小便失禁（尿意・便意がほぼ認められない）	常時大小便失禁（尿意・便意があり，失禁後不快感を示す）	失禁することが多い（尿意・便意を伝えることが可能，常時おむつ）	ときどき失禁する（気を配って介助すればほとんど失禁しない）	ポータブルトイレ・しびん使用後始末不十分	トイレで可能　後始末は不十分なことがある	正常	
							N-ADL評価点	

・重症度評価点

10点	正常	自立して日常生活が営める
9点	境界	自立して日常生活を営むことが困難になり始めた初期状態
7点	軽度	日常生活に軽度の介助また観察を必要とする
5点・3点	中等度	日常生活に部分介助を要する
1点・0点	重度	全面介助を要する（0点は活動性や反応性がまったく失われた最重度の状態）

（文献12より引用）

判定方法

各項目の得点範囲は0〜10点で，合計得点は0〜50点の範囲となる。得点が高いことは生活の自立度が高いことを意味する。

信頼性・妥当性

評価者間の相関を心理士・看護師間，心理士・医師間，医師・看護師間で求めたところ，いずれの検査者間においても有意な相関がみられている[10]。

N-ADLと改訂長谷川式簡易知能評価スケールとの間に，相関係数0.709で有意な相関（$p<0.001$）がみられている。

GBSスケールの運動機能項目との間では，-0.944で高い相関（$p<0.001$）がみられている。

Instrumental Activities of Daily Living Scale (IADL尺度)

使用目的と特徴

1969年にLawtonら[13]によって開発された手段的日常生活活動（IADL）の自立度を把握するために開発されたツールである。

このツールは，高齢者に使用されることが意図されており，地域，クリニックや病院での使用に適している。現在のIADL状況を把握したり，退院後の在宅生活に向けたリハビリテーション計画を作成するために利用可能である。施設で生活し続けている高齢者には有用でない。

使用方法

本人あるいは本人の生活状況をよく知る家族など代理人から報告してもらう形式で採点する。

項目は「電話を使用する能力」「買い物」「食事の準備」「家事」「洗濯」「移動の形式」「自分の服薬管理」「財産取扱い能力」の8つで構成されている（**表6**）。

各項目では，記述されている説明のなかで該当する最も高いレベルのものを1つ選択する。「食事の準備」「家事」「洗濯」は女性のみ採点することになっているため，男性には「電話を使用する能力」「買い物」「移動の形式」「自分の服薬管理」「財産取扱い能力」の5項目を採点する。しかし，最近では男性もすべての項目を評定することが推奨されている[14]。

各項目の得点範囲は0〜1点である。合計得点の範囲は，男性が0〜5点，女性が0〜8点となっている。得点が高いことは，IADLの自立度が高いことを表す。

信頼性・妥当性

評価者間の信頼性は，12人の被験者を対象に検討され確立された（相関係数0.85）[15]。

Lawton IADLの妥当性は，他の4つの機能的な状態を測定するスケール（身体機能，認知機能，社会適応，ADLを評価するもの）と関連性が検討され，すべてのツールと有意な相関があることが示された（$p<0.01$ or 0.05）[15]。

表6 IADL 尺度

項目	採点 男性	採点 女性
A. 電話を使用する能力		
1. 自分から電話をかける（電話番号を調べたり，ダイアル番号を回すなど）	1	1
2. 2，3箇所のよく知っている番号にかける	1	1
3. 電話に出るが自分からかけることはない	1	1
4. まったく電話を使用しない	0	0
B. 買い物		
1. すべての買い物は自分で行う	1	1
2. 少額の買い物は自分で行える	0	0
3. 買い物に行くときはいつも付き添いが必要	0	0
4. まったく買い物はできない	0	0
C. 食事の準備		
1. 適切な食事を自分で計画し準備し提供する		1
2. 材料が供与されれば適切な食事を準備する		0
3. 準備された食事を温めて提供する，あるいは食事を準備するが適切な食事内容を維持しない		0
4. 食事の準備と提供をしてもらう必要がある		0
D. 家事		
1. 家事を1人でこなす，あるいはときに手助けを要する（例：重労働など）		1
2. 皿洗いやベッドの支度などの日常的軽作業をする		1
3. 日常的軽作業はできるが，妥当な清潔さを保てない		1
4. すべての家事に手助けを必要とする		1
5. すべての家事にかかわらない		0
E. 洗濯		
1. 自分の洗濯は完全に行う		1
2. ソックス，靴下のすすぎなど簡単な洗濯をする		1
3. すべて他人にしてもらわなければならない		0
F. 移動の手段		
1. 自分で公的機関を利用して外出したり自家用車を運転する	1	1
2. タクシーを利用して外出するが，その他の公的輸送機関は利用しない	1	1
3. 付き添いがいたり皆と一緒なら公的輸送機関で外出する	1	1
4. 付き添いか皆と一緒で，タクシーか自家用車に限り外出する	0	0
5. まったく外出しない	0	0
G. 自分の服薬管理		
1. 正しいときに正しい量の薬を飲むことに責任がもてる	1	1
2. あらかじめ薬が分けて準備されていれば飲むことができる	0	0
3. 自分の薬を管理できない	0	0
H. 財産管理能力		
1. 経済的問題を自分で管理して（予算，小切手書き，掛金支払い，銀行へ行く）一連の収入を得て，維持する	1	1
2. 日々の小銭は管理するが，預金や大金などでは手助けを必要とする	1	1
3. 金銭の取り扱いができない	0	0

採点法は各項目ごとに該当する右端の数値を合計する（男性0〜5点，女性0〜8点）

（文献13より引用改変）

老研式活動能力指標

使用目的と特徴

本指標は，Lawtonの手段的日常生活活動尺度で用いられている理論を基に，1987年に古谷野ら[16]によって発表されたものである。基本的ADLでは捉えられない，社会生活を範囲に含めて，日常生活能力を評価することを目的としている。手段的自立，知的能動性，社会的役割の3つの領域で構成されている。

使用方法

対象者自身またはその人の生活状況をよく知る家族などに回答してもらう。

質問項目は全部で13項目あり，すべて「はい」か「いいえ」で答える形式である（**表7**）。「～できますか？」という質問の場合は，本人がしているかどうかは関係なく，あくまでも可能か不可能かを判断してもらう。

「はい」の場合は1点を与え，「いいえ」の場合は0点を与える。得点範囲は，手段的自立の領域で1～5点，知的能動性の領域で0～4点，社会的役割の領域で0～4点であり，総合得点では0～13点である。

得点が高いことは，IADLの自立度が高いことを意味する。カットオフ値は特に定められていないが，測定値の分布が示されている[17]（**表8**）。

表7　老研式活動能力指標

項目	配点 1	配点 0	評価
1　バスや電車を使って一人で外出ができますか	はい	いいえ	手段的ADL
2　日用品の買い物ができますか	はい	いいえ	手段的ADL
3　自分で食事の用意ができますか	はい	いいえ	手段的ADL
4　請求書の支払ができますか	はい	いいえ	手段的ADL
5　銀行預金，郵便貯金の出し入れが自分でできますか	はい	いいえ	手段的ADL
6　年金などの書類が書けますか	はい	いいえ	知的ADL
7　新聞などを読んでいますか	はい	いいえ	知的ADL
8　本や雑誌を読んでいますか	はい	いいえ	知的ADL
9　健康についての記事や番組に関心がありますか	はい	いいえ	知的ADL
10　友達の家を訪ねることがありますか	はい	いいえ	社会的ADL
11　家族や友達の相談にのることがありますか	はい	いいえ	社会的ADL
12　病人を見舞うことができますか	はい	いいえ	社会的ADL
13　若い人に自分から話しかけることがありますか	はい	いいえ	社会的ADL

注）手段的ADLスコア（5点満点），
　　知的ADLスコア（4点満点），
　　社会的ADLスコア（4点満点）でそれぞれのADLを評価する。
　　総計を高次ADLスコアとする。
　　カットオフ値はない。

（文献16より引用）

表8　老研式活動能力判定のための性・年齢別得点（平均値±標準偏差）

年齢	男性	女性	計
65〜69歳	11.8±1.9 (316)	11.8±2.0 (352)	11.8±2.0 (668)
70〜74歳	11.1±2.8 (236)	11.0±2.4 (301)	11.0±2.6 (537)
75〜79歳	10.4±3.2 (134)	10.5±2.9 (211)	10.5±3.0 (345)
80歳〜	8.7±4.2 (96)	7.6±4.2 (163)	8.0±4.2 (259)
計	11.0±3.0 (782)	10.6±3.1 (1,027)	10.8±3.0 (1,809)

（　）は標本数。

（文献17より引用）

障害高齢者の日常生活自立度判定基準

使用目的と特徴

　障害高齢者の日常生活自立度判定基準は，1998年に厚生労働省が「寝たきりゼロ作戦」の効果的な推進と老人保健福祉計画の作成，実施のために作成したものである[18]。これは地域や施設などにおいて，何らかの障害を有する高齢者の日常生活自立度を客観的かつ短時間に判定することを目的として作成されたものである。

　介護保険制度の要介護認定では，認定調査や主治医意見書でこの指標が用いられており，コンピュータによる一次判定や介護認定審査会における審査判定の際に参考として利用されている。

使用方法

　対象者本人および家族などの介護者から，移動を中心とした生活の状況を聞き取り，**表9**の判定基準を参考に該当するものを選択する。

　判定に際しては「〜をすることができる」といった「能力」の評価ではなく，「状態」，特に「移動」にかかわる状態像に着目して，日常生活の自立の程度を4段階にランク分けすることで評価する[19]。なお，一定期間（おおむね過去1週間）の状況において，より頻回にみられる状況や日頃の状況で選

表9　障害高齢者の日常生活自立度（寝たきり度）判定基準

生活自立	ランクJ	何らかの障害等を有するが，日常生活はほぼ自立しており独力で外出する 1. 交通機関等を利用して外出する 2. 隣近所なら外出する
準寝たきり	ランクA	屋内での生活はおおむね自立しているが，介助なしには外出しない 1. 介助により外出し，日中はほとんどベッドから離れて生活する 2. 外出の頻度が少なく，日中も寝たり起きたりの生活をしている
寝たきり	ランクB	屋内での生活は何らかの介助を要し，日中もベッド上での生活が主体であるが，座位を保つ 1. 車椅子に移乗し，食事，排泄はベッドから離れて行う 2. 介助により車椅子に移乗する
	ランクC	一日中ベッド上で過ごし，排泄，食事，着替えにおいて介助を要する 1. 自力で寝返りをうつ 2. 自力では寝返りもうたない

択する．本基準においてはなんら障害をもたない，いわゆる健常高齢者は対象としていない．

認知症高齢者の日常生活自立度判定基準

使用目的と特徴

　本判定基準は，1993年に厚生労働省によって作成されたもので，認知症と診断された高齢者の日常生活自立度の程度，すなわち介護の必要度を客観的にかつ短期的に判定することを目的としている[20]．

　障害高齢者の日常生活自立度判定基準と同様に，介護保険制度の要介護認定では，認定調査や主治医意見書でこの指標が用いられており，コンピュータによる一次判定や介護認定審査会における審査判定の際に参考として利用されている．

使用方法

　本人との交流や，詳細のわかる家族や介護者から聞き取りにより，意思疎通の程度や，みられる行動症状に着目し，**表10**の判定基準を参考に日常生活の自立度を判定する．まったく認知症を有しない場合には，自立と判定する[21]．

Evaluation of Social Interaction (ESI)

使用目的と特徴

　ESIは，観察によって人の社会交流の質を評価するツールである[22]．

　観察には，クライエントが交流する必要のある人や交流したい人と，クライエントによって決められた目的をもって交流する場面が用いられる．また，自然な環境で社会交流が行われ，意味のある日常生活課題に関連する通常の遂行文脈で行われる．そのため，他の社会交流の評価法と異なりESIは作業技能の評価法であり，作業を基盤とするとともに作業に焦点を当てた評価法といえる．

　ESIはさまざまな国から15,000人以上のデータが集められ標準化されている．診断名に関係なく，2歳以上のあらゆる人に使用できる．

　ESIの評価者になるには3日間の講習会に参加して，27の技能項目の評定法を学び，その後10名分のデータを提出することで，評価者としての厳しさ加減を示す換算コードを取得する必要がある．

使用方法

　ESIは，社会交流のタイプを決めるためにクライエントにインタビューすることから始まる．そこでは，クライエントが行う必要や関心がある社会交流を訪ね，それをもとにESIの課題リストから馴染みがある適切な難易度の課題をクライエントに2つ選択してもらう．次に，その課題を遂行しているところを観察し，終了後に27の社会交流の技能項目（**表11**）を採点する．採点結果をコンピュータに入力すると，遂行の質と能力測定値が出力される．ESIで用いられる課題は21ある（**表12**）．

表10　認知症高齢者の生活自立度判定基準

ランク	判断基準	みられる症状・行動の例	判断にあたっての留意事項
I	何らかの認知症を有するが，日常生活は家庭内および社会的にほぼ自立している		在宅生活が基本であり，一人暮らしも可能である。相談，指導などを実施することにより，症状の改善や進行の阻止を図る
II	日常生活に支障をきたすような症状・行動や意思疎通の困難さが多少みられても，誰かが注意していれば自立できる		在宅生活が基本であるが，一人暮らしは困難な場合もあるので，日中の在宅サービスを利用することにより，在宅生活の支援と症状の改善および進行の阻止を図る
IIa	家庭外で上記IIの状態がみられる	たびたび道に迷ったり，買物や事務，金銭管理などそれまでできたことにミスが目立つなど	
IIb	家庭内でも上記IIの状態がみられる	服薬管理ができない，電話の応対や訪問者との対応など1人で留守番ができないなど	
III	日常生活に支障をきたすような症状・行動や意思疎通の困難さがみられ，介護を必要とする		日常生活に支障をきたすような行動や意思疎通の困難さがランクIIより重度となり，介護が必要となる状態である。「ときどき」とはどのくらいの頻度を指すかについては，症状・行動の種類などにより異なるので一概には決められないが，一時も目を離せない状態ではない。在宅生活が基本であるが，一人暮らしは困難であるため，夜間の利用も含めた居宅サービスを利用しこれらのサービスを組み合わせることによる在宅での対応を図る
IIIa	日中を中心として上記の状態がみられる	着替え，食事，排便，排尿が上手にできない，時間がかかる	
		やたらに物を口に入れる，物を拾い集める，徘徊，失禁，大声，奇声をあげる，火の不始末，不潔行為，性的異常行為など	
IIIb	夜間を中心として上記のIIIの状態がみられる	ランクIIIaに同じ	
IV	日常生活に支障をきたすような症状・行動や意思疎通の困難さが頻繁にみられ，常に介護を必要とする	ランクIIIに同じ	常に目を離すことができない状態である。症状・行動はランクIIIと同じであるが，頻度の違いにより区分される
			家族の介護力などの在宅基盤の強弱により在宅サービスを利用しながら在宅生活を続けるか，または特別養護老人ホーム・老人保健施設などの施設サービスを利用するかを選択する。施設サービスを選択する場合には，施設の特徴を踏まえた選択を行う
M	著しい精神症状や周辺症状あるいは重篤な身体疾患がみられ，専門医療を必要とする	せん妄，妄想，興奮，自傷・他害などの精神症状や精神症状に起因する問題行動が継続する状態など	ランクI〜IVと判定されていた高齢者が，精神病院や認知症専門棟を有する老人保健施設などでの治療が必要となったり，重篤な身体疾患がみられ老人病院などでの治療が必要となった状態である
			専門医療機関を受診するよう勧める必要がある

（文献20より引用改変）

表11　ESIの技能項目

社会交流技能：社会交流にかかわる課題遂行中に，他者とのコミュニケーションや交流をするときの，作業遂行の質を示す観察可能な行為。

分類	技能項目	説明
対人交流の開始と終了	・アプローチズ・スターツ（approaches/starts）	・質問や挨拶など相手との交流を始めるために社会的に適切な方法を使う技能である。
	・コンクルーズ・ディスエンゲージズ（concludes/disengages）	・社会的に適切な言葉を使って，相手との交流を終了する技能である。
対人交流の生成	・プロデューシズ　スピーチ（produces speech）	・言語的に内容が伝わるように話す技能である。
	・ゲスティキュレーツ（gesticulates）	・会話を促進する適切な身振り手振りをする技能である。
	・スピークス　フルーエントリー（speaks fluently）	・適切なテンポで流ちょうに話す技能である。
対人交流の身体的サポート	・ターンズ　トゥワード（turns toward）	・相手に身体や顔を向ける技能である。
	・ルックス（looks）	・適切にアイコンタクトする技能である。
	・プレイシズ　セルフ（places self）	・相手と適切に身体的な距離を置く技能である。
	・タッチーズ（touches）	・必要なときに相手に適切に触れる技能である。
	・レギュレーツ（regulates）	・会話や社会交流に関係がない行動を抑える技能である。
対人交流の内容形成	・クエスチョンズ（replies）	・社会交流の目的を達するために必要な質問をする技能である。
	・リプライズ（replies）	・会話のなかで適切に質問したりコメントを返す技能で，相手の謝罪やフィードバックに適切に応答することである。
	・ディスクロージズ（discloses）	・情報，意見，感情を適切に共有する技能である。
	・エクスプレイシズ　エモーション（expresses emotion）	・社会的に受け入れられるやり方で，感情を表現する技能である。
	・ディスアグリーズ（disagrees）	・社会的に受け入れられるやり方で，反対意見を表現する技能である。
	・サンクス（thanks）	・適切な言葉や態度で感謝を表明する技能である。
対人交流の流れの維持	・トランジション（transitions）	・会話を途切れさせることなく，別の話題に移行する技能である。
	・タイムス　レスポンス（times response）	・遅れやためらいなく相手からのメッセージ応答する技能である。
	・タイムス　デュレーション（times duration）	・適度な長さで話す技能である。
	・テイクス　ターンズ（takes turns）	・相手との会話において，自分の順番をわきまえる技能である。
対人交流の言語的サポート	・マッチズ　ランゲージ（matches language）	・声の調子，方言，言葉レベルを適切に使う技能である。
	・クラリファイズ（clarifies）	・相手が理解していない様子を示したときに，内容を確認する技能である。
	・アクナレッジズ・エンカレッジズ（acknowledges/encourages）	・うなずき，表情，言葉で，相手が話すことや交流を続けることを励ます技能である。
	・エンパサイズ（empathizes）	・相手に対して，賛成，共感，理解を示す技能である。
対人交流への適応	・ヒーズ（heeds）	・その社会交流の目的を見失うことなく完了させる技能である。
	・アコモデーツ（accommodates）	・社会交流技能の問題が生じないように予測して自分のやり方を調整する技能である。
	・ベネフィッツ（benefits）	・社会交流技能の問題が一度は生じても再発しないようにする技能である。

（文献23より一部抜粋）

表12　ESIの課題と例

他者からの情報収集　gathering information from others ・好きな本について友人からの情報収集 ・携帯電話に含まれる機能についての情報収集 ・面接で就職志願者からの情報収集
他者との情報共有　sharing information with others ・レストランで何を注文するかについて友人に勧める ・芸術作品についての情報共有 ・同僚に対して講義をする
問題解決あるいは意思決定　problem solving or decision making ・居間に置く家具の配置を計画する ・次の読書クラブでどの本を読むか決める ・芸術作品のどの部分を誰が完成させるか計画する
協働と生産　collaborating and producing ・一緒に料理をする ・コラージュを一緒に作る ・宿題を一緒に完了させる
物やサービスの注文　acquiring goods and services ・銀行や郵便局での引き出しや振り込みのときに誰かと交流する ・映画や劇場のチケット購入のときに誰かと交流する ・セルフケア課題の援助を介護者に求める
物やサービスの受注　providing or serving goods and services ・レストランで食事を出すときに誰かと交流する ・チケットを売るときに誰かと交流する ・セルフケア課題を援助するときに誰かと交流する
社交的会話や世間話　conversing socially or engaging in "small talk" ・コーヒーを飲んだり食事をとるときに他者と軽い会話をする ・バスを待つ間に軽い会話をする ・髪を切ってもらいながら美容師と軽い会話をする

（文献22より引用）

判定方法

ESIの各技能項目は4段階の評定尺度を用いて評価される。それは，4＝有能な遂行，3＝疑問がある遂行，2＝非効果的な遂行，1＝重度に制限された遂行である。

ESI結果レポートには同じ年齢の健常者に期待されるロジット値の平均と範囲（同年齢の健常者の95％の値）が視覚的に示される。カットオフは1.0である[22]。カットオフより上のロジット値は，有能な社会交流技能を示しており，社会的に有能な成人によって典型的にみられるものである。カットオフより下のロジット値は，有能な社会交流技能以下であることを示している。ロジット値がカットオフから離れるほど，観察された社会交流の質がより非効果的で未熟だということになる。

測定値が高いことは，相手を尊重し，丁寧で，タイミングよく，成熟した社会交流ができることを示し，ESI測定値が低いことは，相手を尊重せず，無礼でタイミングが悪く，未熟な社会交流であることを示す[24]。

信頼性・妥当性[22]

ESIマニュアルのバージョンIVでは，6,552人のサンプルで標準化されている。そのサンプルを

分析した結果，ラッシュ分析等質性のクロンバック α（測定尺度上の反復可能性を反映する）は R = 0.94 だった．6,507 人の ESI 測定値について，1 つ目の社交場面と 2 つ目の社交場面を比較した結果，平行形式の信頼係数は r = 0.84 だった．2 つの場面の社会交流技能が同じだった場合では信頼係数は r = 0.92 まで増加した．

ESI の尺度の内的妥当性は，多側面型ラッシュ分析によって検討され，27 項目の交流技能中 25 項目（disclose と thanks を除く）で高い適合度が示された．また，この 25 項目と 27 項目の社会交流技能の測定値の相互関係は，r = 99.6 であった．これらの結果から，27 項目を用いることの妥当性が示された．

Assessment of Communication and Interaction Skills (ACIS)

使用目的と特徴

ACIS は，人が，ある作業のなかで他者とコミュニケーションや交流を行う技能を，観察によって評価するツールである[25, 26]．

観察は，クライエントが実際に生活する環境において，または可能な限りクライエントの環境に似せた状況のなかで行われる．ACIS は，観察したコミュニケーションと交流技能の問題がどのような原因によるものかを直接的に確認するものではなく，単にそれらの技能がどの程度かを記録するものである．このツールは精神疾患をもつクライエントを対象として開発されたが，広範囲にわたる障害をもつクライエントにも用いられている．

ACIS は，クライエントがコミュニケーションと交流に困難さをもっているように見えるとき，あるいはクライエントがそのような困難を報告するときに用いられる[27]．主として成人を評価するために作成されているが，基本的なコミュニケーションと交流技能の全範囲が発達している年齢の子どもたち（すなわち 3 〜 4 歳から）にも適応する．

使用方法

ACIS は，身体性，情報交換，関係性という 3 つの領域に分けられる 20 の技能項目で構成されている（**表 13**）．各項目は 4 段階で評定されるが，焦点は，社会的交流と課題の進行に対する技能の影響，そしてクライエントが交流する他者に当てられる．

クライエントと観察する場面や形態，活動の意味を明らかにするために面接を行うことから始める．そして，クライエントと話をして観察する場面や活動を特定する．クライエントが作業や課題をやり遂げる一部として他者とかかわっている間に，コミュニケーションと社会的交流を観察する．

観察者は，グループリーダーにも，参加者にもなることができる．観察の終了は，クライエントによっても，セラピストによっても可能である．評定は観察終了後にできる限り素早く終える必要がある．

判定方法

各項目の評定尺度は**表 14**のとおり 4 段階である[26]．

評定は，各項目で定義づけられた技能の困難さがみられるか，あるいはその重症度に基づいて

なされなければならない。基準集団を参照して採点してはならない。例えば，アイコンタクトに問題があり交流に支障をきたしているにもかかわらず，「統合失調症の人のなかでは，問題がないほうだ」と考えて4と採点してはいけない。2つの得点のどちらにするか迷った場合は低いほうの得点を付ける。ACISでは各項目の粗点を合計して，重症度を論じられてはいない。

表13　ACISの領域と技能項目

領域	技能項目	説明
身体性	・接触する ・見つめる ・ジェスチャーをする ・位置を変える ・正しく向く ・姿勢をとる	・他の人々と身体的接触を行う ・他の人々のコミュニケーションと交流のなかで目を用いる ・指し示したり，実演したり，協調するために，身体運動を用いる ・他の人々との関係のなかで自分の身体を動かす ・自分の身体を他の人々や共通の作業形態と関連付けて向ける ・身体的に肢位をとる
情報の交換	・はっきりと発音する ・主張する ・尋ねる ・かみ合う ・表現する ・声の調子を変える ・披露する ・話す ・持続する	・明瞭で理解できる話し言葉を作り出す ・希望，拒絶，要求を直接的に表現する ・事実の情報あるいは個人的情報を求める ・交流を開始する ・感情や態度を示す ・話の中で声の大きさや抑揚を用いる ・事実や個人的情報を発表する ・単語，語句，文章を用いて自分を理解してもらう ・適切な時間の間，話し続ける
関係性	・協働する ・従う ・焦点を当てる ・関係をとる ・尊重する	・共通の最終目標に向かって，他の人々と自分の行為を協調させる ・暗黙の，あるいは明白に述べられた社会的規範に従う ・会話と行動を進行中の社会的行為に向ける ・他の人々とのラポートを打ち立てようとするやり方で行為を行う ・他の人々の反応や求めに対して調節する

表14　ACISの評定尺度

4（良好）	技能は進行中の社会的行為を支援するものである
3（疑問）	技能には問題がある。しかし，進行中の社会的行為の崩壊はない
2（非効果的）	進行中の社会的行為に影響を及ぼす非効率的な技能を示す
1（障害）	社会的行為の受け入れがたい遅延あるいは崩壊を引き起こすような障害がある技能である

（文献26より一部改変）

信頼性・妥当性[2]

　52人のスコットランドのOTが，2日間のワークショップでACISを評定する訓練を受けた。クライエント117名に採点された244のACIS評価が，多面的ラッシュモデルで分析された。その結果，単一次元的構成概念を形成するには19項目でよいことが示された。また，構成概念妥当性が項目のcalibrationの順序によって支持された。

（西田征治）

《認知機能評価》

> **POINT**
> - 認知症をもつ人は認知機能の低下により作業遂行に問題を生じていることが多い。そのため、作業療法においては、作業遂行上の阻害する因子を分析するために認知機能評価が用いられることが基本である。認知機能評価はそのほかに、業務上の必要性や能力の把握のためにも用いられる。
> - 認知機能のスクリーニング評価はいくつかあるが、共通の特徴とそれぞれの評価特有の特徴があるため、それらを理解したうえで評価法を選択することが望ましい。
> - 認知機能のスクリーニングは評価の方法の理解だけでなく、評価前の説明方法や評価中の環境への配慮も重要である。

認知症をもつ人への作業療法における認知機能評価

　認知症をもつ人の認知機能の低下が作業を選択したり、実行したりする能力に影響することは当然である。そのため、作業療法時に作業遂行上の問題を特定するために最初に参照されるのが、認知機能のスクリーニングになる。またこれらの評価は、施設によっては作業療法の対象者として高齢者や認知症の人が多いことから、業務としてすべての対象者、あるいは認知症の疑われる人すべてに測定される場合もある。そのため、そのような職場で業務を行う場合には、これらの評価の特徴や測定方法を理解しておくことが望ましい。

　本項では認知機能のスクリーニング評価として改訂長谷川式簡易知能評価スケール（HDS-R）、Mini-Mental State Examination（MMSE）、およびMontreal Cognitive Assessment日本語版（MoCA-J）の3つを紹介する。

　これらの評価方法の共通の特徴として、①短時間（おおよそ10〜15分程度）かつ簡便に実施ができること、②対面式での質問式検査であること、③0〜30点満点で得点が示され、低い点数が認知機能の低下を示すこと、④カットオフが示されておりそれにより認知機能の低下を疑う明確な指標が示されることが挙げられる。いずれの評価も認知症や認知機能のスクリーニング評価として、幅広く活用されている。それぞれの評価にも特徴があるため、以下に詳細を述べる。

　これらの評価法には類似、重複した評価項目があり、それぞれの評価法の特徴を補完するために臨床現場によってはHDS-RとMMSEの合体版やMMSEとMoCAの合体版を用いている施設もある。本来ならば、検査としては別々に評価されるべきであるが、繰り返しの測定による学習効果や患者負担の増加などを考慮した方法であることを勘案すれば、臨床的には効果的な方法であるとも考えられる。以下に各評価法について述べる。

改訂長谷川式簡易知能評価スケール（HDS-R）

使用目的と特徴

　HDS-Rは1974年に長谷川らにより作られたHDS（長谷川式簡易知能評価スケール）を現代社会により適応するように加藤ら[1]が改訂したものである。そのため、HDS-Rは認知症のスクリーニング検査としては長い歴史があり、わが国において認知症の重症度を示す指標としてよく使用さ

れる評価である。

　HDS-Rは他のスクリーニング検査に含まれる動作性の課題を含んでいないため，上肢の運動機能障害などにより上肢が使用できない場合も，検査施行に支障をきたさない。

使用方法

　HDS-Rの使用方法は加藤ら[1]により公開されている。**表1**に方法を紹介する。**図1**の評価用紙とともに参照していただきたい。

表1　HDS-Rの使用法

問題1　年齢 　満年齢が正確に言えれば1点を与え，2年までの誤差は正答とみなす。
問題2　日時の見当識 　「今日は何年の何月何日ですか？」と問う。続けて聞くのでなく，「今日は何月何日ですか？」と聞き，「何曜日でしょう」「今年は何年ですか？」とゆっくり別々に聞いてもよい。年・月・日・曜日それぞれの正答に対して各1点を与える。年については，西暦でも正解とする。
問題3　場所の見当識 　「私たちがいまいるところはどこですか？」と問う。被検者が自発的に答えられれば2点を与える。病院名や施設名，住所などは言えなくてもよく，現在いる場所がどういう場所なのかが本質的にとらえられていればよい。もし正答がでなかった場合には約5秒おいてから「ここは病院ですか？家ですか？それとも施設ですか？」と問い，正しく選択できれば1点を与える。
問題4　3つの言葉の記銘 　「これから言う3つの言葉を言ってみてください。あとでまた聞きますのでよく覚えておいてください。」と教示する。3つの言葉はゆっくり区切って発音し，3つ言い終わったときに繰り返して言ってもらう。使用する言葉は2系列あるため，いずれか1つの系列を選択して使用する。1つの言葉に対して各1点を与える。もし正解が出ない場合，正答の数を採点したあとに正しい答えを教え，覚えてもらう。もし3回以上言っても覚えられない場合にはそこで打ち切り，問題7の「言葉の遅延再生」の項目から覚えられなかった言葉を除外する。
問題5　計算 　100から順に7を引かせる問題。「100引く7はいくつですか？」「それからまた7を引くといくつになるでしょう」と問う。「93から7をひくと？」というように検査者が最初の引き算の答えを繰り返し言ってはならない。各正答に対して1点を与えるが，最初の引き算の答えが誤った場合にはそこで中止し，次の問題へ進む。
問題6　数字の逆唱 　「私がこれから言う数字を逆から言ってください」と教示する。数字は続けて言うのではなくゆっくりと1秒ぐらいの間隔をおいて提示し，言い終わったところで逆から言ってもらう。正解に対して各1点を与えるが，3桁の逆唱に失敗した場合にはそこで中止し，次の問題に進む。
問題7　3つの言葉の遅延再生 　「先ほど覚えてもらった言葉をもう一度言ってみてください」と教示する。3つの言葉のなかで自発的に答えられたものに対しては各2点を与える。もし答えられない言葉があった場合には少し間隔をおいてからヒントを与え，正答すれば1点を与える。たとえば，「桜」と「電車」が想起できなかった場合，「1つは植物でしたね」というヒントを与え，正答であれば1点を与える。その後「もう1つは乗り物がありましたね」というヒントを与える。ヒントは被検者の反応を見ながら1つずつ提示するもので，「植物と乗り物がありましたね」というように続けてヒントを出してはならない。
問題8　5つの物品記銘 　あらかじめ用意した5つの物品を1つずつ名前を言いながら並べて見せ，よく覚えるように教示する。次にそれらを隠して「思い出す順番はどうでもよいですが，今ここに何がありましたか？」とたずねる。物品に特に指定はないが，「時計」「鍵」「タバコ」「ペン」「硬貨」など必ず相互に無関係なものを用いる。各正答に対してそれぞれ1点を与える。
問題9　野菜の名前：言語の流暢性 　「知っている野菜の名前をできるだけたくさん言ってください」と教示する。具体的な野菜の名前を検査用紙の記入欄に記入し，重複したものを採点しないように注意する。この問題は言語の流暢さをみるための質問であるため，途中で言葉に詰まり約10秒程度待っても次の野菜の名前が出てこない場合にはそこで打ち切る。採点は5個までは0点であり，以後6個＝1点，7個＝2点，8個＝3点，9個＝4点，10個＝5点，とする。

（文献1より引用）

1	お歳はいくつですか？（2年までの誤差は正解）		0 1	
2	今日は何年の何月何日ですか？　何曜日ですか？（年月日，曜日が正解でそれぞれ1点ずつ）	年 月 日 曜日	0 1 0 1 0 1 0 1	
3	私たちがいまいるところはどこですか？（自発的にでれば2点，5秒おいて家ですか？　病院ですか？　施設ですか？　のなかから正しい選択をすれば1点）		0 1 2	
4	これから言う3つの言葉を言ってみてください。あとでまた聞きますのでよく覚えておいてください。 （以下の系列のいずれか1つで，採用した系列に○印をつけておく） 1：a) 桜　b) 猫　c) 電車　　2：a) 梅　b) 犬　c) 自動車		0 1 0 1 0 1	
5	100から7を順番に引いてください。（100−7は？，それからまた7を引くと？と質問する。最初の答えが不正解の場合，打ち切る）	(93) (86)	0 1 0 1	
6	私がこれから言う数字を逆から言ってください。（6-8-2，3-5-2-9を逆に言ってもらう，3桁逆唱に失敗したら打ち切る）	2-8-6 9-2-5-3	0 1 0 1	
7	先ほど覚えてもらった言葉をもう一度言ってみてください。 （自発的に回答があれば各2点，もし回答がない場合以下のヒントを与え正解であれば1点）　a) 植物　b) 動物　c) 乗り物		a：0 1 2 b：0 1 2 c：0 1 2	
8	これから5つの品物を見せます。それを隠しますのでなにがあったか言ってください。 （時計，鍵，タバコ，ペン，硬貨など必ず相互に無関係なもの）		0 1 2 3 4 5	
9	知っている野菜の名前をできるだけ多く言ってください。 （答えた野菜の名前を右欄に記入する。途中で詰まり，約10秒間待っても答えない場合にはそこで打ち切る）0〜5＝0点，6＝1点，7＝2点，8＝3点，9＝4点，10＝5点		0 1 2 3 4 5	
		合計得点：		

図1　HDS-Rの評価用紙

（文献1より引用）

判定方法

HDS-Rでは認知症の有無に対して20点／21点が最も高い弁別性があることから，そこをカットオフとしており，20点以下の場合に認知症が疑われる。感度は0.90，特異度は0.82とされている。重症度別の平均得点を**表2**に示す。

表2　HDS-Rの重症度別の平均得点

重症度	平均得点±SD
非認知症	24.27±3.91
軽度	19.10±5.04
中程度	15.43±3.68
やや高度	10.73±5.40
非常に高度	4.04±2.62

信頼性・妥当性

加藤ら[1]によりHDS-Rの信頼性・妥当性が検討されている。HDS-RのCronbackのα係数は0.910であり，高い信頼性が示されている。またHDSとMMSEとの強い相関関係から併存的妥当性の高さが示されている。

Mini-Mental State Examination (MMSE)

使用目的と特徴

　MMSEは国際的に最もよく活用されている認知症や認知機能障害をスクリーニングするアセスメントである。

　1975年にFolstein夫妻[2]によって，精神疾患をもつ患者への臨床評価として作成された。質問の構成としての特徴は，言語性の認知機能検査に加えて，動作性の検査があることで，動作命令の遂行文章の作成，図形模写などの課題を含んでいる。これにより，視空間認知障害，例えば構成障害や半側無視のスクリーニングができるという特徴がある。そのため，HDS-Rよりも幅広い認知機能に対してのスクリーニングが可能である。

　また臨床だけでなく，国際性の高い認知機能評価のため，国際誌への投稿を目的とした研究ではよく利用される。

使用方法

　MMSEは11のカテゴリー，つまり，時に関する見当識，場所に関する見当識，記銘，注意と計算，再生，呼称，復唱，理解，読字，書字，描画から成る課題から成り立っている。実施，採点方法の詳細に関しては「使用者の手引」が出版されているため，そちらを参照していただきたい。この「使用者の手引」[3]はFolsteinらが作った原版を踏襲したものであり，現在の標準的な使用方法として位置付けられる。過去の文献ではさまざまな施行，採点方法が存在するが，2012年に「使用者の手引」が出版されるまでMMSEの方法は文献的に統一されたものはなかったと思われる。

判定方法

　MMSEでは認知症の有無に対して23点/24点をカットオフとすることが多く，23点以下の場合に認知障害があることが疑われる。認知症でなく認知障害としているのは，MMSEがもともと精神疾患の患者に対して認知障害をスクリーニングするために作成されているからである。23点をカットオフとすると，87％の感度と79％の陽性的中率があるとされる。

　MMSEの著者は，認知障害の重症度の分類としては，27〜30点は正常な認知機能，21〜26点は軽度認知障害，11〜20点は中程度認知障害，0〜10点は重度認知障害としている。

信頼性・妥当性

　MMSEの検査−再検査法の信頼性は0.80〜0.95の範囲であるとされる。併存的妥当性はウェクスラー成人知能検査（Wechsler Adult Intelligence Scale；WAIS）を用いて評価されており，相関係数は言語性IQに対して0.78，動作性IQに対して0.66であった[4]。

Montreal Cognitive Assessment日本語版 (MoCA-J)

使用目的と特徴

　MoCA-Jはカナダで開発されたMoCAを日本語翻訳したものである。MoCAは軽度認知障害

（mild cognitive impairment；MCI）のスクリーニングを目的に作られており，注意機能，集中力，遂行機能，記憶，原語，視空間認知，概念的思考，計算，見当識という多機能を評価する。10分程度の時間で実施できる。

　そのため，MMSEより課題の難易度が高く，MCIの検出力がMoCAのほうが高いことが特徴である。この特徴から軽度の認知障害が疑われる人のスクリーニングや介護予防目的で使用されることが多い。幅広い対象に使用できるため，近年，認知機能評価のスクリーニングとして標準的に使用している病院もある。

使用方法

　使用方法と評価用紙（**図2**）はMoCAのホームページ（http://www.mocatest.org）で公開されており，ダウンロードして使用が可能である。使用方法の詳細はそちらに詳しく書いてあるので，ここでは割愛する。

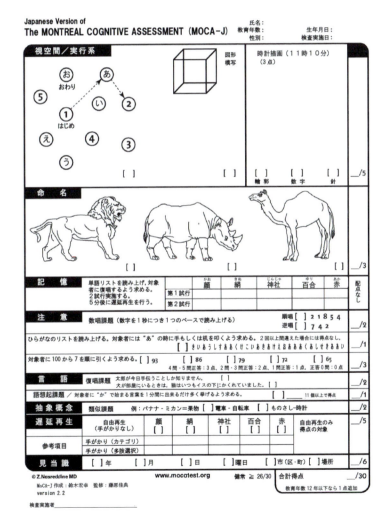

図2　MoCAの評価用紙
Copyright Z. Nasreddine MD. Reproduced with permission. Copies are available at www.mocatest.org.

判定方法

MoCAはMCIの判別に有用とされ，そのカットオフ値は25/26点である。このカットオフでの感度は93.0％，特異度は87.0％といわれている。図3にMCI鑑別におけるMoCA-J，MMSE，HDS-RのROC曲線を示す。このデータからもMoCAのMCIに対する鑑別能力の高さが示されている。

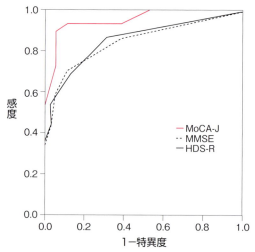

図3 MCI鑑別におけるMoCA-J，MMSE，HDS-RのROC曲線

（文献6より引用改変）

信頼性・妥当性

MoCA-Jの内的整合性を示すCronbachのα係数は0.74で，テスト－再テストの級内相関係数は0.88であった。併存的妥当性は，MMSEはr＝0.83，HDS-Rはr＝0.79であり，それぞれ高い相関が認められている。

認知機能のスクリーニング評価実施時の注意点

本項で紹介した3つの評価に関して注意点を述べる。

評価前の注意点

評価前の注意点として対象者への事前の説明と同意，そして環境への配慮が挙げられる。

これらの評価はスクリーニングとして使われることが多く，認知機能検査の導入の最初に用いられることが多いことから，なぜこのような評価をするのか，その状況に応じて説明し，同意を得る必要がある。対面式の質問紙検査であるため，対象者に拒否や不信感を招いたり，信頼関係を損なったりしないように配慮が大切である。これらの点は，それぞれの施設環境，対象者の紹介されてくる状況，対象者の理解力，性格傾向などに依存することから，その人に合わせて，どのように説明すべきか検討しておくことが望ましい。

例えば，筆者は，検査の説明や必要性に関しては，「前回の作業療法で，買い物に行ったときに

買うべき品物を忘れてしまいましたが，それが頭の働きと関係するかもしれないので，少し検査をさせていただきたい。」「今回，頭の働きにかかわる病気で入院されているため，その働きに関する検査をさせていただきたい。」など，状況に応じた検査の必要性を説明する。また，検査前に検査の内容に関しても失礼のないように「簡単な内容を聞くこともありますが，それも検査の一部なのでご協力をお願いします。」など，の説明を加えることも重要である。

周囲の環境への配慮

また，評価にあたり周囲の環境にもできる限り配慮をすべきである。

例えば，テストされている状況を周囲から見られる環境や回答が聞かれる環境は緊張感や焦燥感につながる可能性があるため，配慮を要する点であろう。そして，特に認知機能に障害がある人は，騒がしい環境下で検査が行われると，周囲の刺激に注意を取られ，検査に十分に集中できず本来の力が発揮できないこともありえる。

（小川真寛）

《情緒》

> **POINT**
> - 認知症をもつ人を含めて作業療法の対象者にはうつ症状がよくみられる。そのため，簡易的な評価を理解しておくことは重要である。
> - 認知症をもつ人には行動・心理症状（BPSD）がよく認められる。BPSDは認知症をもつ人では周囲から見て問題になることが多く，その軽減は家族などからよく挙がるニーズである。
> - BPSDの評価は，作業療法の成果の1つの重要な指標である。

老年期うつ病評価尺度（Geriatric Depression Scale（GDS），短縮版 GDS（GDS15）

使用目的と特徴

　GDSは老年期のうつ状態をスクリーニングする目的で作られた[1]。GDSは30の質問項目で構成されており，該当するうつ状態の項目数を加算する。15項目の質問からなる短縮版も作成されており，それを使用することでより簡便に評価できるようになっている[2,3]。

　作業療法において，疾患や疾患による能力障害，さまざまな環境要因に影響され，対象者がうつ症状を示すことは少なくない。うつ症状により作業の遂行，参加が制限されることもある。そのため，うつ症状が疑われた場合には可能であればGDSのような質問紙による評価をしておくことがその状態の把握や効果検証のために有用である。

使用方法

　自記式評価尺度であるが，対象者に応じて検者が読み上げて，回答してもらうことも可能である。認知症をもつ人に用いるときは，認知機能の障害が質問の回答に影響を与えていないか注意して用いるべきである。的外れな回答や矛盾を生じるような回答がある場合は，質問の仕方を変えたり，繰り返し質問をしたりすることで，その回答の信頼性を確かめる必要がある。

　GDSの所要時間は10分以内，短縮版であれば5分以内で施行可能といわれている[4]。短縮版の評価用紙はインターネット検索でPDFファイルが入手できるため（日本老年医学会のホームページ内，https://www.jpn-geriat-soc.or.jp/tool/pdf/tool_11.pdfなど），質問内容はそちらを参照いただきたい。

判定方法

　GDSの11点以上はうつを示唆するとみなす。短縮版のGDSは6点以上をうつの疑いとしている。

信頼性・妥当性

　英語はYesavageら[5]によって内部一貫性，基準関連妥当性，再テスト信頼性が検討され，妥当性と信頼性が確認されている。

Neuropsychiatric Inventory (NPI)

使用目的と特徴

NPI[6]は，認知症をもつ人によく認められる行動・心理症状（Behavioral and Psychological Symptoms of Dementia；BPSD）の評価として作成された．妄想，幻覚，興奮，うつ症状，不安，多幸，無為，脱抑制，易刺激性，異常行動の10項目をアセスメントする．それぞれの項目に対して主質問と下位質問があり，その質問に従って尋ねることが必要である．これらの評価は，作業療法においては作業や活動への参加がBPSDに与える影響を定量的に分析するために有用である．

NPIの評価にはさまざまなバージョンが開発されており，施設職員を対象とした評価方法開発のため，夜間行動，食行動の2項目が追加され計12項目のNPI-NHがある．介護負担感を含めた尺度であるNPI-D版NPI，質問を自記式のアンケート式にしたNPI-Qがある．本書では元々のNPIについてのみ紹介している．そのため，その他のバージョンの詳細は他書などを参考にしていただきたい．

使用方法

NPIは，対象者の行動をよく知る介護者からのインタビューに基づき評価される．情報提供者と対象者の関係によっては，情報提供者が話しやすいように対象者と離れた状態で聴取するほうが望ましいこともある．評価は通常検査時以前1カ月間の状態について行う．

評価の実施マニュアルと検査用紙は（株）マイクロン（https://micron-kobe.com/）にて販売されている．その他のバージョンの評価もマイクロンから販売されている．

判定方法

各項目のスコアを頻度と重症度の積で示す．各項目について，頻度は1〜4の4段階，重症度は1〜3の3段階で評定され，各項目1〜12点で示される．

信頼性・妥当性

NPIは1994年にCummingsら[6]により作成された標準化された尺度で，博野ら[7]が1997年に日本語版を作成した．

（小川真寛）

《行動》

> **POINT**
> - 観察評価は対象者の生活状況から認知症の進行度や心身機能を測定する。
> - 質問紙を使用した面接評価と比較して重度な対象者に実施でき，対象者の負担も少ない。
> - 行動は環境と心身状況の相互作用の結果であるため，繰り返し評価（効果判定などに使用）する場合は注意を要する。

Functional Assessment Staging (FAST)

使用目的と特徴

FASTは，Reisberg[1]によって開発されたアルツハイマー病の進行状態（病期）を日常生活の観察によって把握することができる観察評価スケールであり，1984年に報告された。Brief Cognitive Rating Scale（BCRS）[2]およびGlobal Deterioration Scale（GDS）[3]に基づいている。

使用方法

日常生活の生活機能を観察したり，介護者からの情報を総合して，正常な状態から高度認知症までをnormal（正常），forgetfulness（年齢相応），early confusional（境界状態），late confusional（軽度），early dementia（中等度），middle dementia（やや高度），late dementia（高度）の7段階にstage分類を行う（**表1**）。これらのstageがGDS[3]における認知機能障害のstageに対応している。年齢相応，境界状態～高度まで分類されており，また，やや高度と高度は下位stageが設定され，臨床的には応用範囲が広い[4]。

時間や場所，対象者の重症度を問わずに施行できる反面，精神症状や行動障害は，介護者のかかわりや性格の影響を受けるため，注意を要する。FASTに記載されている具体的な状況に1つずつ回答してもらうなどの方法により，評価の精度を高めることができる。

判定方法

観察や得られた情報からstage分類を行うため，アルツハイマー型認知症の経過を踏まえたものとはいえ，記載されている順番で必ずしも経過するとは限らないので，それにとらわれず判定すること[4]。

信頼性・妥当性

本尺度について信頼性の検討は行われていない。妥当性の検討では，40人のアルツハイマー型認知症外来患者でMMSE得点との相関は0.87であった。HDS（長谷川式簡易知能評価スケール）のstageごとの平均得点で，stage 4で20.5，stage 5で12.0，stage 6で5.3，stage 7で0.6点と各群間には有意差が認められた[5]。

表1　ADの進行stage（FAST）

FAST stage	臨床診断	FASTにおける特徴
1. 認知機能脳障害なし	正常	主観的，客観的機能低下は認められない
2. 非常に軽度の認知機能低下	年齢相応	物の置き忘れを訴える，喚語困難
3. 軽度の認知機能低下	境界状態	熟練を要する仕事の場面では機能低下が同僚によって認められる。新しい場所に旅行することは困難
4. 中等度の認知機能低下	軽度のアルツハイマー病	夕食に客を招く段取りをつけたり，家計を管理したり，買い物をしたりする程度の仕事でも支障をきたす
5. やや高度の認知機能低下	中等度のアルツハイマー病	介助なしでは適切な洋服を選んで着ることができない。入浴させるときにも何とかなだめすかして説得することが必要なこともある
6. 高度の認知機能低下	やや高度のアルツハイマー病	a) 不適切な着衣 b) 入浴に介助を要する。入浴を嫌がる c) トイレの水を流せなくなる d) 失禁 e) 便失禁
7. 非常に高度の認知機能の低下	高度のアルツハイマー病	a) 最大約6語に限定された言語機能の低下 b) 理解しうる語彙はただ1つの単語となる c) 歩行能力の喪失 d) 着座能力の喪失 e) 笑う能力の喪失 f) 昏迷および昏睡

Clinical Dementia Rating (CDR)

使用目的と特徴

CDRは，Hughesら[6]により1982年に提案された尺度で，FASTと同様に認知症の重症度を評価するためのものである（**表2**）。直接観察や介護者の情報から評価できるため，認知障害が重度で対象者本人からの評価への協力が得られない場合でも重症度を評価できるという利点がある。

米国のAlzheimer Centerを中心としたコンソーシアム（Consortium to Establish a Registry of Alzheimer's Disease；CERAD）で認知症の重症度評価の基準として用いられている[7]。

使用方法

記憶，見当識，判断・問題解決，社会適応，家庭状況および趣味・関心，介護状況の6つの項目それぞれについて，障害の程度を「障害なし」～「重度障害」の5段階で評価する。そして，それらを総合して，認知症の重症度を健康（CDR 0），疑い（CDR 0.5），軽度（CDR 1），中等度（CDR 2），重度（CDR 3）の5段階のいずれに判定する。

CDR 0.5は，明らかな認知症であるとはいえないが，しかしまったく健常ともいえない良性老人性健忘（benign senescent forgetfulness）[8]に該当する例，軽度のうつ状態の例，ごく初期のアルツハイマー型認知症の例などが含まれるが，社会生活に支障をきたすほどではない人たちである。

判定方法

すべての項目が同じ評定レベルであれば，そのレベルを重症度とするが，そうでない場合は，記憶を基準に総合評価を行う。少なくとも記憶以外の項目が3つ以上，記憶と同じ評定レベルで

あれば，記憶と同じ重症度とする。一方，3つ以上の項目が記憶より重度（もしくは軽度）であれば，その項目の重症度とする。ただし，記憶以外の項目のうち，3つが軽度（あるいは重度）で，残り2つが重度（あるいは軽度）の場合，記憶の重症度とする。

記憶の障害が0.5の場合は，CDRは0.5か1のどちらかとなる。3つ以上記憶以外の項目（介護状況は含めない）が1以上であれば，重症度は1とする。また，記憶の障害が0の場合，他の項目が2つ以上重症度1であれば，CDRは0.5とする。

信頼性・妥当性

認知症患者35名を対象とした研究[6]での評価者間信頼性は，0.89であった。また，患者25名を2名の医師がビデオテープ法で評価した結果，全体，各項目の一致率とも0.8以上であった[9]。

妥当性については，CDRとShort Portable Mental Status Questionnaire（SPMSQ）との相関が0.84，Dementia Scale of Blessedとの相関は0.74であり，その一部の方を6～9カ月後に再評価し

表2 CDR

	健康 (CDR 0)	認知症の疑い (CDR 0.5)	軽度認知症 (CDR 1)	中等度認知症 (CDR 2)	重度認知症 (CDR 3)
記憶	・記憶障害なし ・ときに若干の物忘れ	・一貫した軽いもの忘れ ・出来事を部分的に思い出す良性健忘	・中等度記憶障害，特に最近の出来事に対するもの ・日常生活に支障	・重度記憶障害 ・高度に学習した記憶は保持，新しいものはすぐに忘れる	・重度記憶障害 ・断片的記憶のみ残存
見当識	見当識障害なし	同左	時間に対しての障害あり，検査では場所，人物の失見当なし，しかし時に地理的失見当あり	・常時，時間の失見当 ・ときに場所の失見当	人物への見当識のみ
判断と問題解決	適切な判断力，問題解決	問題解決能力の障害が疑われる	・複雑な問題解決に対する中等度の障害 ・社会的判断力は保持	・重度の問題解決能力の障害 ・社会的判断力の障害	・判断不能 ・問題解決不能
社会適応	仕事，買い物，ビジネス，金銭の取り扱い，ボランティアや社会的グループで，普通の自立した機能	左記の活動の軽度の障害もしくはその疑い	左記の活動のいくつかにかかわっていても，自立した機能が果たせない	家庭外（一般社会）では独立した機能は果たせない	同左
家庭状況および趣味・関心	家での生活趣味，知的関心が保持されている	同左，もしくは若干の障害	・軽度の家庭生活の障害 ・複雑な家事の障害 ・高度の趣味・関心の喪失	・単純な家事のみ ・限定された関心	家庭内不適応
介護状況	セルフケアが自立	同左	ときどき激励が必要	着衣，衛生管理など身の回りのことに介助が必要	・日常生活に十分な介護を要する ・しばしば失禁

（文献6より改変引用）

たところ，CDR 0は同じ重症度にとどまっていたが，CDR 1は26名中7名が悪化していた。ただし，CDR 0.5は，同レベルのままの人がいる一方，改善・悪化を示す人もおり，さまざまな状態であることが示された[6]。これらは，CDRが認知症の重症度を示す妥当性を有していることを示す結果である。

GBSスケール

使用目的と特徴

GBSスケールは，1982年にスウェーデンのGottfriesら[10]により開発された認知症高齢者の行動評価のスケールである。開発者の頭文字からGBSと名付けられている。

本尺度の特徴としては，①試行が容易であること，②運動機能，知的機能，感情機能，精神症状の下位尺度から構成される，③定量的な評価のみでなく，下位尺度から成る認知症プロフィールを得ることができる，④医師以外のスタッフも使用できる，といった点が挙げられる。認知症を診断するための尺度ではなく，薬物療法の効果測定など，認知症の状態を評価するために用いるものである。日本語版は，伊藤ら[11]によって作成され，信頼性妥当性の検討がなされている。

使用方法

本尺度は医師のみでなく，対象者の日常生活をよく知っている看護師，介護職などのスタッフであれば評価が可能である。繰り返し評価する場合は，日内変動などの要因を考慮して同一時間帯に評価するなどの配慮が必要である。

本尺度は，運動機能（6項目：着脱衣，摂食行動，身体活動，自発活動，個人的衛生管理，用便管理），知的機能（11項目：見当識－場所・時間・自己，最近の記憶，昔の記憶，覚醒度，集中力，速い動作，放心状態，冗漫さ，注意力），感情機能（3項目：感情鈍麻，感情不安定，動機づけ），認知症に共通のその他の症状（6項目：錯乱，焦燥，不安，苦悩，抑うつ，落ち着きのなさ）の全26項目から成る。

判定方法

採点法はThe Comprehensive Psychological Rating Scale（CPRS）[12]に準じ，各項目について，0（正常）から6（最重度）の7段階で評価する。

まず，0，2，4，6の得点を検討し，もし，対象者の状況がいずれにも対応せず中間的な状態だとみなされる場合，1，3，5の中から選択する。なお，コミュニケーションが取れない場合や感情表出障害がある場合は，知的機能の「時間の見当識障害」，「冗漫さ」の項目，感情機能の「感情不安定」の項目について該当項目を評価不能とすることができる。

信頼性・妥当性

信頼性に関しては，100名の患者を対象に行われ，運動機能0.83～0.93，知的機能0.81～0.97で良好であったが，感情機能は0.57～0.87とやや低値であった[10]。妥当性に関しては老人評価スケールとの相関を検討し，運動機能では0.53～0.92，知的機能では0.83～0.92であったが，感情機能では0.42～0.47と低値となった[10]。日本語版の信頼性・妥当性についても，一部十分でない項目

があるとの報告がなされている[13]。

N式老年者用精神状態尺度（NMスケール）

使用目的と特徴

N式老年者用精神状態尺度（Nishimura's Scale for Rating of Mental States of the Elderly；NMスケール）は，大阪大学精神医学教室の研究グループにより開発され，1988年に小林ら[14]によって報告された。

高齢者の精神機能を実際の日常生活場面を観察し，得点化して，認知症患者の精神状態や行動を多面的に捉えることを目的としている。観察式の尺度のため，対象者の状態や障害に左右されずに評価を行うことが可能である。また，医師のみでなく看護や介護スタッフなど幅広い職種で評価ができるよう手引き（**表3**）が準備されている。認知症の随伴精神症状や行動障害といった量的評価は困難で，認知症の重症度と必ずしも関連しない項目（**表4**）については，別記するようになっている[14]。

使用方法

家族や看護・介護スタッフの情報から，家事・身辺整理，関心・意欲・交流，会話，記銘・記憶，見当識の5つの日常生活場面における精神機能を，正常から最重度までの7段階で評価する。

各項目の評点は，正常（10点）は「日常生活において年齢相応の活動性と自立性が維持されているもの」，境界（9点）は「軽度認知症ほどの知的機能低下はなく，日常生活では自立しているが，ごく軽度の記憶力低下と積極性の低下が認められるもの」とした。認知症の重症度判定は，西村の基準[15]に基づいて行い，軽度（7点），中等度（5点），重度（3点・1点・0点）となる。

判定方法

本尺度では，認知症の重症度を5項目の評価点合計で**表5**のように判定する。なお，寝たきり（N-ADLの歩行・起坐が1点以下）の場合は，会話，記銘・記憶，見当識の3項目の評価点の合計で暫定的に評価する。

信頼性・妥当性[19]

評価者間信頼性として医師，看護師，臨床心理士3職種の組み合わせで相関を検討しており，相関は0.758～0.917ですべての項目において有意な相関が認められた（$p<0.001$）。

また，妥当性については，長谷川式簡易知能評価スケール（HDS）およびGBSスケールの知的機能下位項目との相関が検討されており，それぞれ0.863（$p<0.001$），－0.947（$p<0.001$）と有意な相関が認められた。

表3 NMスケールの手引き

＜記入上の全般的注意事項＞

正常の基準は，日常生活において，年齢相応の活動性と自立性が維持されているものとし，10点とします。ごく軽度の記憶力の低下と積極性の低下がみられるものを境界とし，9点とします。軽度の知的機能の低下に対しては7点を，中等度の知的機能の低下に対しては5点を与えます。重度認知症に対応する段階は3点，1点，0点となり，0点は活動性や反応性がまったく失われた最重度の状態です。

各項目について，該当する点数を右欄に記入し，5項目の合計をNMスケール評価点とします。

項目	評点							評価
	0点	1点	3点	5点	7点	9点	10点	
家事・身辺整理	不能	・おやつやちり紙などが手の届く範囲にあれば取る	ごく簡単な家事，整理も不完全 ・おしぼりを渡せば顔や手を拭くことができる ・手の届く範囲にあればお茶が飲める	簡単な買い物も不確か。ごく簡単な家事，整理のみ可能 ・声かけすれば，ベッド周辺の整理ができる ・付き添えば買い物ができる	簡単な買い物は可能。留守番，複雑な家事，整理は困難 ・食器が洗える。洗面用具の後片付けができる ・エレベーターに1人で乗れる。その操作ができる	やや不確実だが，買い物，留守番，家事などを一応任せられる ・部屋の掃除，自分の衣類の整理ができる ・どうにか洗濯機が使える	正常 ・買い物・娯楽・外出などができる ・現金の管理ができる	
関心・意欲・交流	無関心 まったく何もしない	周囲に多少関心ありぼんやりと無為に過ごすことが多い	自らはほとんど何もしないが，指示されれば簡単なことはしようとする ・手渡せば雑誌のグラビアなども見る ・ついていればテレビをなんとなく見る	習慣的なことは，ある程度自らする。気が向けば人に話しかける ・話しかけられれば話がはずむ ・声かけにより，行事に参加する ・テレビを興味をもって見る	運動・家事・仕事・趣味など気が向けばする。必要なことは話しかける ・気が向けば行事に参加する ・テレビ・ラジオの番組や本を選択する	やや積極性の低下がみられるが，ほぼ正常 ・周囲の人と雑談ができる ・家族や同室者の行動を知っている ・趣味をもっている	正常 ・部屋やベッド周辺を飾り，家族や同室者と楽しむ ・家族や他人の面倒をみる	
会話	呼びかけに無反応	呼びかけに一応反応するが自ら話すことはない ・おうむ返しに言葉が言える	ごく簡単な会話のみ可能，つじつまの合わないことが多い ・ありがとう，ごちそうさま，おはようなどが言える	簡単な会話は可能であるが，つじつまの合わないことがある	話し方はなめらかでないが，簡単な会話は通じる ・相手の話が理解できる ・聴力・言語障害があっても手話・筆談で通じる	日常会話はほぼ正常 複雑な会話がやや困難	正常	

項目	評点							評価
	0点	1点	3点	5点	7点	9点	10点	
記銘・記憶	不能	新しいことはまったく覚えられない 古い記憶がまれにある ・名前が言える	最近の記憶はほとんどない 古い記憶多少残存 生年月日は不確か ・出生地を覚えている ・生まれの年の干支が言える	最近の出来事の記憶困難 古い記憶の部分的脱落 生年月日正答	最近の出来事をよく忘れる 古い記憶はほぼ正常 ・物をしまい忘れて騒ぐ ・服薬の自己管理が難しい	最近の出来事をときどき忘れる ・1人で受診できるが,時に診察日を忘れる ・服薬の自己管理ができるが,時に忘れる	正常	
見当識	まったくなし	ほとんどなし 人物の弁別困難 ・男女の区別はできる	失見当識著明,家族と他人との区別は一応できるが誰かはわからない	失見当識かなりあり(日時・年齢・場所など不確か,道に迷う) ・看護師,医師,介護士,指導員会などの見分けができる	ときどき場所を間違えることがある ・目的の場所へ行こうとするが,ときに迷う	ときどき日時を間違えることがある	正常	
								評価点

＜精神状態や症状の変動のある場合＞
日により変動があるときは,その中間的な評価点欄にチェックし,特に変動の激しい場合は,精神症状・異常行動の欄にその旨を記入してください。
＜精神症状・異常行動＞
認知症に随伴する精神症状や異常行動は右欄に示す記号で記入するか,症状や行動を直接記入してください。

(文献13より改変引用)

表4　随伴精神症状・異常行動

A：摂食異常
A1　誤嚥しやすい
A2　何度も食事を要求する
A3　食物以外のものを口に入れる
A4　食欲低下
A5　拒食

B：排泄異常
B1　夜間頻尿
B2　トイレへ行く途中での失禁
B3　トイレ以外の場所での排泄
B4　おむつをはずしてベッド上に失禁

C：多動,興奮,俳徊
C1　ごそごそ動きまわる
C2　不穏,興奮,攻撃
C3　夜間せん妄
C4　大声をあげる,叫ぶ
C5　衣類,シーツなどを破る
C6　暴力
C7　俳徊(外出して迷う)
C8　家の中で俳徊

D：危険・不潔などの異常行為
D1　火の不始末,弄火
D2　車,ガスなどの危険がわからない
D3　自傷行為,転倒の危険
D4　身体不潔,入浴を嫌がる
D5　性的異常行為
D6　盗み
D7　つまらないものを集める

E．睡眠パターンの障害
E1　不眠を訴える
E2　昼夜逆転
E3　夜間に家人を起こす
E4　終日傾眠

(次ページへ続く)

表4 随伴精神症状・異常行動（続き）

F：感情障害
F1 気分がかわりやすい
F2 感情失禁
F3 多幸
F4 抑うつ気分，苦悶
F5 不安，焦燥
F6 自殺念慮

G：異常体験
G1 錯覚
G2 幻覚
G3 妄想

H：言葉の異常
H1 同じことを何度も言う
H2 独語
H3 作話

I：意欲の低下
I1 意欲，関心の低下
I2 根気がない

J：病識
J1 病識低下
J2 病識欠如

K：性格変化
K1 自己中心的
K2 非協調的
K3 怒りっぽい
K4 猜疑的
K5 頑固

L：その他

表5 重症度の判定

判定	通常（5項目）	寝たきり（3項目）
正常	50〜48点	30〜28点
境界	47〜43点	27〜25点
軽度認知症	42〜31点	24〜19点
中度認知症	30〜17点	18〜10点
重度認知症	16〜0点	9点以下

認知症ケアマッピング（DCM）

使用目的と特徴

　認知症ケアマッピング（Dementia Care Mapping；DCM）は，英国の老年心理学者，故Kitwoodらによって開発され，1992年の初版以来，英国Bradford大学認知症ケア研究グループを中心に教育，実践，開発が続けられており，現在は第8版[17]となる。英国の認知症サービスの生活の質を評価するツールとして認定され，英国規格協会（British Standards Institution；BSI）の認証[18]があり，世界10数カ国で研修が行われている。

　DCMは「認知症の人の内面をわかろうとする気持ちと観察の技法を用いて，認知症の人の立場に立とうとする真摯な取り組み」[19,20]といわれる。施設で認知症のパーソン・センタード・ケア（PCC）を実践するためのツールとしてDCMは活用され，その導入手順は定められている。DCMを定期的に繰り返すことで，施設でのPCCの実践が向上していく発展的評価としての報告[21,22]がなされている。DCMには，認知症をもつ人の活動とそのたずさわりの程度や感情を観察し，well-beingを評価するための評価指標としての側面がある。

　なお，DCMを使用するためには，英国Bradford大学とのパートナーシップに基づき，認知症介護研究・研修大府センターが開催しているPCCとDCM法の基礎研修の受講が必要である。

使用方法

一度に5名程度の対象者をデイルームなどのパブリックな空間（居室やトイレ，浴室を除く）で通常は6時間程度観察する。観察方法はマニュアル化[23]されており，5分間隔のタイムサンプリング法で，その時間枠の主要な活動（行動カテゴリー24種類：**表6**）と「感情・気分とかかわりの状態」（**表7**）を−5〜＋5の6段階で評定する。また，実際の介護スタッフと対象者とのかかわりで，その人の心理的ニーズを支える「よい出来事」，意図せず，その人の心理的ニーズを損なう「よくない出来事」があれば記載する（介護スタッフの名前は表記しない）。

表6　行動カテゴリーコード（抜粋）

A	言語的・非言語的な交流
B	周囲に関心をもっている（受身の状態）
C	周囲に無関心で，自分の世界に閉じこもる
D	身の回りのことをする
E	表現活動，想像的活動
F	飲食
G	回想する，人生をふり返る
I	知的活動
J	身体運動，スポーツ
K	介助なしの歩行，車いす移動，立っている
L	楽しみや余暇活動
N	睡眠，居眠り
O	物とかかわる，物への愛着・結びつきを示す
P	身体ケアを受ける
U	苦痛を感じている様子だが誰からも反応がない
V	仕事（あるいは類似した活動）
W	持続的な自己刺激の反復
X	排泄と関係する事柄
Y	実際にそこにいない対象と交流

（文献23より引用改変）

表7　感情・気分とかかわりの状態（ME値）：ウェルビーイングの指標

+5	M	極めてポジティブな感情・気分が認められる
	E	集中が途切れることなく夢中になっている
+3	M	かなり満足している，楽しんでいる，リラックスしている
	E	周囲の人や活動，物に，かなり集中してかかわっている
+1	M	ポジティブ・ネガティブのどちらの徴候も認められない
	E	周囲で起きていることに関心をもって，注意を向ける
−1	M	多少ネガティブな感情・気分の徴候が認められる
	E	自分の世界に閉じこもっており，かかわりがない
−3	M	かなりネガティブな感情・気分の徴候が認められる
−5	M	極度の苦痛を経験している，極度にネガティブな感情・気分の徴候が認められる

M：感情・気分（mood），E：かかわり（engagement）

（文献23より引用改変）

判定方法

全観察時間の「感情・気分とかかわりの状態」の平均値を対象者のウェルビーイングの指標（WIB値）として扱う。また，その日の観察時間に占める活動時間の割合から，1日の作業活動の特徴を知ることができる。

環境や個人の要因により値が変化するため，基準値は設けられていないが，DCM 7版において，8つのデイケアの調査でのWIB値の平均は1.94であった[24]。WIB値は長期ケア施設よりもデイケアで高く，対象者のMMSEやADLの依存度と相関している[24]とされ，個人，環境要因を総合して判定する必要がある。

信頼性・妥当性

DCM 8版に関して信頼性・妥当性の研究は十分に行われていないが，DCM 8版は，DCM 7版の結果と同等であるとされる[25]。

DCM 7版のWIB値の妥当性については，いくつかのケアの質の指標と相関しているとの報告がある。また，DCM 7版の評価の信頼性については，評価者間信頼性の一致係数は0.8であるとされる[24]が，異なる評価者が関与する複数の研究を比較する場合は，慎重に行うべきである。

DCMはPCCの実践ツールとしての側面があり，厳密なタイムサンプリング法に基づいた評価ではない。DCM観察時間数については，昼食前後の時間帯を入れることや，4時間程度の観察で6時間のデータと相関のあるデータが得られるとされる[24]。日本語のDCM 7版に関しても信頼性の確認はなされている[26]。

パラチェック老人行動評定尺度

使用目的と特徴

パラチェック老人行動評定尺度（Paracheck Geriatric Rating Scale；PGS）は，MillerとParacheck[27]により開発され，1974年に報告がなされている。

本尺度は，施設に入所している高齢者の日常生活を観察評価し，高齢者の状態を簡易にスクリーニング評価できる。観察評価であるため，対象者に負担なく実施できる。評価項目は身体機能（3項目），一般的な身辺処理（4項目），社会的交流技能（3項目）の合計10項目である。わが国には1986年に村田ら[28]により紹介された。

使用方法

評価者は，対象者の状況を知っている看護・介護職員などの専門職であれば無理なく評価できる。身体機能（移動，知覚，聴覚），一般的な身辺処理（排泄，食事，入浴，整容），社会的行動（病棟作業の手伝い，個人的な反応，集団活動）の3領域10項目について，1：依存度が高い/不可能～5：自立/可能な状態の5段階で評価する。

結果をグラフ化できるため，経過を俯瞰できる。

判定方法

3領域10項目の評価を行い，それらを合計し，得点化する。得点は10～50点の範囲となる。ま

た，10項目をグラフ化することで，その経過を把握することができる．

信頼性・妥当性[29]

米国でパラチェック老人行動尺度の妥当性についての検討がなされている．

日本語版の検者内信頼性は，初回と2回目で同じ用紙を用いる原版と同一の方法で行われ，0.95であった．妥当性については，本尺度を用いた対象者の重症度分類と作業活動の検討を行い，各群で作業療法の活動が異なることが示された．また，GBSスケールとの相関は0.84であったが，長谷川式簡易知能スケールとの有意な相関は認められなかった．

問題行動評価票（TBS）

使用目的と特徴

問題行動評価票（Troublesome Behavior Scale；TBS）は，朝田ら[30]によって開発された認知症の行動障害の評価尺度である．

「問題行動」は，「その原因が認知機能・心理学的・生理学的障害などいかなるものであっても，外部に向かって表現され，認知症患者の介護者にとって負担になると思われる行為」と定義される[31]．先行調査を参考に項目を列挙し，WHOの提唱するdisabilityの次元で統一し，15項目に整理した[30]．在宅と病院・施設で，回答項目が一部異なる．

使用方法

評価時点の1カ月以内に観察された問題行動の頻度を，日頃介護をしている家族，介護者がチェックを行う．病院，施設で評価する場合は，日勤，夜勤ともに介護している職員が担当する．評価項目は，1) 徘徊，2) 異食，3) 危険行為，4) 誣告，5) 否定・曲解，6) 隠蔽，7) 仮性作業，8) 団欒妨害，9) トラブル，10) 収集，11) 夜の騒ぎ，12) 放尿・弄便，13) 暴言・暴力，14) まつわり，15) 叫びの15項目であり，それを日に1回以上（4）〜なし（0）の5段階で評価する．

判定方法

認知症の重症度や認知機能障害を評価するのではなく，介護負担の主要因の1つとして問題行動の頻度を把握し，問題行動の対応の資料とする．

信頼性・妥当性

再テスト信頼性，評価者間信頼性が検討され，在宅，病院・施設とも一致率を示すκ係数は概して良好であった（κ係数≥ 0.4）が，一部項目（在宅の「収集」と病院・施設の「危険行為」）においては低値となった．構成概念としては，3因子構造が確認されている[30]．

Behavioral Pathologic Rating Scale for Alzheimer's Disease (Behave-AD)

使用目的と特徴

　Behave-ADは，1987年にReisbergら[32]によって開発された認知症疾患の行動障害や精神症状を測定する尺度である．当初は，薬物療法の効果判定をするものとして報告された．

　介護者への半構造化面接で25の調査項目とそれらを総合した全般評価項目の計26項目を評価する．薬物の臨床治験で用いられる全般的な臨床症状の評価CIBIC plus（the Clinician's Interview-Based Impression of Change Plus Caregiver Input）[33]において，行動障害や精神症状を評価するための項目として用いられている．

　朝田ら[34]によって日本語版が作成され，信頼性・妥当性について検討されている．

使用方法

　過去2週間の行動障害について，各項目「0：なし」〜「3：最重度」の4件法で評価し，評価点の合計は0〜75となる．ある1つの症状でもそれが適切と判断されれば，1項目に限定せず，必要に応じて複数の項目にまたがって評価しても差し支えない[35]．25の評価項目は，「妄想観念」「幻覚」「行動障害」「攻撃性」「日内リズム障害」「感情障害」「不安および恐怖」といった7つの下位カテゴリーに分類される（表8）．

判定方法

　評価する25項目のうち，行動面は行動障害（3項目），攻撃性（3項目）であり，他は精神症状などになっているため，精神症状が多く評価される．精神症状について，一部の項目（「幻覚」など）はやや具体性にやや欠けるとの指摘[35]もある．25項目をそれぞれ評価した後，評価された症状が，どの程度介護上の負担になっているのか，そして患者自身に危険性があるのかを全般的評価項目でチェックする．

信頼性・妥当性

　評価者間の一致率は，米仏の共同研究[36]により検討がなされているが，下位カテゴリーで0.65〜0.96と良好であった．

　日本語版の検討では，日内リズム障害と感情障害以外の5カテゴリーで内的整合性が確認され，幻覚を除いて良好であった．Behave-ADの25項目の下位カテゴリー化を恣意的に行っている点が指摘されているが，カテゴリーの呼称と下位項目は対応していることと，内的整合性の結果から，表面的妥当性は備えているとされる．評価者間信頼性は，米仏の研究と統計学的手法が異なるが，0.46〜0.90と統計学的に有意な値（$p<0.01$）を示した[34]．

表8　日本語版Behave-AD

最近2週間程度の患者の精神症状について，介護者との面接に基づき，その症状の程度について評価し，該当する程度の数字に○をつける。

A. 妄想観念

1. だれかが物を盗んでいるという妄想
   「だれかが自分の物を盗んでいると信じておられるようなところがありますか？」
   0：なし
   1：だれかが物を隠しているという妄想
   2：だれかが家に侵入して物を隠したり盗んでいるという妄想
   3：家に侵入しただれかと話したり，その声に聞き耳を立てる

2. ここは自分の家ではないという妄想
   「自分の家にいるのに，ここは自分の家ではないと信じておられるところがありますか？」
   0：なし
   1：そう確信している（家に帰ると荷物をまとめる，「家に連れて帰って」と訴える）
   2：家に帰るといって，出て行こうとする
   3：外出を止められると暴力を振るう

3. 配偶者（介護者）はにせものだという妄想
   「配偶者（介護者）のことをにせものだと信じておられるところがありますか？」
   0：なし
   1：にせものだと確信している
   2：にせものだと言って怒る
   3：にせものだと言って暴力を振るう

4. 見捨てられ妄想
   「家族から自分は見捨てられると信じておられるところがありますか？」
   0：なし
   1：介護者が電話などをしていると，自分を見捨てたり，施設に入れようとしていると疑う
   2：介護者が自分を見捨てたり，施設に入れようとしていると言ってなじる
   3：介護者がいますぐにでも自分を見捨てたり，施設に入れようとしていると言って攻撃する

5. 不義妄想
   「配偶者をはじめとする家族が自分を裏切っていると信じておられるところがありますか？」
   0：なし
   1：配偶者や子どもなど介護者が不実を働いていると確信している
   2：配偶者や子どもなど介護者が不実を働いていると怒る
   3：配偶者や子どもなど介護者が不実を働いていると暴力を振るう

6. 猜疑心，妄想
   「なにかに対してどうも疑いや不信感を抱いているなと感じられるようなことがありますか？」
   0：なし
   1：猜疑的（自分で物を隠しておいて，どこに置いたかわからないときなど）
   2：妄想的（訂正困難な猜疑心や，猜疑心に基づいて怒りがみられる状態）
   3：猜疑心に基づいて暴力を振るう

7. 妄想（上記以外）
   「以上のほかに，ありもしない物や事があると信じておられる様子が見受けられますか？」
   0：なし
   1：ありそう
   2：発言や感情状態から妄想の存在が明らか
   3：妄想に基づく行動や暴力がみられる

B. 幻覚

8. 幻視
   「実際にはない物が見えるかのようにおっしゃったり，そのような素振りをされることがありますか？」
   0：なし
   1：対象は不明確（あいまい）だがありそう
   2：見える対象が明らかである
   3：見える対象に向かって言動や感情の表出がみられる

（次ページに続く）

9. 幻聴
「実際には聞こえていないのに聞こえるとおっしゃったり，そのような素振りをされることがありますか？」
0：なし
1：対象は不明瞭（あいまい）だがありそう
2：聞こえてくる音や声が明らかである
3：聞こえてくる音や声に向かって言動や感情の表出がみられる

10. 幻嗅
「火のにおいがする，なにかが燃えるにおいがするとおっしゃることがありますか？」
0：なし
1：対象は不明瞭（あいまい）だがありそう
2：何のにおいかはっきりしている
3：におってくるものに向かって言動や感情の表出がみられる

11. 幻触
「体の上をなにかがはっているとおっしゃったり，それをもぎ取るような動作をされることはありますか？」
0：なし
1：対象は不明瞭（あいまい）だがありそう
2：なにが触っているかはっきりしている
3：触っているものに向かって言動や感情の表出がみられる

12. その他の幻覚
「以上のほかに，実際にはない物があるかのようにおっしゃったり，振る舞ったりされることがありますか？」
0：なし
1：対象は不明瞭（あいまい）だがありそう
2：対象がはっきりしている
3：対象に向かって言動や感情の表出がみられる

C. 行動障害

13. 徘徊
「用もないのにやたらと歩き回られることがありますか？」
0：なし
1：その傾向はあるが，やめさせるほどではない
2：やめさせる必要がある
3：やめさせようとすると，それに逆らう言動や感情の表出がみられる

14. 無目的な行動
「以下に示すような，本人には意味があるかもしれないけれど，傍目には無意味でしかない動作や行為がみられますか？」
例：財布の開閉，衣類を整頓したり取り出したり，服を着たり脱いだり，タンスの開閉，要求や質問の繰り返し
0：なし
1：無目的な行動を繰り返す
2：行ったり来たりするような無目的な行動があり，やめさせる必要がある
3：無目的な行動の結果，擦過傷などのけがをする

15. 不適切な行動
「以下に示すような，非常識もしくは適切でない行動がみられますか？」
例：物を不適切な場所にしまったり隠す行動（たとえば，衣類をくずかごに捨てる，オーブンに空の皿を置く），体のみだらな露出などの性的行動
0：なし
1：あり
2：あり；やめさせる必要がある
3：あり；やめさせる必要があるが，そうすることで怒りや暴力がみられる

D. 攻撃性

16. 暴言
「口汚い言葉を使ったり，人をののしられるようなことがありますか？」
0：なし
1：あり（いつもは使わないような口汚い言葉遣いやののしり）
2：あり；怒りを伴う
3：あり；怒りが明らかに他人に向けられる

17. 威嚇や暴力
「人を脅したり，暴力を振るわれることがありますか?」
 0：なし
 1：威嚇する身振りがある
 2：暴力がある
 3：激しく暴力を振るう
18. 不穏
「怒った表情や態度，あるいは抵抗などがみられますか?」
 0：なし
 1：あり
 2：あり；感情的になっている
 3：あり；感情と動作の両面に現れている

E. 日内リズム障害

19. 睡眠・覚醒の障害
「夜間は熟睡されているようですか?」
 0：問題なし
 1：夜間何度も覚醒する
 2：夜間の睡眠が本来の50〜75%に短縮
 3：夜間の睡眠が本来の50%未満に短縮（日内リズムの完全な障害）

F. 感情障害

20. 悲哀
「悲しそうな様子が見受けられますか?」
 0：なし
 1：あり
 2：あり；明らかな感情的表出がみられる
 3：あり；感情・身振りの両面に現れている（手を握りしめる動作など）
21. 抑うつ
「憂うつそうで，生きていても仕方ないなどとおっしゃることがありますか?」
 0：なし
 1：あり；病的な深みはないが，時に死にたいなどと言う
 2：あり；希死念慮など明らかな症状レベルである
 3：あり；自殺の素振りを見せるなど感情・身振りの両面から明らかである

G. 不安および恐怖

22. 間近な約束や予定に関する不安
「間近になった約束や予定について何度も尋ねられますか?」
 0：なし
 1：あり
 2：あり；介護者を困らせる
 3：あり；介護者は耐えがたい
23. その他の不安
「そのほかに，不安を抱いておられる様子がありますか?」
 0：なし
 1：あり
 2：あり；介護者を困らせる
 3：あり；介護者は耐えがたい
24. 独りぼっちにされる恐怖
「独りぼっちにされることを異常に怖がられますか?」
 0：なし
 1：あり；その恐怖を訴える
 2：あり；介護者の対応が必要
 3：あり；介護者はつねに付き添う必要がある

（次ページに続く）

25. その他の恐怖
「そのほかに，なにか特定のものを異常に怖がられますか？」
0：なし
1：あり
2：あり；介護者の対応が必要
3：あり；恐怖のあまり生じる行為をやめさせる必要がある

全般評価
「以上の症状は下記のどれに該当しますか？」
0：介護者にまったく負担はなく，患者自身にも危険性はない
1：介護者への負担と患者自身の危険性は軽度である
2：介護者への負担と患者自身の危険性は中等度である
3：介護者への負担は耐えがたく，患者自身も非常に危険性が高い

(文献34より引用)

(内田達二)

《介護負担》

> **POINT**
> - 認知症をもつ人をケアする家族などは，高い介護負担感を感じることが多い。
> - 介護負担感の評価は家族等の負担感やストレスの理解となり，介護負担感の軽減は作業療法における成果の1つの重要な指標である。

Zarit介護負担尺度（J-ZBI）

使用目的と特徴

　認知症をもつ人の家族はその介護負担感により疲弊し在宅介護の継続が困難になることもある。そのため，介護者の介護負担感の軽減は，作業療法の成果指標として1つの重要な側面である。

　その1つの指標としてよく用いられるのが，Zarit介護負担尺度日本語版（J-ZBI）[1]である。本評価は介護負担として身体的負担，心理的負担，経済的困難感の側面を測定する。より簡便に介護負担感を調べるためにJ-ZBI短縮版も作られており，認知症初期集中支援チームではよく用いられている。

使用方法

　J-ZBIは22項目，J-ZBI短縮版は8項目から構成され，それぞれの項目に関して0点（思わない）から4点（いつも思う）で回答する。本尺度は面接調査だけなく，自記式の質問票としても使用できる。それぞれの質問紙はweb上で複数公開されており，そちらを参照いただきたい。

判定方法

　J-ZBIは介護負担感を88点満点で，短縮版は32点満点で示し，0点がまったく介護負担感のない状態を示している。

信頼性・妥当性

　J-ZBI，J-ZBI短縮版，ともに荒井ら[2,3]によって，その信頼性と妥当性が示されている。

Sense of Competence Questionnaire（SCQ）

使用目的と特徴

　認知症をもつ人の介護者が感じている自身のケアの能力を示す概念としてコンピテンス（sense of competence）がある。介護は家族などによって行われることが多く，それは無償奉仕で，予測が難しいものである。経験の少なさや社会的な支援が不十分であることなどにより，介護者は強いストレスを感じる可能性がある。

　SCQ[4]では，介護者の能力，介護者やケアを受ける本人の満足度を聞くことで，介護者自身の感じているケアに対するコンピテンスを測定する。

使用方法

SCQは「介護者の生活にケアがかかわる結果」「介護者としての自分の能力への満足度」「ケアを受ける認知症をもつ方の満足感」の3つの領域の27項目の質問から成る。回答は「とても強く同意できる」「強く同意できる」「どちらでもない」「同意できない」「まったく同意できない」の5段階で答え，27〜135点で得点が示される。面接にて使用されることが推奨されている。現在，日本語版はなく，原語の英語がweb（http://www.midss.org/content/sense-competence-questionnaire-scq）で検索できる。

判定方法

コンピテンスの高低を示す基準やカットオフはない。

信頼性・妥当性

Vernooij-Dassenら[4]によって1996年に開発されているが，その後評価の信頼性・妥当性を示した報告は見当たらない。

（小川真寛）

《その他》

> **POINT**
> ● DASC®-21は地域の中で認知症をもつ人の認知機能と生活機能の障害を簡便に評価し，受診や多職種連携によるケアの促進に活用することができる評価ツールである。
> ● DASC®-21は信頼性と妥当性が検証されており，認知症の可能性があると判定されるカットオフ値は31点とされている。

Dementia Assessment Sheet for the Community-Based Integrated Care System 21 (DASC®-21)

使用目的と特徴

　DASC®-21は，地域のなかで認知症の人の認知機能障害と生活障害を簡便に評価し，診断へのアクセスと多職種協働による統合ケアの調整を促進することを目的とするアセスメントツールである[1]。

　導入の質問A，B項目と21項目の評価項目から成る。導入質問のA，B項目はアセスメントを円滑に行うための「物忘れ」自覚症状についての質問である。IADLの項目（6項目）が充実しているので軽度認知症の生活障害を検出しやすい。評価結果から臨床像の全体をある程度把握することができ，かつ必要な支援の目安をつけることができる。DASC®-21は，地域のなかで認知症初期集中支援チームが活用している。

使用方法

　導入質問Aは「物忘れが多いと感じますか」，Bは「1年前と比べて物忘れが増えたと感じますか」である。アセスメントシートの質問項目は21項目であり，それぞれにつき1～4の4段階（4件法）で評価する（**図1**）。その際，1，2と3，4の間にアンカーポイントを置き，1および2が正常域，3および4が障害域であることをおおよその目安にして評価する。

　対象者をよく知る家族や介護者に，対象者の日常生活の様子を聞きながら，認知機能障害や生活障害に関連する各項目を評定する。

判定方法

　1）認知機能障害（記憶，見当識，問題解決・判断）の各項目のいずれかが障害領域（3～4点）であり，かつ，生活機能（家庭外IADL，家庭内のIADL，身体的ADL①②）のいずれかが障害領域（3～4点）の場合には，「認知症の可能性あり」と判定する。

　2）上記1）を満たし，かつ記憶の領域で遠隔記憶（項目3），見当識の領域で場所（項目5），問題解決・判断で社会的判断力（項目9）のいずれかが障害領域（3～4点）か，身体的ADL①②（項目16～21）が障害領域（3～4点）であれば，「中等度以上の認知症の可能性あり」と判定する。

❷章 評価

		1点	2点	3点	4点	評価項目	
A	もの忘れが多いと感じますか	1. 感じない	2. 少し感じる	3. 感じる	4. とても感じる	導入の質問（採点せず）	
B	1年前と比べて，もの忘れが増えたと感じますか	1. 感じない	2. 少し感じる	3. 感じる	4. とても感じる		
1	財布や鍵など，物を置いた場所がわからなくなることがありますか	1. まったくない	2. ときどきある	3. 頻繁にある	4. いつもそうだ	記憶	近時記憶
2	5分前に聞いた話を思い出せないことがありますか	1. まったくない	2. ときどきある	3. 頻繁にある	4. いつもそうだ		
3	自分の生年月日がわからなくなることがありますか	1. まったくない	2. ときどきある	3. 頻繁にある	4. いつもそうだ		遠隔記憶
4	今日が何月何日かわからないときがありますか	1. まったくない	2. ときどきある	3. 頻繁にある	4. いつもそうだ	見当識	時間
5	自分のいる場所がどこだかわからなくなることはありますか	1. まったくない	2. ときどきある	3. 頻繁にある	4. いつもそうだ		場所
6	道に迷って家に帰ってこられなくなることはありますか	1. まったくない	2. ときどきある	3. 頻繁にある	4. いつもそうだ		道順
7	電気やガスや水道が止まってしまったときに，自分で適切に対処できますか	1. 問題なくできる	2. だいたいできる	3. あまりできない	4. まったくできない	問題解決判断力	問題解決
8	一日の計画を自分で立てることができますか	1. 問題なくできる	2. だいたいできる	3. あまりできない	4. まったくできない		
9	季節や状況に合った服を自分で選ぶことができますか	1. 問題なくできる	2. だいたいできる	3. あまりできない	4. まったくできない		社会的判断力
10	一人で買い物はできますか	1. 問題なくできる	2. だいたいできる	3. あまりできない	4. まったくできない	家庭外のIADL	買い物
11	バスや電車，自家用車などを使って一人で外出できますか	1. 問題なくできる	2. だいたいできる	3. あまりできない	4. まったくできない		交通機関
12	貯金の出し入れや，家賃や公共料金の支払いは一人でできますか	1. 問題なくできる	2. だいたいできる	3. あまりできない	4. まったくできない		金銭管理
13	電話をかけることができますか	1. 問題なくできる	2. だいたいできる	3. あまりできない	4. まったくできない	家庭内のIADL	電話
14	自分で食事の準備はできますか	1. 問題なくできる	2. だいたいできる	3. あまりできない	4. まったくできない		食事の準備
15	自分で，薬を決まった時間に決まった分量を飲むことはできますか	1. 問題なくできる	2. だいたいできる	3. あまりできない	4. まったくできない		服薬管理
16	入浴は一人でできますか	1. 問題なくできる	2. 見守りや声がけを要する	3. 一部介助を要する	4. 全介助を要する	身体的ADL①	入浴
17	着替えは一人でできますか	1. 問題なくできる	2. 見守りや声がけを要する	3. 一部介助を要する	4. 全介助を要する		着替え
18	トイレは一人でできますか	1. 問題なくできる	2. 見守りや声がけを要する	3. 一部介助を要する	4. 全介助を要する		排泄
19	身だしなみを整えることは一人でできますか	1. 問題なくできる	2. 見守りや声がけを要する	3. 一部介助を要する	4. 全介助を要する		整容
20	食事は一人でできますか	1. 問題なくできる	2. 見守りや声がけを要する	3. 一部介助を要する	4. 全介助を要する	身体的ADL②	食事
21	家のなかでの移動は一人でできますか	1. 問題なくできる	2. 見守りや声がけを要する	3. 一部介助を要する	4. 全介助を要する		移動
	DASC 21：（1～21項目まで）の合計点					点/84点	

（文献2より引用）

図1 DASC®-21の質問と評価項目

　3）上記1）を満たし，かつ記憶の領域で遠隔記憶（項目3），見当識の領域で場所（項目5），問題解決・判断で社会的判断力（項目9）のいずれも障害領域ではなく（1～2点），身体的ADL①②（項目16～21）も障害領域でなければ（1～2点），「軽度認知症の可能性あり」と判定する。

4）DASC-21の合計点が31点以上の場合は「認知症の可能性あり」と判定する。

● 信頼性・妥当性[3]

東京都内の特定地域に在住する65歳以上高齢者1,341名を対象とした調査で，データが完備された1,270名のデータを基に内的信頼性が検討された。Cronbachのα係数は0.937であり，内的整合性，つまりテスト項目の一貫性・等質性が十分であることが確認された。

この調査の一部を利用して併存的妥当性の検討を行った結果，DASC®-21は，CDR-BOX score，MMSE，FABと強い負の相関を示した。また，弁別的妥当性を検討した結果，DASC-21の平均点は，認知症の重症度（CDRの総合点）が高くなるほど有意に高くなった。また，カットオフ値を30/31点に設定すると，感度は91.3%，特異度は82.5%，陽性的中率は53.8%，陰性的中率は97.7%だった。

（西田征治）

【文献】

〔2．日常生活活動（ADL）〕

1) Keith RA, et al.: The functional independence measure: A new tool for rehabilitation. Adv Clin Rehabil, 1: 6-18, 1987.
2) 千野直一，ほか 編：脳卒中の機能評価 SIASとFIM［基礎編］, 78-89, 金原出版, 2012.
3) 千野直一 編：脳卒中の機能評価 SIASとFIMの実際, 127-139, シュプリンガー・フェアラーク東京, 1997.
4) Hamilton BB, et al.: A uniform national data system for medical rehabilitation. in Fuhrer MJ (ed): Rehabilitation Outcomes; Analysis and Measurement, 137-147, Paul H Brookes Publ Company, 1987.
5) 園田 茂，ほか：FIMを用いた脳血管障害患者の機能評価 Barthel Index（BI）との比較およびコミュニケーションと社会的認知能力の関与．リハビリテーション医学, 29(3)：217-222, 1992.
6) 齋藤さわ子：運動技能とプロセス技能の評価（AMPS）．作業療法ジャーナル, 38(7)：533-539, 2004.
7) 齋藤さわ子：ラッシュ測定モデルに基づくADL/APDL評価法と日本人への応用．作業療法, 17：61-68, 1998.
8) 吉川ひろみ：作業療法がわかるCOPM・AMPSスターティングガイド, 医学書院, 2008.
9) Fisher AG: Assessment of Motor and Process Skills 7th ed. Three Star Press, 2010.
10) 小林敏子，ほか：行動観察による痴呆患者の精神状態評価尺度（NMスケール）および日常生活動作能力評価尺度（N-ADL）の作成．臨床精神医学, 17(11)：1653-1668, 1988.
11) 小林敏子，西村 健：N式老年者用精神状態尺度（NMスケール）とN式老年者用日常生活動作能力評価尺度（N-ADL）．日本臨牀, 61(増刊9)：187-191, 2003.
12) 大塚俊男：高齢者のための知的機能検査の手引き, ワールドプランニング, 1991.
13) Lawton MP, et al.: Assessment of older people: Self-maintaining and instrumental activities of daily living. Gerontologist, 9(3): 179-186, 1969.
14) Lawton MP, et al.: Multi-level assessment instrument manual for full-length MAI. North Wales PA: Polisher Research Institute, Madlyn and Leonard Abramson Center for Jewish Life, 2003.
15) Robin C: The Lawton Instrumental Activities of Daily Living (IADL) Scale. Try this, 23, 2019.
16) 古谷野亘，ほか：地域老人における活動能力の測定．日本公衆衛生雑誌, 34：109-114, 1987.
17) 古谷野亘，ほか：地域老人の生活機能 老研式活動能力指標による測定値の分布．日本公衆衛生雑誌, 40(6)：468-474, 1993.
18) 岩崎テル子，ほか編：標準作業療法学専門分野作業療法評価学, 648-649, 医学書院, 2011.
19) 厚生労働省：要介護認定 認定調査員テキスト2009改訂版, 155-156, 2018.
20) 厚生労働省：「認知症高齢者の日常生活自立度判定基準」の活用について（平成18年4月3日老発第0403003号）厚生省老人保健福祉局長通知, 2006.
21) 厚生労働省：要介護認定 認定調査員テキスト2009改訂版, 157, 2018.
22) Fisher AG, Griswold LA: Evaluation of Social Interaction: Research 4th ed. Three Star Press, 2008.
23) 吉川ひろみ，齋藤さわ子 編：作業療法がわかるCOPM・AMPS実践ガイド, 189-192, 医学書院, 2014.
24) 吉川ひろみ：作業って何だろう 第2版 作業科学入門, 95, 医歯薬出版, 2017.

25) Forsyth K, et al.: A user's manual for the assessment of communication and interaction skills (version 4.0). University of Illinois at Chicago, 1998.
26) 山田　孝 訳：コミュニケーションと交流技能評価（ACIS）使用者用手引き 第2版．日本作業行動学会，2007．
27) 山田　孝 監訳：人間作業モデル 理論と応用改定 第4版．243-246．協同医書，2008．

〔3．認知機能評価〕
1) 加藤伸司，ほか：改訂長谷川式簡易知能評価スケール（HDS-R）の作成．老年精神医学雑誌，2(12)：1339-1347，1991．
2) Folstein MF, et al.: "Mini-mental state". A practical method for grading the cognitive state of patients for the clinician. J Psychiatr Res, 12(3): 189-198, 1975.
3) Folstein MF, et al. 著，杉下守弘 訳：MMSE-J精神状態短時間検査，日本文化科学社，2012．
4) Shulman K, et al. 著，福井顕二 監訳：臨床家のための認知症スクリーニング：MMSE，時計描画検査，その他の実践的検査法．新興医学出版社，2006．
5) 鈴木宏幸：Montreal Cognitive Assessment (MoCA) の日本語版作成とその有効性について．老年精神医学雑誌，21(2)：198-202，2010．
6) Fujiwara Y, et al.: Brief screening tool for mild cognitive impairment in older Japanese: validation of the Japanese version of the Montreal Cognitive Assessment. Geriatr Gerontol Int, 10: 225-232, 2010.

〔4．情緒〕
1) Brink TL, et al.: Screening tests for geriatric depression. Clin Gerontol, 1(1): 37-43, 1982.
2) Sheikh J, et al.: Geriatric depression scale (GDS). Recent evidence and development of a shorter version. Clin Gerontol, 5(1/2): 165-173, 1986.
3) 杉下守弘，ほか：高齢者用うつ尺度短縮版－日本語版（Geriatric Depression Scale-Short Version-Japanes．GDS-S-J）．認知神経科学，11(1)：87-90，2009．
4) 三浦里奈：GDS，山内敏雄 編：精神・心理機能評価ハンドブック．中山出版，2015．
5) Yesavege JA, et al.: Development and validation of a geriatric depression screening scale: a preliminary report. J Psychiatr Res, 17(1): 37-49, 1983.
6) Cummings JL, et al.: The Neuropsychiatric Inventor: comprehensive assessment of psychopathology in dementia. Neurology, 44: 2308-2314, 1994.
7) 博野真次，ほか：日本語版Neuro-Psychiatric Inventory－痴呆の精神症状評価法の有用性の検討．脳と神経，49：266-271，1997．

〔5．行動〕
1) Reisberg B: Functional staging of dementia of the Alzheimer type. Ann NY Acad Sci 435: 481-483, 1984.
2) Reisberg B: The Brief Cognitive Rating Scale (BCRS): findings in primary degenerativ dementia (PDD). Psychopharmacol Bull, 19: 47-50, 1983.
3) Reisberg B, et al.: The Global Deterioration Scale for assessment of primary degenerative dementia. Am J Psychiatry, 139: 1136-1139, 1982.
4) 新井平伊：老年精神医学関連領域で用いられる測度 観察式による痴呆の行動評価(1)．老年精神医学雑誌，7：685-694，1996．
5) 本間　昭：痴呆の行動評価．老年精神医学雑誌，1(4)：403-424，1990．
6) Hughes CP, et al.：A new clinical scale for the staging of dementia. Br J Psychiatry, 140: 566-572, 1982.
7) Morris JC, et al.: The consortium to establish a registry for Alzheimer's disease (CERAD). Part IV. Rates of cognitive change in the longitudinal assessment of probable Alzheimer's disease. Neurology, 43: 2457, 1993.
8) Kral VA: Senescent forgetfulness: benign and malignant. Can Med Assoc J, 86: 257-260, 1962.
9) Burke WJ, et al.: Reliability of the Washington University Clinical Dementia Rating. Arch Neurol, 45: 31, 1988.
10) Gottfries CG, et al.: A new rating scale for dementia syndromes. Arch Gerontol Geriatr, 1: 311-330, 1982.
11) 伊藤　斉，武井妙子，立山万理：GBS尺度について．代謝異常治療研究基金研究業績集，13: 17-21, 1982．
12) Åsberg M, et al.: A comprehensive psychopathological rating scale. Acta Psychiatr Scand, 57: 5-27, 1978.
13) 本間　昭，ほか：GBSスケール日本版の信頼性と妥当性の検討．日本老年医学会雑誌，26: 617-623, 1989．
14) 小林敏子，ほか：行動観察による痴呆患者の精神状態評価尺度（NMスケール）および日常生活動作能力評価尺度（N-ADL）の作成．臨床精神医学，17: 1653-1668, 1988．
15) 西村　健：知的機能検査の使い方とその評価：西村式．老年期痴呆，3：86-92，1989．
16) Nishimura T, et al.: Scales for Mental State and Daily Living Activities for the Elderly: Clinical Behavioral Scales for Assessing Demented Patients. Int Psychogeriatr, 5(2): 117-134, 1993.

17) ブラッドフォード大学認知症ケア研究グループ：DCM（認知症ケアマッピング）理念と実践 日本語版. 常川印刷（非売品），2011.
18) Brooker D: PAS 800: 2010 Use of Dementia Care Mapping for improved person-centred care in a care provider organization–Guide, Universiry of Bradford, 2010.
19) Kitwood TM: Dementia Reconsidered: The Person Comes First, Open University Press, 1997.
20) 水野 裕：【最新の認知症ケア】Dementia Care Mappingの臨床的有用性と今後の課題. 老年精神医学雑誌，19：657-663, 2008.
21) Brooker D, et al.: The efficacy of Dementia Care Mapping as an audit tool: Report of a 3-year British NHS evaluation. Aging Ment Health, 2：60-70, 1998.
22) Martin GW, Younger D: Person-centred care for people with dementia: a quality audit approach. J Psychiatr Ment Health Nurs, 8: 443-448, 2001.
23) ブラッドフォード大学認知症ケア研究グループ，認知症介護研究・研修大府センター：DCM（認知症ケアマッピング）第8版マニュアルEditor 編：Book DCM（認知症ケアマッピング）第8版マニュアル, 常川印刷, 2011.
24) Brooker D: Dementia care mapping: a review of the research literature. Gerontologist 45 Spec No 1: 11-18, 2005.
25) Brooker DJ, Surr C: Dementia Care Mapping (DCM): initial validation of DCM 8 in UK field trials. Int J Geriatr Psychiatry, 21: 1018-1025, 2006.
26) 鈴木みずえ，ほか：Quality of life評価手法としての日本語版認知症ケアマッピング（Dementia Care Mapping：DCM）の検討 Well-being and Ill-being Value（WIB値）に関する信頼性・妥当性. 日本老年医学会雑誌, 45：68-76, 2008.
27) Miller ER, Parachek JF: Validation and standardization of a goal-oriented, quick-screening geriatric scale. J Ame Geriatr Soc, 22: 278, 1974.
28) 村田和香，山田 孝：老年痴呆に至った片麻痺患者の作業療法 パラチェック老人行動評定尺度を用いて. 作業療法, 5：27-35, 1986.
29) 村田和香：【EBOT時代の評価法25】パラチェック老人行動評定尺度(PGS). 作業療法ジャーナル, 38：650-656, 2004.
30) 朝田 隆：痴呆患者の問題行動評価票(TBS)の作成. 日本公衆衛生雑誌, 41：518-527, 1994.
31) Baumgarten M, Becker R, Gauthier S: Validity and reliability of the dementia behavior disturbance scale. J Am Geriatr Soc, 38: 221, 1990.
32) Reisberg B, et al.: Behavioral symptoms in Alzheimer's disease: phenomenology and treatment. J Clin Psychiatry, 48(Supp l): 9, 1987.
33) Homma A, et al.: Reliability study on the Japanese version of the Clinician's Interview-Based Impression of Change. Dement Geriatr Cogn Disord, 21: 97-103, 2006.
34) 朝田 隆，ほか：日本語版BEHAVE-ADの信頼性について. 老年精神医学雑誌, 10: 825-834, 1999.
35) 忽滑谷和孝，青木公義：【痴呆の行動異常判定の実際】痴呆の行動異常評価尺度 BEHAVE-AD, BEAM-D, DBRI, BRSD, NRSなど. 老年精神医学雑誌, 13：169-175, 2002.
36) Sclan SG, et al.: The behavior pathology in Alzheimer's disease rating scale (BEHAVE-AD): reliability and analysis of symptom category scores. Int J Geriatr Psychiatry, 11: 819-830, 1996.

〔6. 介護負担〕

1) Zarit SH, et al.: Relatives of the impaired elderly: correlates of feelings of burden. Gerontologist, 20(6): 649-655, 1980.
2) Arai Y, et al.: Reliability and validity of the Japanese version of the Zarit Caregiver Burden Interview. Psychiatry Clin Neurosci, 51: 281-287, 1997.
3) 荒井由美子，ほか：Zarit介護負担尺度日本語版（J-ZBI_8）の作成：その信頼性と妥当性に関する検討. 日本老年医学会雑誌, 40(5): 471-477, 2003.
4) Vernooij-Dassen MJFJ, et al.: Predictors of sense of competence in caregivers of demented persons. Soc Sci Med, 43: 41–49, 1996.

〔7. その他〕

1) 粟田主一 編：認知症初期集中支援チーム実践テキストブック DASCによる認知症アセスメントと初期支援, 中央法規, 2015.
2) DASC-21シート最新版(https://dasc.jp/wp-content/uploads/2014/05/b22f358c9eaab1027fe1769620109c71.pdf)
3) 粟田主一，ほか：地域在住高齢者を対象とする地域包括ケアシステムにおける認知症アセスメントシート（DASC21）の内的信頼性・妥当性に関する研究. 老年精神医学雑誌, 26：675-686, 2015.

3章 介入

POINT

- 認知症をもつ人に対する作業療法実践の目標は，健康や参加に関連する作業との結びつきを最大限にし，QOLを高めることである。
- 作業療法における介入には，介入計画，介入実践，介入の振り返りが含まれる。
- 介入計画では，クライエントや家族と協働する，個人に応じて介入やケアを仕立てる，ニーズ，理論やエビデンスを参照する，QOLの観点で省察するといった視点をもつ。
- 介入実践では，作業歴を参照したり日ごろの様子を観察したりするなどの方法を通して，認知症をもつ人の健康や参加に関連する作業の探索を行う。
- 認知症をもつ人の作業遂行を促進するためには，人－環境－作業の側面から支援を考える必要がある。
- 作業遂行を促進するための人への介入方法には，必要に応じた適切な援助，代償戦略の獲得，安心する声かけや賞賛といった方法がある。
- 作業遂行を促進するための環境への介入方法には，作業場を変える，作業領域を明確にする，リマインドカードを活用する，集中できる静かな環境を整えるといった方法がある。
- 作業遂行を促進するための作業への介入方法には，作業の簡素化，時間の構造化，自助具の使用，メモリーブックの使用といった方法がある。
- 認知症をもつ人の健康や参加に関連する作業との結びつきを促進するために，家族介護者に対して心理的サポートとかかわり方の指導を行う。
- 集団活動の形態には，パラレルな方法と，1つの活動を参加者で協力して行う方法がある。両者の形態の集団活動を準備しておくことで，多様な症状や背景の認知症をもつ人に対応して，作業との結びつきを促進することができる。
- 介入の振り返りでは，介入実施の有効性を検証する。そして，必要に応じて介入計画を修正し，目指す成果に近付いているかをモニターする。

はじめに

　認知症をもつ人に対する作業療法実践の目標は，QOLを最大限にすることである[1]。QOLは健康や参加に関連する作業との結びつきとして定義され，仕事，ボランティア活動，余暇活動，日常生活へのかかわりによって測定されるものである[2]。したがって，認知症をもつ人に対する作業療法実践の目標は，健康や参加に関連する作業との結びつきを最大限にすることである。そこで本項では，認知症をもつ人に対して健康や参加に関連する作業をどのように探索し，どのように支援していくかに重点を置いて解説する。つまり，記憶力や判断力のような認知機能の維持や向上を目指した介入ではなく，健康につながる作業や日常の作業とのかかわり，またその遂行を促進することでQOLを高める介入に焦点を当てる。

　作業療法における介入には，**介入計画**，**介入実践**，**介入の振り返り**が含まれる。そこで本項では，この枠組みに沿って作業療法で行われるそれぞれの内容や基本となる考えを述べる。

介入計画

●クライエントや家族と協働する

　介入計画の段階では，目指す成果（目標）を達成するために，OTがとるべき行動を明確にした計画を立案する．その計画は，OTが単独で立案するのではなく，認知症をもつ人あるいは家族と協働して立案するのが望ましい．なぜなら，認知症の初期には適切な判断ができる場合が少なくないからである．決して，認知症だから判断できないと決めつけるのではなく，理解力や判断力を見極めながら認知症をもつ人自身にも作業療法計画に参加してもらうよう促すべきである．例えば，施設入所している軽度の認知症をもつ高齢者に対して，最近足腰が弱ってきたように感じないかと尋ねると，そう感じると答える人は少なくない．そのようなとき，すかさず日課としてウォーキング活動に参加することを促してみると，意欲を示す場合がある．

　認知症をもつ人が自身の意思を適切に返答できない場合には，本人のことをよく知る家族に代弁してもらうことで，より妥当な計画を立てることができる．多くの場合，家族は当事者の次に本人のことをよく知っているからである．可能な限り，作業療法の計画立案に家族を巻き込むべきである．そのためにも，フォーマルな面談や電話連絡だけではなく，面会や送迎などのちょっとした時間を活用して，できるだけ家族とコミュニケーションをとることが重要である．

●個人に応じて介入やケアを仕立てる

　認知症をもつ人の中核症状や行動・心理症状（Behavioral and Psychological Symptoms of Dementia；BPSD）の現れ方，介護者の介護力，住む環境はさまざまである．したがって，個人の状況に応じて仕立てた介入やケアを行うのが望ましい．例えば，病気の初期には服薬管理のためのピルボックスの使用練習で服薬の自己管理が可能になる人もいれば，その利用により混乱を示す人もいる．病気の中期には，施設において自室の入口に目印をつけておくことで迷わずに戻ることができる人もいれば，その目印を無視したり誤って解釈する人もいる．このように，認知症をもつ人の能力や症状の多様性を鑑みると，作業療法では個人や介護者に応じて仕立てた介入を計画することが大切である．

●ニーズ，理論やエビデンスを参照する

　介入計画を立案するときには，認知症をもつ人および家族や介護職員のニーズ，作業療法の評価結果，理論や実践枠組み，最良の実践を導くエビデンス（根拠）を参照することも大切である[3]．認知症をもつ人に対して作業療法で用いられている理論や実践枠組みには，パーソン・センタード・ケア，作業療法介入プロセスモデル（Occupational Therapy Intervention Process Model；OTIPM），感覚統合などさまざまなものがある．どの理論や実践枠組みを用いるかによって，介入計画が異なる．例えば，パーソン・センタード・ケアの考え方を用いると，その人らしさやウェルビーイングを高めるためのケアに重点が置かれた計画が立てられるだろうし，OTIPMの考え方を用いる場合には，作業遂行文脈を確立するなかで特定された，重要な作業の遂行に焦点が当てられた介入が計画されるだろう．感覚統合の理論を用いれば，個人が好む感覚刺激を提供し，いらいらした感情や性的逸脱行為を抑制することが計画されるかもしれない．

　「最良の実践を導くエビデンスを参照する」，とは，クライエントの臨床上の問題に対してガイ

ドラインや文献などから最良の治療的根拠を探し出し，それを批判的に吟味することである．そして，その根拠を，自分の担当したクライエントに適応するか決定することである．

QOLの観点で省察する

　作業に焦点を当てたクライエント中心の作業療法では，立案した目指す成果を認知症をもつ人や家族に可能な限り確認する．その際，その成果が認知症をもつ人のQOL促進につながるものになっているか省察する必要がある．例えば，「穏やかに過ごす」ことを目指す成果として掲げた場合，これが実現すると本当に認知症をもつ人のQOLが向上するかを考える必要がある．穏やかに過ごすことが，何もしない退屈な時間を過ごすこと，あるいは無為に過ごすことになり，それを本人が望んでいるようには思えない場合には，いくら介護者の負担軽減になるとしても，これを作業療法の目指す成果として掲げるべきではない．このような場合，例えば「○○をして楽しい時間を過ごす」「人と交流して笑顔で過ごす」など，健康を促進する作業とセットで考えるとよい．その成果を得ることが認知症をもつ人自身の利益になるよう，目標を設定する工夫が必要である．

介入実践

健康や参加に関連する作業の探索

　アルツハイマー型認知症をもつ人のBPSDで最も出現頻度が高いのはアパシー，つまり無気力になり無為に過ごす状態になることである[4]．その背景には，前頭葉機能の低下に伴う意欲の減退だけではなく，遂行機能障害の影響が存在する．

　遂行機能は目標に向かって順序よく作業を進める機能である．この機能が低下した場合，なんらかの作業を試みても順序がわからず混乱したり，失敗を繰り返す．そして，次第に自尊心が低下し，無気力となっていく．このような状態にある認知症をもつ人に対して，自分らしさを発揮したり，楽しんだり，生き生きすることができる作業，つまり健康につながる作業を見つけることは作業療法で行うべき重要な介入の1つである．

　健康につながる作業を特定する方法には，

①作業歴を参照する．
②本人や家族に尋ねる．
③日頃の言動を観察する．
④提供してみる．

の4つがある．次に，それぞれについて詳述する．

・**作業歴を参照する**

　作業歴とは，過去の職業，趣味，特技，家庭や地域で担っていた役割など，過去の作業の経験や移り変わりのことである．

　作業歴を調べることで，過去に興味や関心をもっていた作業や経験のある作業を把握することができる．たとえ認知症をもつ状態になっても，これらの作業に興味や関心をもち続けている場合が多くある．また，手続き記憶として，その作業を行う技能が残っている場合がある．例えば，主婦としての経験がある女性の包丁使用の技能がそれに該当する．

作業歴は家族から聴取するだけではなく，本人からも聴取する必要がある。記憶の障害が軽〜中等度であれば，断片的にでも語ることができる。本人に聞くことで，どのような仕事や生活をしてきたかだけではなく，それぞれの作業に対してどのような思いや意味があるかを知ることができる。

　本人に作業歴を聴取する際には，事前に家族から聴取しておくと，本人から多くの情報を引き出しやすい。次に，作業歴を参照して取り組む活動を特定した事例を3つ示す。

事例1

　老人保健施設に入所中のアルツハイマー型認知症をもつ80歳代の女性。何気ない会話のなかで縫い物の話になったため，和裁や洋裁の経験を尋ねると，嫁いだ先で義理の母から和裁を習い，その経験を生かして自分の子どもの服を縫っていたと返答した。

　そこで，パッチワーク（図1）で作業療法室のテーブルクロスを製作する作業を依頼すると，「自信がないけどやってもよい」と返答した。手本を見せながらやり方を説明すると一度で理解し，その後は時折，布の裏表を間違えないように確認するだけで，布を縫い合わせることができた。

　この女性は，パッチワークをするときには，かつて子どもの服を自分で縫い上げていたことや子育てのことを，断片的にではあるが生き生きと話して過ごしていた。

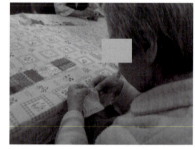

図1　パッチワークの場面

事例2

　認知症デイケアに通う60歳代の男性。都内の有名な私立大学経済学部を卒業して銀行に入社した。50歳代のときに若年性認知症と診断され徐々に進行していき，食事以外のADLに介助が必要となった。

　学生時代から勉強，特に数学が好きだったと話していたことから，100マス計算や大人のドリルを紹介すると，本人は興味を示した。そして，デイケアでは毎日30分間，100マス計算に取り組むことが日課となった。

事例3

　認知症治療病棟に入院中の70歳代の男性。レビー小体型認知症。病院の事務職にたずさわり，定年退職まで勤務した。在職中には，昼休みに同僚と将棋を指すことを日課にしていた。退職後は地元の将棋クラブに週3日通い，将棋を楽しんでいた。

　将棋の対戦を依頼すると，「やろう」と受け入れた。実際に対戦してみると駒の並べ方は覚えていたものの，動かし方の誤りが何度かみられた。週に1度，病棟職員と対戦するイベントを設定すると，日ごろから同程度の認知症をもつ人と対戦したり，詰将棋の書かれた本を眺めて過ごすようになった。

・本人や家族に尋ねる

　前述のように，作業歴を参照しながら認知症をもつ人本人に興味や関心あることを尋ねるだけではなく，オープンクエスチョンでやりたいことを尋ねてみる。あるいは，作業選択意思決定支

援ソフト（Aid for Decision-making in Occupation Choice：ADOC）のような，活動を提示して作業を選択するツールを用いてやりたいことを尋ねてみると，興味のある活動が見つかる場合もある。

また，作業療法での評価をもとに，「する必要がある」と思われる作業の実施を本人に提案し，本人がその必要性を感じているかを確認する方法もある。例えば，足腰が弱らないように，あるいは夜間に目が覚めるのを改善するために日中に運動することを提案することなどがそうである。

認知症が進行して十分なコミュニケーションが取れず，意思確認が取れない場合は，家族に本人の意思を代弁してもらうことで，興味ある活動を見つけられることもある。例えば，家族に対して「本人はどのようなことをしたいと思っているでしょうか」と尋ねてみるとよい。

• 日頃の言動を観察する

日頃の言動を観察するなかで，本人にとって結びつきを促進したほうがよい，あるいは結びつきの方法を変えたほうがよいと思われる作業を，本人の語りや想い，ウェルビーイング，残存能力や倫理的観点から特定する。

ウェルビーイングとは「よい状態」のことであり，ユーモア，喜びや周囲の人への思いやりが表現できる状態，自尊心や愛情を示すことができる状態，自ら人や社会と接触しようとする状態のことである。

倫理的視点とは，どのような行動をとることが正しいのかを考えようとすることである。その判断基準になる倫理原則には，自律尊重（当事者の意向を重視すること），無加害（害を与えないこと），善行（当事者にとってよいことを行うこと），公正（公平，平等であること）などがある。日頃の言動を観察することで，取り組む作業が特定された例を以下に示す。

事例4

認知症治療病棟に入院している70歳代のアルツハイマー型認知症をもつ男性。日頃は椅子に座って無為に過ごすことが多く，自ら人に話しかけることはない。スタッフが話しかけると，一言半句しゃべる程度である。

ある日，介護保険認定調査員が来院し，面会室で生活状況の調査を受けた。日頃の様子とは異なり，毅然とした態度で，はきはきと応答する姿が観察された。かつて，飲食店のオーナーをしていた経験があることからも，高い自尊心を有していると推測された。

そこで，毎日行われる朝の会で，皆の前に出て日付の確認や体操のモデルをする役割を依頼すると，力強いしっかりとしたしゃべり方や動きでリーダー的な役割を遂行してくれた。その姿を見た娘は，かつて元気だったころの父親の姿を垣間見たと語った。

事例5

老人保健施設に入所しているアルツハイマー型認知症をもつ80歳代の女性。16時ごろになると不安そうな表情でデイルームをうろうろ歩き回り，よくない状態で過ごしている。

理由を聞いても明確には答えられないが，スタッフが声をかけると表情が和らぎ，冗談を言ったりして会話を楽しむことができた。そこで，毎日16時ごろ，4〜5人程度で30分間の会話を楽しむ小グループ活動を導入した。

> **事例6**
>
> 　認知症治療病棟入院中のアルツハイマー型認知症をもつ80歳代の女性。スプーンを使って半分程度の量は自分で食べられるにもかかわらず，食べる途中で手が止まり時間がかかる，食べこぼしがあるといった理由で，全介助で食べさせてもらっていた。
> 　もっている能力を使わせないのは，自律尊重，善行に反すると考え，隣に座って声かけや初動介助をしながら，できるだけ自分で食べるよう介護方法を変更した。

・提供してみる

　作業歴や興味，関心がわからない場合は，病院や施設で実施している既存のグループ活動に参加してもらい，そこで行われている活動を提供してみるとよい。たとえ経験がなくても，目の前でほかの人たちがやっているのを見ると，関心を示してやり始めることがある。

　しかし，認知症をもつ人は記憶や遂行機能に障害があるため，作業がうまくいかないことを日常的に経験している。その経験は記憶として残らなくても，失敗感情となって残りやすい。このような感情を有している人は，なんらかの作業を目の前に提示されても拒むことが多い。このときに重要なことは，作業を無理に勧めるのではなく，拒む権利を保障することである。決して強要せずに，「わかりました。また今度お願いします」などと言い，本人がその気になるまで待つことが大切である。

アルツハイマー病の病期に応じた作業療法の介入

　アルツハイマー病は緩徐に進行し，最終的に5～15年で死に至る病気である。進行の程度は大まかに初期，中期，後期に分けられる。初期には物忘れや繰り返しの質問がみられ，中期には食事をしたことを忘れるなど著明な短期記憶障害，見当識障害がみられる。後期には身体的障害や重度のコミュニケーション障害がみられるようになる。

　作業療法では，自律と安全を秤にかけて，個人が望ましいレベルで最大限に作業へかかわることが目指される。

　アルツハイマー病をもつ人のなかには，50歳代で発症する若年性の人がいる。彼らは多くの場合，社会に貢献する役割を担っている年代である。したがって，病気の影響を受ける作業には，仕事やボランティア活動が含まれる。一般に作業遂行の目標は，初期には直接的に仕事やIADL，中期には余暇活動，社会参加やADL，後期には社会参加や基本的ADLにかかわるよう方向付けられる[3]（**表1**）。

・仕事やボランティア活動

　若年性アルツハイマー病の初期には，仕事が価値の高い作業であることが多く，それを維持することに焦点が当てられる。多くの場合，仕事は次第にやりがいの少ない仕事に取り換えられていく。退職を決心することは，自尊心，価値ある作業の喪失，経済的自立に大きな影響を与える。

　作業療法では，作業分析や作業遂行能力の評価を行い，どのような業務や課題に適応でき，個人の安全性や会社の利益の保証のために，どのような業務や課題をやめるべきか助言を行う。

　同様に，地域や社会のために貢献するボランティア活動に価値を置く人に対して，OTは適応可能な役割や課題の助言を行う。例えば，若年性アルツハイマー病をもつ人のなかには，地域の美

表1　アルツハイマー病の病期に応じた作業療法介入

病期	作業の領域	作業療法介入
初期	仕事／ボランティア，IADL，余暇活動，社会参加	・クライエントの能力に適した仕事やボランティア活動に従事する機会を創造する ・フラストレーションの軽減のために環境や活動が要求することを修正し，介護者にその教育と訓練を提供する ・適切な支援と資源によって，IADLに安全にかかわることを維持する ・家族や地域と，第1および第2の社会的ネットワークを確立する ・クライエントの能力に適した余暇活動にかかわることを促進する
中期	ADL，余暇活動，社会参加，睡眠	・代償と環境適応を通して，ADLへの結びつきを最大限にする ・個人に応じた活動プログラムを介護者に指導する ・十分な監督と安全への配慮の下で行う余暇活動の機会を創造する ・認知機能が低下した人のためにデザインされた，地域でのプログラムを推進する ・日中の活動に積極的に参加することで睡眠障害を防ぐ
終期	ADL，社会参加，睡眠	・介護者に援助や訓練を行い，ADLに参加するためのクライエント因子を維持する ・人と結びつきたいというニーズを満たすために社会参加を促進する ・居眠りや無動に伴う運動不足で起こる合併症を予防する

（文献3より引用）

化活動，あいさつ運動や講演活動を行っている人がいる．講演活動で，当事者が認知症を受け入れ，前向きに生き生きと生活していることを語ることは，同じ認知症をもち悩んでいる人や家族に勇気を与える．OTは，行政，地域包括支援センターや認知症疾患医療センターと連携し，このような講演会や当事者同士の交流会の企画運営に参画することが期待される．

- IADL

アルツハイマー病の初期には，安全にIADL（instrumental activities of daily living）を遂行することに焦点が当てられることが多い．例えば，運転，調理，掃除，洗濯，買い物，金銭管理，家屋修繕が挙げられる．

とりわけ運転は，人の命にかかわる重要な懸念事項である．認知症をもつ人のなかには，危険を感じて運転を放棄する人もいるが，抵抗する人もいる．病気の中期になって抵抗する人のなかには，事故を起こした体験を覚えておらず，鍵を取り上げられることに強く抵抗し，攻撃的な態度に出る人がいる．しかし，認知症のある高齢者は同年代の健常者に比べて，衝突事故の危険性が2.5～4.7倍高く，認知症の重症度とともに事故の危険性も高まるとされており[5]，適正な指導や対応が必要である．わが国では，2017年3月に改正道路交通法が施行され，75歳以上の人は免許の更新の際に認知機能検査が義務付けられた．その検査で第1分類（記憶力・判断力が低くなっている者）と判断された場合は，臨時適性検査を受けるか，医師の診断を受けなければならない．そしてこの臨時適性検査や医師の診断により認知症と診断された場合は，免許が取り消される．

作業療法では必要に応じて，家族から事故歴など運転の詳細な情報を収集するとともに，運転技能との関連が示されているClinical Dementia Rating（CDR）やMini-Mental State Examination（MMSE）などの評価尺度による認知症重症度の判定を行う．また，コース立方体やTrail Making Test（TMT）など運転技能に関連する空間認知機能や注意機能を簡便に調べる検査を実施し，医師にその情報を提供する．これらの検査結果は，運転能力の判定のために有用な神経心理評価法が確立されていない現状では，参照する程度にとどまるが，家族や本人に説明するための材料となる．

アルツハイマー病の初期にみられる調理の問題には，火を消し忘れる，味がまずくなるなどがある。火の消し忘れは火事に発展する重要な問題であるため，自動消火装置や立ち消え安全装置が付いたガスコンロ，IHクッキングヒーターに変更するほうがよい。認知症が進行すると新たに機器の操作方法を覚えることが困難となるため，ガスコンロの変更は極力早めに行うほうがよい。

　料理の味が変わることについては，家族と一緒に味付けをするよう助言する。それが困難な場合，ヘルパーによる援助の導入を検討する。いずれにしても，支障が出てきた日々の活動を認知症をもつ人から取り上げるのではなく，可能な限り活動に参加できるよう介護者を指導することが大切である。

- **ADL**

　更衣，整容，入浴や食事などのADLの問題は，一般に病気の中期に表面化する。このステージにおけるADLの遂行は，目標に留意して適切に進めることができず，一貫性がない。そのため介入では，認知症をもつ人がADL活動に参加できるように，実際場面で練習を行う。また，介護者に対して，認知症をもつ人の能力や状態に応じて，臨機応変に介護の量や方法を変更できるよう指導する。例えば，洋服の選択の自立を促進するためにクローゼットにある洋服の数を減らす，頭を通す部分は介助するなど，できない部分は介助して過度な要求をしない，といったことが含まれる。

　病気の中期には，日中に水分を摂ることを忘れて，突然不穏になったり，のどの渇きを満たすために徘徊し始めることがある。対照的に，食べたことを忘れて何度も欲しがることもある。また，食事の好みがはっきりし，栄養のバランスが崩れた食事摂取になるかもしれない。このステージでは，日中には定時に水分を提供したり，栄養をモニタリングしたりすることが重要である。病気の中〜後期には，強い入浴拒否がみられるようになる。入浴は滑りやすい環境で行われるため，不安を誘発しやすい。また，体力を消耗する活動である。これらのことが，入浴拒否を招く一因となっているかもしれない。拒否がある場合には，無理に入浴させるよりも清拭に変更することで，適切な衛生状態を維持するほうがよい。

- **余暇活動と社会参加**

　認知症になるとコミュニケーション技能が低下するため，余暇活動や社会参加は次第に難しくなってくる。そのため，活動を修正すること，見守りや援助を増やすことを考える必要がある。例えば，ウォーキングを楽しむ人には，迷子になることを防ぐために帯同者が必要になる。運動機能の低下がみられる病気の中〜後期には，一般の歩道よりも，大きな公園や河川敷，ウォーキング専用コースなど，安全に歩ける場所で行う必要があるかもしれない。ウォーキングは，反復的で粗大な運動，なじみのある活動の例であり，終生にわたってかかわることを推奨できる活動である。余暇活動は楽しみの活動であり，QOLを高めることに直結する。認知症のどのステージにおいても，余暇活動とのつながりを考えることが大切である。

　病気の進行に伴い中核症状やBPSDが明らかになると，社会的なつながりは次第に少なくなる。病気の中期までに，趣味活動，市民活動，地域活動や家族の行事から手を引くことがしばしば観察される。地域のなかにある資源を活用して，可能な限り地域社会との結びつきを維持するよう支援することが大切である。例えば，在住地域にある高齢者サロンに出かけること，見守り支援事業を通して支援員を派遣してもらい，話し相手になってもらうことなどが挙げられる。これらの事業は，地域によっては社会福祉協議会が推進している。医療保険や介護保険によるデイケア，

デイサービスも社会参加を構築する支援の1つである。

• **睡眠**

睡眠障害は認知症をもつ人に高頻度でみられ，介護者にとって負担の大きくなる症状の1つである。睡眠を保つための介入には，日中の極端な睡眠を制限するために運動や趣味活動のような余暇活動を増加させる方法，日中に日光を浴びる方法などがある（**表2**）。

認知症治療薬（コリンエステラーゼ阻害薬）など服薬の影響で睡眠障害が起こる場合もあるので，医師と相談しながら睡眠を保つための方法を検討していく必要がある。

表2　認知症をもつ人への睡眠を保つための介入

1. 日中の睡眠を制限する／運動や余暇活動をする
2. カフェインの入った飲料を制限する
3. 日中に日光を浴びる
4. 落ち着く静かな環境を整える
5. 就寝前のルーチンの儀式の開発
6. 夕刻以降，過剰な水分摂取をしない
7. 認知症治療薬（コリンエステラーゼ阻害薬）の午後以降の服薬を避ける

（文献6より一部改変引用）

作業遂行を促進する方法

認知症をもつ人が作業をうまく遂行できるように支援することは，作業療法で行う最も重要な支援の1つである。作業遂行は，その人にとって意味のある活動を目標に留意しながら，完了に向けて順序よく進めることである。それは人－環境－作業の影響を受け変化する。したがって，作業遂行を促進するためには，人－環境－作業の側面から支援を考える必要がある。ここでは認知症をもつ人に対して作業遂行を促進する主な支援の方法を，人への介入，環境への介入，作業への介入に分けて述べる。

• **人への介入**

人への介入は，直接的に認知症をもつ人に働きかけて作業遂行を促進する方法で，「必要に応じた適切な援助」「代償戦略の習得」「安心する声かけや賞賛」の3つがある。

必要に応じた適切な援助

認知症をもつ人には，作業を始められない，次の工程に移れない，工程の途中で中断する，異なる内容の作業に移り変わるなどの問題がみられる（p.83,「自然な文脈のなかでの観察」参照）。

このような作業遂行の問題が目立たずに，作業が円滑に進むよう支援する1つの方法は，介護者が必要に応じて適切な援助を提供することである。

一般に，認知症をもつ人への援助の方法は，援助の必要度と作業の難易度に基づいて**図2**のように進展する。援助の必要度が低く，作業の難易度が低い場合は監視（monitoring）が行われる。監視には，終了後の監視，ときどきの監視，頻繁な監視がある。

認知症が進行するに従い，監督（supervising）が必要になる。これは，最初に説明して見守り，必要に応じて指示や指導をすることである。言葉だけでは理解できなかったり，作業が始められない場合には，最初に実演（demonstrating）が行われる。実演だけでは始められない場合には，さまざまな場面で手掛かり（cueing）を与える。調理活動を例にとれば，野菜を切る位置を言葉で説明する（言語的手掛かり），切る大きさがわかるように目の前に切った野菜を置いておく（視

覚的手掛かり），包丁を握らせる（触覚的手掛かり）ことが含まれる。

　手掛かりを与えただけでは作業が始まらない場合，あるいは目的に適っていない行為がみられる場合には，介助（assisting）を行う。例えば，歯ブラシを持たせても歯磨きが始まらない場合は，OTが認知症をもつ人の手を上から握り，数回歯を磨く介助をする。これを初動介助という。歯を磨く行為が始まった後，すぐにやめてしまう場合には，再び初動介助を行う。

　介助を行っても作業遂行が困難な場合には，見学（client observing）という形での作業への参加を促す。

　重度の認知症をもつ人でも，1回のセッションのなかで介助を受けながら作業をしていると，誤った作業の方法が正しい方法に修正されることがある。ある80歳代のアルツハイマー型認知症をもつ女性は，食事を含めたすべてのセルフケアに多大な介助を必要としたが，編み物をする能力は残っていた。正しい方法で編めることもあったが，編み目が跳んだり誤った方法で編んだりすることが多かった。ある日のセッションで，誤った方法で編んでいたところ，OTがその女性の手を取り正しい編み方を指導した（図3）。何度も手を取り指導を続け，15分ぐらい経つとその女性は正しい編み方ができるようになった。そして，そのセッション中は，ほとんど誤ることなく編み続けることができた。

　アルツハイマー型認知症をもつ人の場合，意識しなければスムーズにできる行為でも，強く意識するとその行為ができなくなることがある。これは失行の一種だが，このような症状がみられる場合には，道具をさりげなく置くなどの手掛かりを与え，行為を意識化させないようにすることが望ましい。

　介護者が使用する物品を確認させたり，行為を促すことで混乱し，その行為がスムーズにできなくなった場合の援助方法として，小川[8]は仕切り直しの方法を紹介している。これは，混乱している行為を促すのをいったんやめ，最初からやり直す方法である。例えば，左足のスリッパを自分で履いたあとに，OTが右足のスリッパを履くよう促したことで混乱した場合は，無理に右足のスリッパを履くよう促すのではなく，左足のスリッパも脱いでもらい少し間をとる。そして，「じゃあ，あがりましょうか」と言い，自発的にスリッパを履く行為を促す。また，Ogawa[9]は，行為を途中でやめてしまった場合の援助方法として，仕切り直しに加えて認知症をもつ人が普段

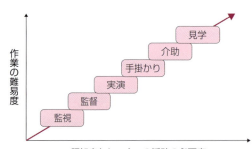

図2　認知症をもつ人への援助方法の進展

認知症をもつ人への援助の必要度と作業の難易度に基づいて，援助の方法は変化する。援助の必要度が低く，作業の難易度も低い場合には監視が行われる。援助の必要度や作業の難易度が高まるにつれて，援助の方法は監督，実演，手掛かり，介助へと進展し，最終的には見学という形で作業に参加することになる。
　　　　　　　　　　　　　　　（文献7より一部改変引用）

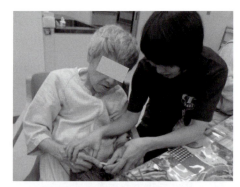

図3　重度認知症をもつ女性への編み物指導

OTが認知症をもつ女性の手を取り何度も編み物の指導を行うと，そのセッション中は誤った編み方が修正され，正しい方法で編むことができるようになった。

行っている手順の最初のみ介助することで，行為の全体を引き出す方法を紹介している。例として，セーターを途中で着るのをやめた認知症をもつ男性に対して，彼が普段衣服を着るときの手順である眼鏡をはずしてセーターに頭を通す介助を行うと，あとは本人が自分で着ることができた事例を挙げている。

代償戦略の習得
【ピルボックスの使用】

　認知症をもつ人であっても，記憶障害が軽度であれば，補助具を使用した代償戦略を習得できるようになる場合がある。例えば，薬の飲み忘れがある場合，そのコンプライアンスを上げるために，ピルボックスを使用する方法がある。ピルボックスの代表的なものには，朝，昼，夜に区分けされ，1週間分の薬を入れられるようになったものがある。これをテーブル上に置き，最初の数日間あるいは数週間，毎食後の服薬を家族と練習することで習慣化されることがある。また，カレンダーを見る習慣がある人には，「お薬カレンダー」などのタイプを用いる方法がある。どちらかというと，カレンダータイプのほうが飲み忘れ率は低いようである[10]。最近ではアラーム付きピルボックス（図4）も活用されている。独居の脳血管性認知症をもつ女性に対してアラーム付きピルボックスを導入した事例では，娘との試用を経て本格的に導入すると飲み忘れはなくなり，その効果は6カ月後にも及んだ[11]。この事例のCDRは0.5，MMSEは21点で，見当識や言語能力の問題はなく，短期記憶の低下が認められていた。薬入れの蓋には「お母さん。音が鳴ったらひっくり返して，薬を飲んでくださいね」と使用方法を明示した紙を貼ったり，座卓上にポットと湯呑を常備し，薬を取り出してすぐに服薬できるよう工夫されていた。

　服薬に限らず，認知症をもつ人は，その日にすべきことを思い出して行動に移すことが難しくなる。例えば，ゴミ出し，買い物，ヘルパーの来訪あるいはデイサービスなどがある。現在よりも先の未来にある予定の記憶を，予定記憶という。認知症をもつ人は予定記憶を保持しておくことが苦手である。この対策の1つにTo Doリストを活用する方法がある。これは，その日にすることを書いたリストのことである。軽度の認知症をもつ人であれば，これを冷蔵庫など目につく場所に貼ったり置いたりすることで，行動が促されるようになることがある。自分の生活史や現在の生活を記したメモリーブック（p.155参照）にTo Doリストを作成する方法もある。MMSEが20点前後だと，そのTo Doリストの載ったページを開いて机の上に置いておけば，そこに書いてある行動を行える可能性が高く，15点以下だと介護者か家族の促しや援助が必要であるといわれている[12]。

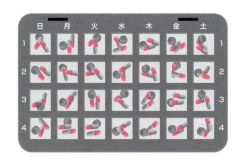 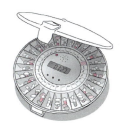 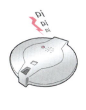

図4　アラーム付きピルボックス

【間隔伸張法】

　認知症をもつ人がTo Doリストや歩行器などの補助具を使った戦略を習得するアプローチの1つに，間隔伸張法（spaced retrieval method；SR法）がある。これは，徐々に時間の間隔を空けながら特定の情報を想起させる（思い出させる）という記憶に対する訓練方法である[13]。その目的は，重要な情報を長期にわたって覚えておけるようにすることである。間隔伸張法は，米国の認知症作業療法ガイドライン[14]では，認知症をもつ人に対して中等度のエビデンスがあるとされている。

- **実施上の注意点**：間隔伸張法の訓練を始める前にスクリーニングを行い，この訓練が適応するか判断する。認知症をもつ人はこの訓練を，楽しくて，やりがいのある経験と感じなくてはならない。情報を覚えるのに非常に努力を必要とするのであれば，間隔伸張法はその人には適していないことになる。もし，間隔伸張法を行って混乱するようなら中止する。
- **スクリーニング**：間隔伸張法の適応を判断するためにスクリーニングを行う。その方法は，OTの氏名あるいは認知症をもつ人が必要としている情報を教えて，①すぐに再生（直後再生），②約15秒後に再生（遅延再生・短），③約30秒後に再生（遅延再生・長）の3段階に分けて実施する。質問に答えられなかった場合には，前段階に戻って質問を実施する。例えば，②を実施してできなければ①へ戻る。どこかの段階で3回失敗すれば不適応と判断する。
- **訓練方法**：覚える必要のある事柄や行動を教え，想起する間隔を伸ばしていく。その間隔は，基本的には倍にする。例えば，3分後に想起できたら次は6分後，次は12分後と伸ばす。正しく想起できなかった場合は，正しい答えを教えてすぐに再生させる。そして，次の時間間隔は，直前に成功したところまで戻って実施する。次のセッション（例えば翌日の訓練）の冒頭で，課題の情報について思い出してもらい，正しく思い出すことができたら，そのセッションではその情報について訓練する必要はない。もし，3セッション続けて冒頭に正しい反応ができたら，その情報についての訓練は終了する。ただし，記憶として維持するために，各セッションの冒頭でその情報について尋ねることは続ける。セッションの冒頭で正しく思い出すことができなければ，正しい情報を伝えてすぐに思い出してもらい，それから前回のセッションで成功した最長の時間間隔まで戻って思い出してもらう。その時間間隔で成功すれば，そこから間隔を2倍に増やしていく。その時間間隔で思い出せなければ，第1段階（直後再生）まで戻って再び訓練をやり直す。**図5**に「17時になったら洗濯物をたたむ」という情報を覚える場合の例を示す。

　1セッションのなかで想起する回数は，セッションの長さ，認知症をもつ人の反応の正確さによって異なる。セッションでは1回に1つの情報を教えるようにする。例えば，「歩くときには歩行器を使う」という情報を覚えてもらいたいときには，ほかの情報を覚えるような課題は実施しない。セッションの空き時間では，会話やほかの課題をして過ごす。

- **行動を伴う情報を記憶する場合**：歩くときに歩行器を使う，車椅子のブレーキをかける，というような行動を伴う情報を記憶するときには，行動に必ず言語的な反応を組み合わせる。そして，認知症をもつ人は，行動することと，正しい情報について口に出して言うことの両方をしなくてはならない。例えば，歩くときに歩行器を使うことを覚える場合，OTは次のように会話を始める。

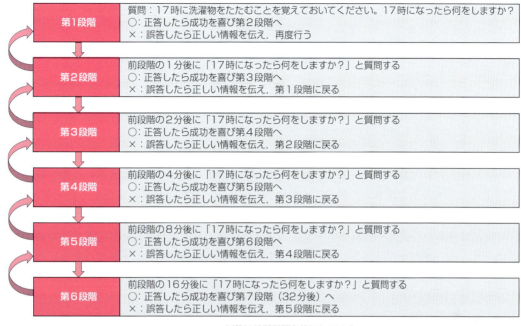

図5 間隔伸張法の例

「今日は新しいことを覚える練習をしましょう。歩くときに，この歩行器を使うことです」
（使ってみせる）
「歩くとき，この歩行器を使ってくださいね。では，歩くときに何が必要ですか？」

認知症をもつ人は，使うはずの歩行器を言語や動作で指し示し，実際に使用することが求められる。正しく実行できなかったら次のように伝える。

「この歩行器を使ってくださいね」
（使ってみせる）
「では，歩くときに何が必要ですか？」

訓練のときだけではなく，日頃の生活のなかで「歩くときに何を使っていますか？」と尋ね，歩行器を使用することを意識化させる。また，歩き始めにその使用を忘れそうになった場合，「この歩行器を使いましょう」などと声を掛け，歩行器を使用する経験を積むよう援助する。

安心する声掛けや賞賛をする

認知症をもつ人は，なんらかの作業をしているときに手が止まったり，辺りをきょろきょろ見回すことがある。これは，自分が行っている作業の方法が正しいのかどうかわからなくなっているサインの1つである。作業をすぐにやめてしまう人には，このようなサインがみられる前に，正しくできていることを言語的にフィードバックする必要がある。

このようなサインがみられても，正しい方法で作業ができている，あるいは仕上がりに支障がない範囲の誤りであれば，「それでいいですよ」「そのまま続けてください」などと声をかける。そ

うすることで，認知症をもつ人は安心して作業を続けることができる。「肩が凝りませんか」とねぎらったり，「仕事が丁寧ですね」と作業態度を褒めたり，「色合いがいいですね」「いい感じですね」と作品を褒めたりすることは，作業への意欲を引き出し，離席を抑制する効果がある。

- **環境への介入**

ここで取り上げる環境への介入は，認知症をもつ人の周囲の物理的環境を操作することであり，その方法には「作業場を整える」「作業領域を明確にする」「リマインドカードを活用する」「集中できる静かな環境を整える」がある。

作業場を整える

認知症をもつ人がテーブル上で作業をするとき，余計なものがあるとそれに注意がそれ，手が止まってしまうことがある。例えば，食事のときにテーブル上の傷に注意がそれて箸が止まる，歯磨きのときに洗面台にある布巾に注意がそれてブラッシングが止まるといった例がある。

最初に使わない道具や材料をテーブル上に置いておくと，それに反応して作業を始めてしまうこともある。そのような場合には，介助する人がそれらの道具や材料を必要なときに出し，不要になったらすぐに片付けるようにする。

作業領域を明確にする

ペンやひもで作業を実施する領域がわかるようにすることで，視覚的手掛かりを与えることができる。例えば，ぬり絵や糊付けをするときに，どこからどこまで塗ればよいのかを示すために太い線で作業範囲を囲む，草むしりのときにロープを張ってその日に作業する領域を明確にする，といったことが挙げられる。作業領域が広い場合には，まずは小さな作業領域を設定し，段階的に広げていくようにする。

リマインドカードを活用する

リマインドカードは，視覚情報により目的とする適切な行動を思い出させるカードである。このカードを，目的とする行動を引き出したい場所に貼り，生活上の行動の失敗を防いだり，減少

事例7

認知症治療病棟に入院中の80歳代の男性。アルツハイマー型認知症。改定長谷川式簡易知能評価スケール（HDS-R）は10点で，見当識，記憶障害がある。夜間の排泄時に病棟のトイレに歩いて行けるが間に合わず，廊下に尿を漏らしていた。ポータブルトイレをベッドサイドに置き，使用するよう促したところ，使用するようにはなったが，立位で排尿するため周囲が尿で汚染される状況が続いた。

そこで，「座る」と書いたカードや，本人がポータブルトイレに座って排尿している写真をポータブルトイレの蓋や背もたれに貼り付け（図6），実際にエラーレスラーニングの方法で何度か練習した。そして，その日の夜勤の看護師に対して，口頭で使用するよう説明するだけでなく，最初はエラーしないように誘導しながら排尿するのを援助するよう依頼した。するとその日の夜から座って排尿するようになり，ポータブルトイレの周囲を汚染することがまったくなくなった。

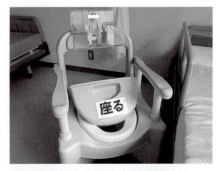

図6 リマインドカードの例

させられたりする場合がある．例えば，自宅の玄関扉のドアノブ付近に鍵を閉めるイラストとともに「鍵閉める」と書いたリマインドカードを貼ることで，外出時の鍵の閉め忘れの頻度が減少したり，施設のトイレ付近に便器のイラストともに「便所」と書いたプレートを吊り下げたりすることで，トイレにスムーズに行くことができるようになることがある．

集中できる静かな環境を整える

作業をするときには，その作業に集中できる環境を整える必要がある．近くで誰かが大声で騒いだり奇声を上げたりしている環境や，大音量で音楽がかかっている環境では，注意が転導しやすく，短期記憶に障害がある認知症をもつ人は，作業に集中するのが困難となる．

したがって，工作や編み物などの机上作業を実施する場合には，音楽はかけないほうがよい．もし，かける場合には，BGMとして小さな音量で静かな音楽をかけるほうがよい．そうすれば，会話をするときに相手の声が聞き取りやすいので，机上で行っている作業にまつわる経験や昔の生活を聞く回想活動が可能となる．

一方，歌が好きな人たちが多く集まった小グループで，机上の作業を行ってはいるが音楽鑑賞が主な目的である場合には，参加者が興味をもっている演歌や唱歌を大きめの音量で流すとよい．

- **作業への介入**

作業への介入は，作業のやり方やパターンを変えるなど，作業を操作する方法である．ここでは，「作業の簡素化」「時間の構造化」「自助具の使用」「メモリーブックの活用」について説明する．

作業の簡素化

作業の簡素化とは，作業の工程を少なくし，難易度を下げることである．例えば，ポテトサラダを作る際に，キュウリ，ニンジンやタマネギなどの生野菜を使う代わりに冷凍のミックスベジタブルを使うと，皮をむく，包丁で切るといった工程がなくなり，作業の難易度が下がる．あるいは，じゃがいもの皮をむいて包丁で切る工程だけを行い，ほかの工程は他人に任せることも作業の簡素化といえる．

同じ物を多く作る作業では，1つの工程を繰り返し行い，それが終了したら次の工程に移るようにする．例えば，折り紙で鶴を10羽折るのであれば，まず，広げた折り紙を二つ折りにして三角形にする第1工程のみを10枚の折り紙で行う．次に，もう一度三角に折る第2工程を10枚の折り紙で行うというように，同じ工程を10枚の折り紙で実施しながら進む．工程の移り変わりでは，OTが見本を示す必要があるかもしれないが，毎回することが変わるよりも，同じことを10回するほうが作業が円滑に進み，介助する頻度が少なくてすむ．

時間の構造化

時間の構造化とは，いつ何をするかという時間の見通しをつけること，つまりスケジュールを立てることである．例えば，部屋にホワイトボードを設置し，そこに日付，活動の時間と内容を書いたスケジュール表を貼る（**図7**）．そして，毎朝本人と介護者がスケジュールを確認し，それに従って行動をする．

あるいは，ある活動について，開始時刻と終了時刻を決めておき，それに従って行動するように促す．例えば，ガーデニングをする場合に，14:00〜15:00（プランターの土作り），15:00〜15:30（お茶，トイレ休憩），15:30〜15:50（プランターの土作り），15:50（片付け，手洗い）というように，時刻をあらかじめ決めておく．各活動の終了時刻にはアラームが鳴るように設定しておくことで，作業のやり過ぎによる疲労を防いだり，行動の切り替えを容易にすることができる．

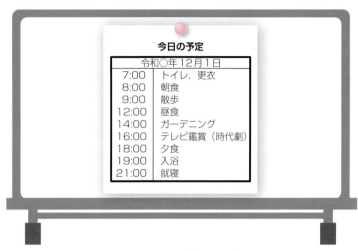

図7　時間の構造化のためのスケジュール表の例

　時間の構造化は，定時の起床と就寝を促すことにつながる。この定時の起床と就寝を日中の運動，昼寝の制限とともに行うことで，夜間の覚醒とその持続時間の減少，日中の運動量の増加，うつの割合の減少といった効果が得られる[15,16]。

自助具の使用

　自助具や補助具を使用することで，作業が人に要求する技能の難易度を下げることができる。例えば，手の動きが拙劣な人には，柄の太いスプーンや，つまむタイプの箸が役に立つ。視力が低い人には眼鏡の使用を勧める。これは当たり前のようであるが，本人が視力の低下を訴えないために見落としてしまうことがある。入所して間もない認知症をもつ人に初めて作業を提供する場合には，視力の程度を尋ねたり，雑誌の文字を読んでもらい簡便に評価するとよい。本人が眼鏡をもっていない場合があるので，老眼鏡をいくつか準備しておく。100円ショップで入手できる安価な老眼鏡でも，装着するとよく見えるようになり作業効率が上がることがある。

メモリーブックの活用

　会話や行動を促進する方法として，メモリーブックを活用する方法がある。メモリーブックは，本人から聴取した生活史を文章にして，写真や地図などとともに1冊のノートにわかりやすくレイアウトしてまとめたものである[17]（図8）。認知症など，記憶障害のある人とのコミュニケーションを円滑に行うために使用される。

　メモリーブックは「これまでの生活」と「今の生活」の2部で構成される。「これまでの生活」は，利用者から聞いた生活史のことであり，作成のポイントは次の4つである[17]。

①文章だけではなく，写真や地図など視覚に訴えるものを必ず入れる。
②生い立ちから今の生活まで，時系列に並べる。
③本人が言った通りの文章を使う。
④本人が繰り返し見ることが大切なので，見やすい字の大きさ，ノートのサイズ，ページ数を考慮する。

　メモリーブックの「今の生活」に関するパートでは，When（いつ），Where（どこで），Who

（誰と），What（何をしている）という4つの要素を記載する[12]。例えば，「私はいま，東京都○○区○町○丁目に住んでいます」「おとうさん（夫）は，5年前に亡くなって，一人暮らしをしています」「長女の花子は結婚して横浜に住んでいます」「花子は月に1回，東京まで会いに来てくれます」「週に3回（月曜日，水曜日，金曜日）デイケアに通っています」というように，なるべく本人の言葉を使って，本人が理解できる文章で記載する。

また，1日のスケジュールや私がやるべきこと（To Doリスト）を書いておき，そのページをテーブル上に広げておくことで，予定の行動が誘発される場合もある。

メモリーブックを使用することで，介護者は認知症をもつ人の生活史を知ることができ，話題提供がしやすくなる。認知症をもつ人にとっては，文章や写真が視覚的な手掛かりとなるため，具体的な会話がしやすくなる。この会話量の増加はシングルケース実験法で検証され，明らかになっている[18]。

会話を促進するためのものとして，小型のメモリーブックもある[19]。これはメモリーウォレット（memory wallet）とよばれており，小さな財布ぐらいのサイズ（7.6cm×12.7cm）である（図9）。大きさに規定はない。認知症をもつ人の「これまでの生活」や「今の生活」に関する情報を1ページに1つの文章と写真で掲載する。かばんや洋服のポケットに入れておき日常のコミュニケーションツールとして活用する。

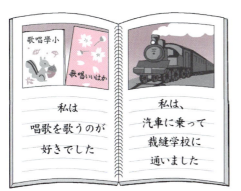

図8　メモリーブック「これまでの生活」の例
（文献17より引用）

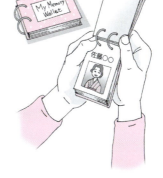

図9　メモリーウォレット

家族介護者への支援と指導

家族とともに暮らす認知症をもつ人が，健康につながる作業や日常の作業に参加するためには，家族介護者が認知症をもつ人と上手にかかわり，適切に援助しなければならない。したがって，家族介護者は，認知症をもつ人とのかかわり方や作業遂行の促進方法を学ぶことが期待される。

しかし，BPSDを有する認知症をもつ人を介護する家族の心身のストレスは非常に大きなものである。このストレスを無視して，認知症をもつ人の作業を通した健康促進のかかわりを家族に求めることはできない。なぜなら，認知症をもつ人の作業との結びつきや作業遂行促進のかかわりを求めること自体が，家族介護者のストレスになるかもしれないからである。以下では，家族介護者の「心理的サポート」と「かかわり方の指導」について述べる。

• **心理的サポート**

平成23年に公益社団法人「認知症の人と家族の会」が，認知症をもつ人を介護している家族介護者を対象に，家族支援のあり方に関するアンケート調査を行った[20]。そこでは，「優しくできない自分に嫌悪感を感じるときがある」と答えた介護者は約80.7％，「家族が認知症になってから生活のしづらさが増えた」と答えた介護者は96.8％と記されている。また自由記述では，「つらい，苦しい，悲しい」と感じることとして次のものが抽出されている。

- 変化していく本人を見ること。
- 症状への適切な対応の仕方がわからないこと。
- 家族や地域との関係性が期待はずれで，介護を継続するなかで家族や周囲の反応や態度に孤立感や孤独感を抱くこと。
- 施設での本人への対応の不十分さと不満を感じること。

これらの結果から，OTが家族介護者の心理的サポートとしてするべきことは，①傾聴，②気持ちや感情を共有できる場の紹介，③症状への対応方法の助言，④アドボカシーである。

傾聴

家族介護者を個人としてとらえること，つまり個別化が重要である。人はそれぞれ考え方，価値観やストレス耐性などが異なる。「一般には」「誰々の場合は」などといって他人と比較するのではなく，個人として認め，批判することなく話を聞く必要がある。家族介護者が表出した感情，悩みや意見を受け止め，共感的な言葉や態度で接する。

気持ちや感情を共有できる場の紹介

同じ立場や境遇の者同士は，そうでない者同士よりも互いの気持ちや感情を理解し合える。先のアンケート調査[20]のなかでも，家族介護者が望む支援として「同じ立場の人と話せる場」が挙がっている。家族介護者の心理的負担を軽減するために，認知症をもつ人を介護した経験を有する人の集いの場を紹介するとよい。例えば，次のような集いの場がある。

- 公益社団法人「認知症の人と家族の会」
- 病院や施設の家族会
- 認知症カフェ
- 高齢者サロン
- 個人的なつながりの場

「認知症の人と家族の会」は公益社団法人で，全国47都道府県に支部がある。この支部を通じて，家族介護者が住んでいる地域の家族会を紹介してもらう。また，病院や施設によっては，独自の家族会を組織しているところがある。

さらに近年，認知症カフェを実施している場所が増えてきている。厚生労働省策定の「オレンジプラン（認知症施策推進5か年計画）」によると，認知症カフェは「認知症の人と家族，地域住民，専門職などの誰もが参加でき，集う場」と定義されている[21]。2013年に28カ所の認知症カフェを対象に行われた調査[22]では，家族に次のような効果が得られている。

- 同じ立場にある家族に出会い，つらいのは自分一人だけではないということを実感し，仲間作りにつながる場となっている。
- 実体験に沿った介護の工夫を学びとる機会となる。
- 本人のよい状態をみることで穏やかになり，認知症をもつ人との間の緊張感が緩和される場となっている。

　上記の効果が期待できる認知症カフェの取り組みは，まだ始まったばかりである。OTは自身の所属する施設あるいは地域の家族会などで，認知症カフェ設立の動きがあるときには積極的に協力することが期待される。

　高齢者サロンには，認知症をもつ人の介護経験がある人たちが参加しているところもある。

　これらの集いの場への参加を，必ずしも家族介護者が望むわけではない。そのため，認知症と家族介護者に対して，参加を強く勧める必要はない。大切なことは，家族介護者が気持ちや感情を共有できる場の選択肢が増えることである。家族介護者が集まる場だけではなく，OTが知っている家族介護者を個人的に紹介し，つながりの場を作ることも有用な1つの方法である。

症状への対応方法の助言

　認知症をもつ人のBPSDには，身体的要因（身体疾患，栄養状態，疼痛など）や心理・社会的要因（環境や状況，日常の出来事，人間関係など）が関係しており，これらは互いに影響を及ぼし合っている。したがって，家族介護者には，BPSDが生起している場合に，原因を本人に帰属して叱ったり責めたりするのではなく，認知症をもつ人の置かれている状況や心理状態を理解し，冷静に要因を探ることが大切だと説明する。

　特に，落ち着かない様子や急に攻撃的な言動がみられるようになった場合，便秘や脱水などの身体的要因が関与していることがしばしばある。また，薬の変更が関与していることもある。家族介護者には短期間での症状の変化がみられた場合は，かかりつけ医や専門医に相談するとともに，日頃から十分に水分摂取することや排便状態を観察するよう助言する。行動や症状が急激に変化した場合に，家族が医師に尋ねることの例を**表3**に示す[23]。

表3　行動が急激に変化した場合に，家族が医師に尋ねること

- 薬の副作用が行動の原因となっていないか
- 複数の薬の相互作用が行動を引き起こしていないか
- 行動に影響を与える尿路感染や副鼻腔感染症，あるいは他の病状（例えば，貧血）はないか
- 痛みや不快感をもっていないか
- 脱水や便秘になっていないか
- 行動を悪化させる眼や耳の問題はないか

　認知症をもつ人のBPSDに対する対応方法を説明した文献としては，日本認知症ケア学会[24]や，国立長寿医療研究センター「精神症状・行動異常（BPSD）を示す認知症患者の初期対応の指針作成研究班」[25]の出版物がある。**表4**に，筆者の経験を加えて，認知症をもつ人へのBPSDに対する対応方法をいくつか示す。認知症をもつ人のBPSDへの対応にはさまざまな方法があるが，必ず効果を示す唯一の正しい方法はない。記憶障害などの中核症状，身体的要因，心理・社会的要因だけではなく，性格や生活歴など多様な要素が関係し合っているためである。したがって，BPSDを引き起こしている要因を探り，さまざまな方法を試みながら，その人に有効な方法を見

つけていく必要がある．OTには，作業を通してBPSDの軽減を図る視点をもつことも大切である．認知症をもつ人が好きな作業や興味関心のある作業を特定し，その作業を通して無為に過ごす時間を埋める．そして，人とのつながりを作り，有能感が感じられる機会を作っていく．そうすることで，認知症をもつ人のBPSDの軽減を図ることを家族介護者とともに考える支援が大切である．

アドボカシー

アドボカシーとは，自己の権利の行使が困難な障害者や認知症をもつ高齢者に代わって，権利の擁護や代弁をすることである．認知症をもつ人は尊厳のあるケアを受ける権利があるが，自分

表4　BPSDへの対応方法の例

BPSD	対応方法の例
不穏・落ち着きのなさ	・要求（帰宅願望など）を聞き，否定せずに不安などの気持ちを共感する ・要求を満たしたい理由や，満たされた後にしたいことについて話をする ・ほかのことに注意を向ける ・午前中に日光を浴び，昼寝をさせない
無気力・無関心	・頻回に声をかけ会話をする ・活動への参加を促し，寄り添う ・できることを見つけて失敗させないよう援助する ・規則正しい生活を構築する
拒否	・話題を変えた後に再度尋ねる ・時間をおいて試みる ・平易な言葉でゆっくり説明する ・別の家族（介護者）に代わる
衝動性・攻撃性	・不全感や劣等感を感じさせないようにする ・特定の人への攻撃性の場合，その人と接する機会を減らす ・落ち着くまで待つ
常同性・強迫性	・むやみに制止や注意をしない ・ほかのことに注意を向ける ・反社会的な行為の場合，同じ時間帯に別の常同行動の形成を試みる
不安	・心配する事柄を解決する ・失敗する状況を避けるよう援助する ・環境や状況の変化を最小限にする
妄想	・傾聴し，本人の訴えを理解する ・訂正や説得をせずに共感する ・物盗られ妄想の場合，否定せず一緒に探す ・話題を変えたり，一度本人から離れる
幻覚	・目を開けたり閉じたりする．幻視から視線を外させる ・歌を歌うなど別の行動をとる ・幻視の引き金になっている模様や物品を排除する ・幻視が消える呪文や言葉を試みさせる
うつ気分	・激励や叱責をせずに気持ちを共感する ・散歩やハンドマッサージを試みる
徘徊	・気持ちを別のことに向けさせる ・家の周りを一回りする ・お茶やお菓子で気を紛らわせる ・一緒にしばらく歩く
過食	・家族や職員が一緒に食事を摂る ・話をそらしたり，そばを離れて様子をみる ・お菓子とお茶を少量出す

の思いや考えを伝えられないために，そのようなケアを受けることができていない場合がある。例えば，排泄や姿勢変換を要求するが放置される，盗食があることを理由に安易に介護用ミトン（手袋）を装着される，長時間何もすることがない状況に置かれる，といったことが挙げられる。家族はケアに対する不満や要望があっても，お世話になっているという思いがあるため，病院や施設側には言えない場合がある。OTは，尊厳のあるケアが行われるように，本人や家族に代わって思いや権利をケアにかかわる職員に伝えることが期待される。そのためには，OT自身が認知症をもつ人や家族に対して尊厳のあるかかわりをしているか，QOLを高める最善のサービスを提供しているかを，常に省察する必要がある。

• **かかわり方の指導**

　家族介護者が不安を抱くことの1つは，認知症をもつ人の病気が進行することである。そのため，なかには認知症をもつ人が有している能力以上のことを要求する家族がいる。例えば，筆者が経験したのは，90歳代の認知症をもつ母親に息子が紙おむつをはかせず，昼夜の尿失禁をしないよう頑張らせる事例，本人が望まないにもかかわらず半強制的に計算ドリルを日課にする事例，日々の生活のなかで出来事や行為の手順を常々思い出させようとする事例である。

　このようなケアが行われている場合，認知症をもつ人自身は要求されたことに応えられず苦しんでいることが多い。これらの家族介護者に共通することは，認知症が進むことに不安を感じており，少しでも遅らせようとする思いが強いことである。このような家族介護者に対しては，本人がいきいきと笑顔で過ごすことが認知症の進行を防ぐことを説明するとよい。山口[26,27]は，認知症があっても前向きに楽しく生活できることを目的とした，脳活性化リハビリテーションを提唱している。脳活性化リハビリテーションの原則を**表5**に示す。この原則を満たした活動が，脳活性化リハビリテーションである。これにより，脳病変の進行よりも脳の活性化を大きくすることで，認知症の進行に傾いていたバランスを，維持・回復に傾けることを目指す。脳活性化リハビリテーションにより，軽度の認知症であれば症状が改善する例もある[26]。

表5　脳活性化リハビリテーションの原則

- 快刺激が笑顔を生む
- ほめることでやる気が出る
- コミュニケーションが安心を生む
- 役割を演じることで生きがいが生まれる
- 失敗しない課題で成功体験・達成感

（文献26より引用）

　認知症をもつ人が失敗を感じずに成功体験や達成感を得るためには，介護者が黒子のようにさりげなく援助する必要がある。そのためOTは，家族介護者に対して，必要に応じた適切な援助（p.147参照）の方法を身につけるよう指導する。しかし，実演したり，手掛かりを与えたりするこの援助技術を，家族介護者がすぐ身につけるのは容易ではない。したがって，この技術を用いて援助する活動と場面を1つか2つにしぼり，具体的な援助方法の手本を示しながら指導していく。指導に当たっては，家族介護者の年齢，意欲や能力を考慮して要求水準を変化させる必要がある。

集団活動

　認知症をもつ人を対象とした作業療法では，集団活動がよく用いられる。その主な形態として，

パラレルな方法と，1つの活動を参加者で協力して行う方法がある．両者の形態の集団活動を週間プログラムとして準備しておくことで，さまざまな症状や背景の認知症をもつ人に対応して，健康につながる作業への結びつきを促進することができる．

• **パラレルな方法**

　パラレルな方法とは，場を共有しながらも，ほかの人と同じことをしなくてもよい集団活動の形態である．山根[28]は，このような形態で行う活動の場を「パラレルな場」とよんでいる．そして，その効用として，相互の影響が緩やかであるため参加に対する緊張感が少ないこと，ともに場を過ごす者同士の自然な交流が生まれ主体的な行動が回復する機会になることを挙げている．

　パラレルな場では，認知症をもつ人の作業遂行能力，興味や関心に応じて，作業が提供される．例えば，1つのテーブルを囲みながら，ある女性は編み物，ある男性は雑誌の切り抜き，ある女性は造花作り，ある男性は計算ドリルを行う．このようなパラレルな方法を用いた集団活動では，自分のペースで作業を進めることができる．また，場の出入りが比較的自由にできる．そのため，多動傾向にある人，対人緊張が強い人や興奮しやすい人にも活用できる．

• **1つの活動を参加者で協力して行う方法**

　大きな壁紙作り，調理活動など，1つの活動を参加者で協力し合って行う集団活動は，交流が生まれやすい（**図10**）．また，完成後に喜びを共有できるメリットがある．しかし，共同で行う作業や分担して行う作業があるため，トラブルも起こりやすい．認知症をもつ人の作業遂行能力，性格，参加者の相性，認知症のタイプなどを考慮して，集団形成や活動の進め方を工夫する必要がある．

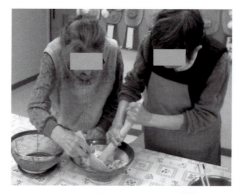

図10　調理活動で協力し合う場面

　筆者が過去に行った調査研究[29]では，熟練OTは**表6**に示すような集団形成や活動の進め方を用いていることがわかった．作業がうまく遂行できない人の横に，同じ作業をする人や作業を手伝ってくれる人を配置し，状況理解がよく他人のミスを責める傾向のある脳血管性の人と，状況理解の悪いアルツハイマー型の人の席を離すような工夫，また，作業工程の全体を理解できる人に中心になって作業を進めてもらうことで，OTが作業遂行能力の低い人を援助する時間を確保するような工夫がある．

　壁紙などの作品が完成したら作品の完成を参加者で喜び合う．また，施設内の壁に貼ったり飾ったりする．調理活動の場合は作った料理を参加者で食べて味わい，喜び合う．また，職員やほ

表6　集団活動における集団形成と進め方の工夫

	工夫の方法（調理活動の場合の例）
集団形成の工夫	・同じ作業をする人を横に配席（同じ野菜の皮むきをする人を横に配席する） ・手伝ってくれる人を横に配席（作業の仕方を教えてくれる参加者を横に配席する） ・相性を考慮して配席（責めたり，喧嘩したりしない人を隣にする） ・作業能力が近似した者同士を配席（支援が多く必要な人同士を，援助しやすいように近くに配席する） ・認知症タイプの特徴を考慮した配席（脳血管性認知症の人は，アルツハイマー型の人のミスを責めるので席を離す）
集団で作業を進める工夫	・メンバーと作業内容を話し合って決める（食べたい物を聞いてメニューを決める） ・可能な役割を担ってもらう（包丁は使えないが字が読める人には，レシピを読んでもらう） ・可能な工程を依頼する（包丁でうまく切れないが，皮むきはできるのでしてもらう） ・認知症のタイプの特徴を考慮した支援方法の把握（前頭側頭型は注意が転導しやすいので，急に余計な刺激を入れないようにする） ・自発的に選択した工程をしてもらう（自ら野菜と皮むき器を取り，皮をむき始めたら，それをしてもらう） ・作業工程の全体が理解できる人には，中心になってもらう（野菜カット，調理，味付けなど，全工程をできる人に中心になって進めてもらう） ・各作業をする場所を大まかに決めておく（切るところ，火を使うところなどを決めておく） ・対人トラブル，転倒など，リスクのある人に注意を払っておく（他者のミスを責める人のそばについておく）

（文献29より一部改変引用）

かの認知症をもつ人に食べてもらい，他者から褒められたり，ねぎらわれたりする機会を提供する。可能であれば，家族に見せたり食べてもらったりすることで，家族に賞賛される機会を作る。集団活動を4回のプログラムなどとして実施する場合，参加者に修了証を渡すことで達成感や満足感を得る機会を提供する。

介入の振り返り

介入の振り返りは，介入計画，実施方法の有効性，成果へ向けた進捗を再評価したり振り返ったりする継続的なプロセスである[2]。再評価によって介入計画が変更されるかもしれない。介入の振り返りには次のステップが含まれる。

1. 成果を達成するための計画や実施方法の再評価。
2. 必要に応じた計画の修正。
3. 作業療法の継続あるいは終了や，ほかのサービスへの紹介の決定。

介入の振り返りの例を次に示す。

> **事例8**
>
> 　自宅で70歳代後半の妻と二人暮らしをしている認知症をもつ男性。年齢は80歳代前半。興味関心がなくなり，1日のほとんどを自室で過ごしている。昼夜は逆転傾向である。夜はベッドのそばに置かれた3段ボックスの中にある本を出し入れしたり，本を眺めたり，自室内をうろうろ歩きまわって過ごしている。日中は昼まで寝て過ごしている。介護保険における要介護度は要介護1で，訪問作業療法のサービスのみ利用している。通所系サービスは本人が強く拒否している。
>
> **介入計画**：目指す成果は，日中に本人が興味ある活動に従事することで，昼夜逆転を是正し，規則正しい生活を送ることとした。かつての趣味が風景写真の撮影だったことから，介入計画は妻および本人と相談し，①写真アルバムを使用した回想，②屋外の風景写真を撮ること，を毎日午後に実施し，日中の活動量を増やすことにした。そして，OTが週1回訪問したときに，実施状況の確認を行うこととした。
>
> **実施方法の振り返り**：介入開始1週間後にOTが自宅を訪問し，妻に課題の実施状況を確認すると，介入開始直後の1日だけ写真アルバムを使用した回想が行われていたが，それ以外は回想も写真撮影も行われていなかった。妻は家事や自分の趣味で忙しく，夫への介入をすることができなかった，忘れることもあったと述べた。妻に上記の介入を求めることは，効果的ではないと考えられた。
>
> **進捗状況の評価**：臥床傾向，昼夜逆転傾向に変化がみられない。
>
> **介入計画の修正**：訪問看護のサービスを導入し，訪問作業療法と合わせて週に2回，午後に近所を散歩する機会を作ることとした。そして，散歩の途中で風景写真を撮ることとした。
>
> **目指す成果へ向けた進捗状況**：1カ月の経過後，昼夜逆転は週に2回程度となり，改善してきた。
>
> **継続と紹介の検討**：日中の活動量が増し，昼夜逆転傾向が改善してきているため訪問作業療法と訪問看護を継続する。日中の活動量をさらに増やすため，社会福祉協議会が実施している「やすらぎ支援員訪問事業」を紹介する。これは認知症についての研修を受けた人（やすらぎ支援員）が認知症をもつ人の自宅を訪問し，見守りや話し相手をすることにより，本人や家族が安心して安らかな日常生活を送ることができるよう支援する事業である。やすらぎ支援員には，訪問作業療法や訪問看護で散歩の途中に撮影した近所の風景写真を提供する。そして，その写真や本人が昔撮影した写真アルバムを用いた回想を実施するように依頼する。

　このように，介入の振り返りでは，介入実施の有効性を検証し，必要に応じて介入計画を修正し，目指す成果に近付いているかをモニターする。そして，この過程が何度も繰り返される。優れた臨床家（熟練OT）は，このプロセスを立ち止まって考えなくてもスムーズに行うことができる。その介入計画の変更の様相は，あたかも電車が分岐器（ポイント）で進路変更するかのごとくスムーズである。しかし，新米のOTや臨床実践を振り返る経験の少ないOTは，このようにはいかない。多くのクリニカルリーズニングを有していないためである。熟練OTになるためには，前述のように担当した事例のプロセスを振り返り省察する経験が必要である。

〔西田征治〕

【文献】

1) Schaber P, et al.：Occupational therapy practice guidelines for adults with Alzheimer's disease and related disorders. 26-28, American Occupational Therapy Association, Inc, 2010.
2) American Occupational Therapy Association: Occupational therapy practice framework: domain & practice, 3rd edition. Am J Occup Ther, 68(Suppl 1)：S1-S48, doi: 10.5014/ajot.2014.682006, 2017.
3) Schaber P, et al.：Occupational therapy practice guidelines for adults with Alzheimer's disease and related disorders. 28-32, American Occupational Therapy Association, Inc., 2010.
4) 高橋 智：認知症のBPSD．日本老年医学会雑誌，48(3)：195-204，2011．
5) Ott BR, et al.: A longitudinal study of drivers with Alzheimer disease. Neurology, 70(14)：1171-1178, 2008.
6) 榎本みのり ほか：認知症の睡眠障害．老年医学，45(6)，739-743，2007．
7) Schaber P, et al.：Occupational therapy practice guidelines for adults with Alzheimer's disease and related disorders. 49-50, American Occupational Therapy Association, Inc., 2010.
8) 小川敬之，ほか：アルツハイマー型認知症の行為障害（失行症）への作業療法アプローチ．認知症ケア最前線，36：54-56，2012．
9) Ogawa N, et al.：Intervention for several behavioural disorders in Alzheimer's-type dementia. Psychogeriatrics, 12(2)：133-136, 2012.
10) 山崎峰雄：認知症の薬物治療の工夫 服薬コンプライアンスをあげるために．治療，93(9)：1835-1838，2011．
11) 上村智子：記憶障害のある独居高齢者の服薬自己管理のための支援 －アラーム付き薬入れを用いて－．作業療法，30(3)：363-368，2011．
12) 飯干紀代子：生活史を知る，活用する（第9回）引き出した生活史の活用 －メモリーブックの作り方②「今の生活編」－．おはよう21，21(14)：46-49，2010．
13) Cameron C 編，綿森淑子 監訳：モンテッソーリ法と間隔伸張法を用いた痴呆性老人の機能改善のための援助，121-168，三輪書店，2002．
14) Piersol C, Jensen L: Occupational Therapy Practice Guidelines for Adults With Alzheimer's Disease and Related Major Neurocognitive Disorders. 7-10, American Occupational Association, Inc., 2017.
15) McCurry SM, et al.：Nighttime insomnia treatment and education for Alzheimer's disease: a randomized, controlled trial. J Am Geriatr Soc, 53(5)：793-802, 2005.
16) McCurry SM, et al.：Training caregivers to change the sleep hygiene practices of patients with dementia: the NITEAD project. J Am Geriatr Soc, 51(10)：1455-1460, 2003.
17) 飯干紀代子：生活史を知る，活用する（第8回）引き出した生活史の活用 －メモリーブックの作り方①「これまでの生活編」－．おはよう21，21(13)：46-49，2010．
18) Bourgeois M, et al.：Memory wallet intervention in an adult day-care setting. Behavioral Interventions, 11(1)：3-18, 1996.
19) Bourgeois M: Memory books and other graphic cuing systems. 11-24, Health Professions Press, 2007.
20) 認知症の人と家族の会：認知症の家族介護者が求める家族支援のあり方研究事業報告書～介護家族の立場から見た家族支援のあり方に関するアンケート～．認知症の人と家族の会（http://www.alzheimer.or.jp/largefile_for_wp/2011kazokushien_houkoku.pdf）（2019年6月10日現在）．
21) 厚生労働省：認知症施策推進5か年計画（オレンジプラン）（平成25年度から29年度までの計画）．厚生労働省（http://www.mhlw.go.jp/stf/houdou/2r9852000002j8dh-att/2r9852000002j8ey.pdf）（2019年6月10日現在）．
22) 認知症の人と家族の会：認知症カフェのあり方と運営に関する調査研究事業 報告書．9-20，認知症の人と家族の会，2013．
23) Gitlin L, Verrier C: A Caregiver's Guide to Dementia: Using activities and other strategies to prevent, reduce and manage behavioral symptoms. 1-6, Camino Books, Inc., 2014.
24) 日本認知症ケア学会 編：認知症ケア標準的テキスト 改訂・認知症ケアの実際Ⅱ：各論．97-164，ワールドプランニング，2012．
25) 服部英幸 編：BPSD初期対応ガイドライン，27-97，ライフ・サイエンス，2012．
26) 山口晴保：脳神経科学に基づく認知症の脳活性化リハビリテーション．老年看護学，15(2)：10-15，2011．
27) 山口晴保：脳活性化リハビリテーションの実際．認知症の正しい理解と包括的医療・ケアのポイント 第2版（山口晴保 編），204-211，2010．
28) 山根 寛：パラレルな場とその利用．ひとと集団・場 第2版（鎌倉矩子，ほか 編），73-88，三輪書店，2007．
29) 西田征治，ほか：認知症者に対する生産的な作業の遂行を促進する支援技術に関する研究：熟練作業療法士のへのインタビューを通して．広島大学保健学ジャーナル，10(1)：6-13，2011．

4章 成果の検討

> **POINT**
> - 作業療法では，健康につながる作業や日常の作業に参加できるようになることを成果の中心に置く。
> - 作業療法の成果のタイプには，「作業遂行」「生活の質」を含めた8つのタイプがある。
> - 作業療法の成果を示すためには，介入前後の状態を評価・測定ツールを用いて数値化したり，具体的な事象で表したりする必要がある。
> - 作業療法の成果を検討するときには，誰にどのような利益がもたらされたのかを考える必要がある。
> - OTは認知症をもつ人の意思や権利を代弁し，本人にとっての利益となる成果に焦点を当てることが大切である。

　根拠に基づく臨床実践が求められている昨今の作業療法を取り巻く状況において，認知症をもつ人に対する作業療法の成果を明示することは，作業療法の有用性と有効性を示すうえで重要な事柄である。一人ひとりのOTが，自身のかかわっている認知症をもつ人への介入成果を作業療法を提供する専門職の内外に示す姿勢が望まれる。しかし，認知症は進行性の疾患で心身機能の回復が見込めないことから，作業療法の有効性を示すことの難しさを感じている人は少なくないだろう。また，集団活動や週間プログラムの運営に奔走し，認知症をもつ人個別の介入成果を十分に検討できていない実情もあるのではないだろうか。

　本章では，主に米国作業療法連盟（American Occupational Therapy Association；AOTA）が作業療法実践枠組み[1]（Occupational Therapy Practice Framework；OTPF）のなかで示している成果を参照し，認知症をもつ人の作業療法の成果の検討方法について記述する。

作業療法で焦点を当てる成果

　作業療法で焦点を当てる成果は，作業との結びつきを通した健康や参加の支援に関連することであり，それは広範である[1]。

　健康な高齢者であれば，朝起きてトイレに行く，食事をした後に歯を磨く，バスに乗って病院に出かける，衣類を洗濯して干す，買い物から帰宅して夕食を作る，テレビを観て入浴する，週末に友人と公園でウォーキングする，といった健康につながる作業や日常の作業に自らかかわることができる。しかし，認知症をもつ人は，記憶，判断や見当識の障害から，このような日常の何気ない作業に自らかかわることができなくなる。OTPFの枠組みで考えると，認知症をもつ人に対する作業療法では，健康につながる作業や日常の作業に参加できるようになることが成果の中心に置かれる。

　OTPF[1]では，この成果の概念のなかで使用されている3つの用語を次のように定義している。

- 健康（health）：日々の生活の資源であって，生活の目的ではない。単に病気や虚弱でないことではなく，完全に身体的，精神的，そして社会的によい状態にあることである（WHO, 1986）。
- 参加（participation）：生活状況へのかかわり（WHO, 2001）。文化のなかで期待され，かつ個人的に満足する方法で望む作業と結びつくことである。
- 作業との結びつき（engagement in occupation）：支持的な状況や環境のなかで，選択，動機づけや意味づけされた結果としての作業を遂行することである。

成果のタイプ

OTPF[1]では，参加に焦点を当てた作業療法の成果を示すために，8つの成果のタイプを提示している。**表1**はそのタイプの説明に，筆者が認知症をもつ人の場合の例を加筆したものである。この成果のタイプを用いると，作業療法で実践していることの有用性や有効性を概念としてとらえ，言語化することが容易となる。例えば，施設に入所したばかりで混乱している高齢者に対して，活動を通してほかの入所者や職員と馴染みの関係を構築していくことで状態が落ちつき，所属感が得られ，平穏な生活が送れるようになった場合，成果のタイプは「幸福」や「健康とウェルネス」として示せる。「幸福」は「よい状態」や「満足している状態」とも言い換えられるので，「幸福度」や「状態」が高くなったり，改善したことを記述するとよい。また，認知症治療病棟に公衆電話を設置し，認知症をもつ人が望むときに利用できる仕組みを作った場合，成果のタイプは「生活の質」や「作業的公正」となるだろう。OTPFの介入成果のタイプは，それぞれ完全には独立しておらず，概念的にオーバーラップする部分があるようだが，明確に分けることにこだわる必要はなく，これらの用語を用いながら，頻度や程度を数値化したり，具体的事象を記述したりして変化を明示することで，介入の成果を示すことができる。

表1　作業療法の成果のタイプ

成果	説明
作業遂行 (occupational performance)	クライエント，場面，活動の間のダイナミックな交流によって，選択された活動や作業を実施し成し遂げる行為。作業遂行上の技能やパターンが改善される，あるいは可能になることによって，作業や活動に結びつくことが可能となる。例として以下のものが含まれる。 ・自助具を使って食事をする能力 ・老人保健施設から家庭復帰するための能力 ・家族介護者や施設介護士の介護技能
予防 (prevention)	発症の特定，減少や予防のため，また不健康な状態，危険因子，病気やケガの発生を減少させるようデザインされた教育や健康促進の努力のことである。作業療法は健康的な生活スタイルを個人，集団，地域，政府や政策レベルで促進する。 ・手すりを設置して転倒を予防する ・老人保健施設で体操やレクリエーション活動を開催する ・地域の高齢者が認知症予防教室に参加し，活動的な生活が習慣化される

（次ページに続く）

表1 作業療法の成果のタイプ(続き)

成果	説明
健康とウェルネス (health and wellness)	健康は日々の生活のための資源であって生活の目的ではない。個人にとって健康とは,社会や個人の資源であることを強調する肯定的概念であると同様に,身体的,精神的,社会的によい状態(well-being)であることである。ウェルネスとは個人がより成功した存在に向かって選択することを通した積極的なプロセスである。ウェルネスは病気の徴候がないということではなく,精神的,身体的にバランスが取れており良好な体調の状態にあることである。例として以下のものが含まれる。 ・施設で気の合う人たちと笑顔で話をして過ごす ・調理活動に参加し,協力し合う ・グループホームにいる認知症をもつ人が地域の遠足に参加する
生活の質 (quality of life)	クライエントの生活の満足(目標に向かって進む知覚),望み(選択された道を通って目標に向かって動くことができるという事実や確信),自己概念(自分に対する信念と感情の合成物),健康と能力(例,健康状態,セルフケアの能力),社会経済的因子(例,職業,教育,収入)の動的な評価。成果には次のものが含まれる。 ・重度認知症をもつ人の,レクリエーション活動への十分で積極的な参加 ・家族との接触を希望する施設入居高齢者の,家族による毎日の面会 ・家族介護者の心理的サポートのための家族会の結成
参加 (participation)	文化の中で期待され,かつ個人的に満足する方法で望む作業と結びつくことである。例として次のものが含まれる。 ・若年性認知症の人が可能な職務を遂行し就労を継続する ・家族で地域をまたぐ旅行をしながら休暇を楽しむ ・高齢者が地域のサロンを利用する
役割能力 (role competence)	クライエントが役割を効果的に担う能力である。例として次のものが含まれる。 ・グループ活動で冗談を言い,場を和ませる ・高齢者施設でエプロンやおしぼりを衛生的にたたむ ・地域の野菜直売所で客を迎える
幸福 (well-being)	自分の健康,自尊心,所属感,安全や自己決定の機会,目的,役割や他者を助けることに満足している状態である。幸福は人の人生の領域のすべてを網羅する一般用語であり,身体,精神,社会的側面が含まれる。 ・住環境を整えることで,レビー小体型認知症をもつ男性が一家の主として存在することに満足している ・アルコール性認知症の外来患者が断酒会で他のメンバーを支援する能力を感じる ・高齢の男性が職員のサポートにより施設の暮らしに満足している
作業的公正 (occupational justice)	他者に与えられた意味と価値のある作業の全範囲にアクセスし,参加できること。個人,健康や社会的なニーズを満たす作業に参加するための資源や,社会的統合の機会が含まれる。成果には次のものが含まれる。 ・盗食を理由に個室施錠となったクライエントに,デイルームでの食事の機会を提供する ・作業剥奪状態の高齢者に,多様な活動プログラムのなかから興味ある活動に参加する機会を提供する ・家族介護者がレスパイトケアを利用して旅行に出かける機会を提供する

(文献1を一部抜粋し加筆)

成果の示し方

　作業療法の成果を示すためには,介入の結果としてなんらかの変化が起こったことを明示しなければならない。そのため,介入前と介入後の状態を,評価・測定ツールを用いて数値で示すことや具体的な事象で表すことを考える。そして,介入によって得られた結果がどの成果のタイプに該当するかを特定し,その概念を用いて成果を整理する。変化を数値として表すことの意義は,

介入によって得られた変化を客観的に示すことによって，他者がその変化をイメージしやすくなることにある．次のような例を比べてみる．

> A：妻が更衣の介助をするときにA氏の興奮，拒否が減り，更衣にかかる時間が減少した．また，妻の心理的負担感は軽減した．
>
> B：妻が更衣の介助をするときにA氏が興奮，拒否することは毎日から週1回に減り，更衣にかかる時間はおよそ30分から10分に減少した．また，妻の心理的負担感は10段階評価で7から3に軽減した．

　Bのように変化を数値で表したほうが，Aよりもその変化を理解しやすい．時間のような間隔尺度の場合は，その事象が1/3に減少したとして比率で理解できる．このように，変化を数値で示すことで客観性が増し，読み手はその変化をより信用することになる．したがって，作業療法の成果は，可能な限り数値で示すようにすべきである．次に，成果のタイプの選択，変化を数値で表す方法，具体的事象で表す方法について述べる．

成果のタイプの選択

　前述した8つの成果のタイプ（**表1**）を参照し，介入の結果として得られた成果のタイプを検討する．1つの結果から1つの成果が選択される場合もあれば，複数の成果のタイプが選択される場合もある．成果のタイプは，必ずしも前述の8つから選択されるわけではない．成果の焦点を参加に当てていない場合は，認知機能などほかの成果のタイプが出てくるかもしれない．

変化を数値で表す方法

・評価ツールを用いる

　成果のタイプに合致した既存の評価ツールを選択する．また，可能な限り妥当性や信頼性が検討された評価・測定ツールを用いるのがよい．さらに変化を鋭敏にとらえるには，評価尺度の段階が多いものを選択する．例えば，2段階（1：ある，2：ない）よりも，5段階（1：まったくない，2：たまにある，3：ときどきある，4：よくある，5：いつもある）の尺度のほうが，変化を鋭敏にとらえることができる．

　認知症をもつ人を対象にした作業療法で使用されている評価・測定ツールには多様なものがある．代表的な評価・測定ツールは，第2部2章「3．認知症をもつ人への作業療法で用いられる評価」の項（p.89）に記載している．詳細はそちらを参照されたい．これらの評価・測定ツールを用いて，作業療法の介入前後で変化がみられたかを検証する．

・評価・測定ツールの評価尺度を活用する

　評価・測定ツールそのものを使用するのではなく，評価尺度だけを用いる方法もある．例えば，夕方になると不穏になる認知症をもつ人に対する介入成果を示すために，認知症ケアマッピング（Dementia Care Mapping；DCM）の評価尺度[2]（p.209, **表3**参照）を用いる方法がある．これは，認知症をもつ人が現在の状況に適応しており，よくない状態を示す徴候が認められない状態を＋1とし，＋5〜－5までの6段階の尺度で評定するものである．作業療法で夕方の不穏になる時間帯に，子ども用の衣服をたたむ作業を導入すると，OTを息子と思いこみ衣服をたたみながら自ら楽しそうに話をして過ごすようになったとする．この場合，DCMの評価尺度を用いると，介

入前は（−3）だったのが（＋3）に変化したと表すことができる。

ほかにもAMPSの遂行の質の採点基準3）(**表2**) を用いて，介入前後のADL遂行技能の変化を数値として示すことも可能である。例えば，集団での調理活動において，野菜を切る作業でときどき指示と介助が必要であった状態から，視覚的手掛かりとして隣の席に作業を上手に進められる人を配置することで見守りでできるようになった場合は，4から3に変化したと表現できる。このように，さまざまな既存の評価・測定ツールの評価尺度を借用して，介入によって得られた変化を数値として表現する。

表2　AMPSの遂行の質の採点基準

基準	説明
1	問題がない。努力性（身体的困難）がみられず，効率よく，安全で，自立して行える
2	疑問がある。努力性（身体的困難），効率性，安全性，自立性に問題がないとはいえない
3	軽度の問題がある。努力性（身体的困難），効率性，安全性に軽度の問題があり，たまに援助が必要
4	中等度の問題がある。努力性（身体的困難），効率性，安全性に中等度の問題があり，しばしば援助が必要
5	重度の問題がある。努力性（身体的困難），効率性，安全性に重度の問題があり，かなり援助が必要で課題を完了できないこともある
6	過度の問題があり，課題を始めることができない

- **時間，回数，頻度や割合で示す**

標的となる行動，状態や事象の生起を，時間，回数，頻度や割合で表す。例として，集団活動への参加率や参加時間，集中して作業に取り組む時間，ある作業の遂行中に援助した回数，ほかのメンバーとのトラブルの頻度などが挙げられる。

- **費用で示す**

介入の成果を，治療や介護にかかる費用の変化で示す。例えば，受診回数や服薬量の減少に伴う医療機関への支払い費用の減少，排泄の失敗の減少に伴うおむつ代の減少，電灯の消し忘れの減少に伴う電気代の減少を費用で表すことが挙げられる。

変化を具体的事象で表す方法

- **語り**

認知症をもつ人や家族介護者とかかわるなかで，自尊心，有能感，意欲，自信，希望，快感情，自己効力感，よい状態の知覚などを表す発言がみられたら，それらをありありと記述する。自己卑下や非難中傷など否定的な発言が多くあった状態が改善し，肯定的な発言がみられるようになった場合，それらを対比してありありと記述する。例えば，次のような例がある。

> 入所当初，「頭がパーになってしもうた。何もしたくない。早くあの世に行ってお父さんに会いたい」と，毎日ネガティブな発言をしていたが，現在は自己卑下することはなくなり，編み物を通して「まだまだ上手に編めるね。嬉しい。あんたの分も編んであげるよ」と，自信，意欲や快感情をみせるようになった。

・行動，状態や遂行の様子

　日頃の様子や，作業療法場面で観察される行動や状態を，本人や家族の語りに加えてありあり と記述する。例えば，DCMで提唱されている，よい状態のサイン[4]，よくない状態のサイン[4]（p.206，**表2**参照）を参考にして，これらの状態が観察されたときの様子をありありと記述する方法がある。

　調理活動プログラムが認知症をもつ女性の状態の変化に有効であったことを示した事例報告[5]では，日中デイルームで過ごしているときと，調理活動をしているときの状態が次のように対比して記述されている。

【日中のデイルームでの様子】

　A氏はデイルームのテーブルにつき，周囲をきょろきょろと見渡していた。ときおり，隣の女性に話しかけるがリアクションを得られない状態が続いたため，次第に不機嫌になり声を荒げて立ち去って行った。その後もテーブルを転々としては人に話しかけることを繰り返したが，A氏の言語理解が悪く話がかみ合わないため，話しかけた相手から怒鳴られてばかりいた。A氏は不穏となり，うろうろと歩き回りながら浴室のドアを何度も開けようとしていた。

【調理活動プログラムでの様子】

　A氏はじゃがいもをみると上機嫌になり「まあ，きれいね」とスタッフに話しかけたり，スタッフの冗談に対して笑い，「盆と正月がいっぺんに来たわ」と冗談で返したりした。調理活動の3回目には，スタッフだけでなく認知症をもつ男性参加者に対しても冗談を言うようになった。3回目以降，スタッフに対する冗談の内容は異性を意識したものに変化していき，それはプログラムの後半になるにつれて著明となった。7回目には「ねー，あなたー」，8回目には「べっぴんさん（私）をもらって」と男性スタッフに甘えるようにして冗談を言う場面がみられるようになった。

　この事例では，DCMの「よい状態のサイン」と「よくない状態のサイン」を基に，具体的な状態の変化が記述されている。このように，作業療法の介入が認知症をもつ人の行動や状態によい影響を与えることを記述する際に，これらのサインを活用することができる。

　前述の事例報告[5]では，調理技能の変化も次のように記述されている。

　「調理活動プログラムの5回目には，じゃがいもと包丁を渡しても作業が始まらなかった。そこで，A氏の両手を上から握り，じゃがいもを切る介助をした。数回介助すると，おぼつかない手つきではあるが少し切ることができた。しかし，じゃがいもを固定する左手の指が伸びたフォームで，指を切りそうな状態であったため，手を添える介助が必要だった。次第に包丁技能は向上し，7回目には左手の指が曲がったよいフォームでじゃがいもを固定できるようになった。また，切ったじゃがいもを包丁に乗せて，両手でザルに移す工程に，自ら移行できるようになった。8回目にはじゃがいもを切る速度が速くなり，スタッフがそばを離れても1人で切れるようになった」

　このように，作業療法の介入中や介入後にみられた行動，状態や遂行の様子をありありと記述することが，他者にその成果を伝える助けとなる。

・**作品，写真，映像で示す**

　作業療法の成果を伝える方法として，認知症をもつ人が作成した作品や作成中の様子を写した写真，映像を用いる方法がある．これらの方法は視覚的な情報を提供するため，認知症をもつ人の様子や変化をリアルに伝えることができる．例えば，前述の事例報告[5]で紹介されたように，包丁を使用するときの野菜を固定する手のフォームが，指が伸びた形から指の曲がった形になったのであれば，それらの写真を撮っておき，比較して示すとよい．そのため臨床家は，変化が期待される事象については，常日頃から写真やビデオを撮るよう心がけたい．

　また，認知症をもつ人が作成した作品や作成中の生き生きとした様子は，可能な限り家族や施設介護者にも伝えるほうがよい．それは，認知症をもつ人の日頃の様子や能力とのギャップをよい意味で感じ，1人の人格ある人として敬意を払ったかかわりをしなければならないと再認識させられるからである．そのことによって，日頃の接し方や介護の仕方がよい方向に変化することがある．

成果を検討するときの注意点

　認知症をもつ人を対象とした作業療法において成果を検討するときには，常に誰にどのような利益がもたらされたのかを考える必要がある．最も優先すべきことは，認知症をもつ人が，健康につながる作業や日常の作業に参加できるようになることである．例えば，興奮と暴言が継続している状態が消失し，穏やかに過ごすという変化が得られたとしても，それが認知症をもつ人にとって身体を拘束され何もしない無為な生活を送ることにつながっているようであれば，それは決してよい成果が得られたとはいえない．介護する側にとって都合のよい状態となっているだけで，認知症をもつ人の利益にはつながっていない．もちろん，興奮と暴言が著しく自分や他人に危害を与える危険性がある場合は，一時的には必要かもしれない．また，家族介護者の心身の疲弊が著しい場合には，認知症をもつ人のことよりも家族介護者の意向を優先する必要があるかもしれない．しかし，このような作業を剥奪され無為に過ごす状態へと変化したことは，「作業的公正」「健康とウェルネス」という観点では負の成果といえる．

　認知症をもつ人は，自分の気持ちや意思を伝えることが難しい存在である．OTは常に認知症をもつ人の意思や権利を代弁し，可能な限り本人にとって利益となる成果に焦点を当てることが望まれる．

（西田征治）

【文献】

1) American Occupational Therapy Association: Occupational therapy practice framework: domain & practice, 3rd edition. Am J Occup Ther, 68(Suppl 1)：S1-S48. doi: 10.5014/ajot.2014.682006, 2017
2) 英国ブラッドフォード大学認知症介護研究グループ　認知症介護研究・研修大府センター　監：パーソン・センタード・ケアと認知症ケアマッピング　第7版　日本語版第4版, 3-15, 認知症介護研究・研修大府センター, 2009.
3) 吉川ひろみ：COPM・AMPSスターティングガイド, 49-72, 医学書院, 2008.
4) 水野 裕：実践パーソン・センタード・ケア, 47-70, ワールドプランニング, 2008.
5) 西田征治，ほか：調理活動中のウェルビーイング　−ユーモアな自分らしさを発揮した重度血管性認知症例−．認知症ケア事例ジャーナル, 6(1)：16-23, 2013.

第3部

認知症をもつ人への作業療法理論

1章 作業療法実践における理論の使い方

POINT
- 理論の基礎を理解するには推論の方法を理解することが重要である。理論の開発には帰納的推論，理論の臨床応用には演繹的推論が用いられる。
- 理論は実践での思考や推論を助け，情報整理・共有を可能にする臨床的意義がある。さらに理論があることが，専門職を確立するうえで職業的な意義をもたらす。
- 理論には発展の過程があり，理論は常に修正や改訂を繰り返しながら，実践に適応をされていくため，この性質を理解しておくことも重要である。
- 作業療法の理論にはさまざまな分類があるが，そのうちの1つが適応範囲による分類方法である。

はじめに

　第3部では認知症をもつ人に対する作業療法実践の手助けとなる理論や技術を紹介する。作業療法の臨床実践において多くの実践理論が開発，利用され，省察，修正されることにより理論が発展を遂げてきた。理論を学ぶことは臨床で起こる現象を統合・解釈し，説明することを可能にし，新たな介入のアイデアや方法を提供することとなる。したがって，作業療法の理論を知り活用することは臨床実践の手助けになる。

　本項では，第3部のテーマである「理論について学ぶことの意義」を理解してもらい，臨床に理論を活用してもらうきっかけを作ることを目的に，理論とは何か，理論の有用性，理論の活用法を説明したい。

理論とは何か？

理論とその必要性

　理論という言葉自体にアレルギーを感じ，難解さや敷居の高いイメージをもつ人もいるかもしれない。しかしながら，世の中の多くのことは既知の知識から成り立つ論理，つまり理論によって予測され，行動の決定がなされる。そのため，作業療法の臨床において理論を知り，活用できることが，推論を容易にし，臨床実践を確からしい方向に導く可能性をもっている。さらには，既知の理論や技術の学習は臨床での活用可能な引き出しの豊富さにつながる。したがって，対象者への幅広い対応と充実した支援を考えると，理論を学習しておくことは重要なステップになる。

　まずは理論に関しての理解を深めてもらうため，理論とその必要性について考えていきたい。理論は推論の方法論であり思考法を理解することが理論の理解につながるため，まずは人が行う推論という思考法を説明する。人は日常生活でさまざまな場面で推論を活用して生活している。この方法として，「帰納的推論」と「演繹的推論」が挙げられる。両者は推論のあり方の方向性の違いにあるが，この両者の推論が「具体的事象の宝庫である臨床」と「法則性や関連性を示す学術的理論」を結ぶ思考法である。この2つはイメージとしてはボトムアップとトップダウンの関係にある。しかし，両者は別々のものではなく，補完的な関係にある。両者を以下に簡単に解説する。

帰納的推論

帰納的推論は，臨床場面など現実で起こる具体的な事例からそこに成り立つ法則性や関連性を見出し，抽象化された形でその現象を説明する法則性や理論を導き出すことである。

具体的に例を挙げて説明すると，「作業選択法（架空の手法）」という新しく開発した評価を用いた結果，認知症をもつA氏，B氏，C氏の意味ある作業を見出すのに有効だった。この場合，その他の認知症をもつ人でも作業選択法が有用であるという仮説が立てられる。そして，さらなる臨床活用のため，その評価法による評価の概念が形成され，言語化され，一般的手続きが規定されることで理論は構築される。この思考の流れが帰納的推論である。

演繹的推論

一方で，演繹的推論は，理論で構築された法則性や関連性を具体的事象に適応させ，事象の推論を行うことである。前述の作業を見出す作業選択法の有効性が成り立つ場合，演繹的推論にて認知症をもつD氏にも作業選択法の使用が意味ある作業を見出すのに有効であるという推論が成り立つ。そのため，作業選択法の理論を知っていることは，認知症をもつ他の人を担当したときに，より良い作業療法が実施される可能性を高める。つまり，演繹的推論は，理論を臨床実践に適応させる思考過程と捉えることができる。

臨床に理論を適応させる

理論は「学術を基盤においた，複雑な事象を推測し説明する知識体系」である。理論を用いることで，実践での一定の推測が成り立ち，そこで起こる事象を説明する枠組みが与えられる。その理論自体は元来人々の経験とそこで気づかれた帰納的推論から生まれ，それが言語化され体系化されてきたものである。そのため，理論は生き物のように発生し，発達し，実践適応と修正を繰り返すことで発展する。

臨床への理論の適応にあたって，抽象化した概念を具体化し適応させる演繹的推論が用いられている。その適応の過程でさまざまな評価や技術が使用されるため，評価・技術は理論を具体化させる方法論という位置関係にあることを理解しておいていただきたい（図1）。

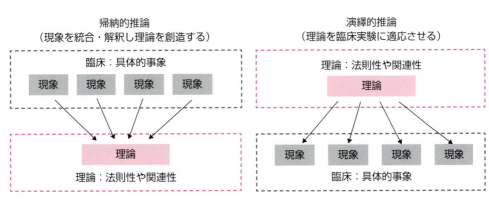

図1　帰納的推論と演繹的推論

理論の有用性

　前述のように理論は先人の経験や知識が積み重なり構築された知識体系であり，理論を知ることは，自分が経験していないことでも，論理的な推論を可能にさせるという意義がある。さらには，臨床で起こる現象を専門的な用語を用いて概念化することが専門家同士の知識共有を促進するため，さまざまな助言を得られたり，そこから新しい知識体系がさらに作られるなどのメリットがある。

　理論の臨床的意義と専門職としての役割を以下にまとめる。専門職としての役割は山田[1]の考えを参照している。

理論の臨床的な意義

①臨床で観察，評価される現象や状況を整理できる。
②現象や状況を言語化し説明や情報共有を可能にする。
③過去の知見や理論を参照することで現象や状況を解釈し，介入の手がかりを得ることができる。
④現象から仮説を生み出し，介入などの結果を予測することができる。

理論の専門職に対する役割と意義

①作業療法独自の知識体系を確立し，作業療法のアプローチの独自性を示す。
②作業療法の守備範囲を明確にする。
③実践に妥当性を与え，その手引きとなる。
④診療報酬を正当化する。

理論の開発と発展

　臨床実践から理論は生まれ，理論を実際の臨床に適応するために評価や技術が作られる。この発展の流れはいくつかの方法があるが，以下にそれをまとめる。理論の発達を学ぶことは，理論との正しい付き合い方，扱い方を学ぶうえで重要である。なぜなら，発展の段階はさまざまであるが，多くの理論は発展途上であり，つまり完璧な理論はないこと，そしてパラダイムといわれる時代の潮流に影響を受けたり，新たな発見により修正され，改訂されたりするためである。

　理論の発展は以下のような過程をたどる。まずは臨床的に起こる現象の経験から①アイデアの着想から始まり，②アイデアの言語化がなされ，その言語化されたものを体系化し③概念モデルを形成する。これらが正しいかどうかを証明するために④実証的な検証がなされる。この結果として理論が証明され，⑤使用方法や使用の範囲が規定され，その理論の実践方法が臨床適応されていく。(図2)。

　さらに理論は実践的な使用のなかで，修正され改良されることもある。理論を実践で用いるために評価や技術が開発される。そして，それを実践で使用していると，説明できない現象や新たな発見があり，理論や実践に使用される評価や技術の修正が必要になる。図3に示すように実践の過程で，理論や評価，技術が修正され，洗練される。

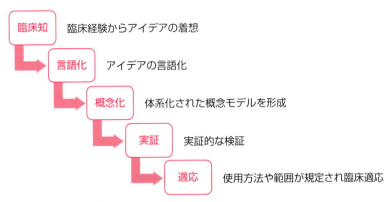

図2　理論の発達の過程

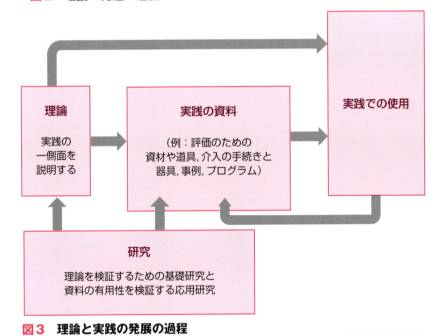

図3　理論と実践の発展の過程

(文献2より改変引用)

作業療法の理論と分類

作業療法において利用される理論

　作業療法ではさまざまな理論が用いられ，その分類も複数ある[3]。作業療法において理論が発達してきた1つの理由は，作業療法は作業に着目した療法であり，学問として複雑で抽象的な概念を扱う必要があるためである。このことから，作業療法領域で発展してきた多くの理論は，広範囲で抽象度の高い複雑な概念を扱うことが特徴になる。本書では人間作業モデルやカナダ作業遂行モデルなどが作業療法特有の理論に当たる。これらは広範囲理論や大理論ともいわれる。

　その一方で作業療法において利用される理論には，作業療法特有の理論だけでなく，他領域でつくられ共有されている理論もある。作業療法特有の理論が作業と人との関係を，抽象的概念を用いて説明し，疾患や対象者にとらわれることなく用いられるのに対して，その他の理論は疾患

や対象者を限定するなどして，扱われる概念の範囲が限定的なことが多いのが特徴である．したがってこれらの理論はより狭い領域かつ具体的な事象を扱う中範囲理論や実践理論に分類される．

● 作業療法理論の分類

作業療法理論の分類はその主眼によりいくつかあるが，前述のように作業療法におけるその守備範囲の違いにより分類することがある．作業療法の理論の守備範囲による分類を**表1**にまとめ紹介する[3]．この分類では，メタ理論，大理論，中範囲理論，実践理論の4種類がある．すなわち，その理論が扱う概念の範囲によって分けられている．

作業療法のような複雑な概念を扱いながら実践を重要視した学問領域では，その専門職を規定するような根本的な概念，つまり作業療法であれば作業のような複雑な事象を学術的に科学するようなメタ理論という学問が発達する．作業療法の基礎学問であるメタ理論には作業科学が該当する．

表1 理論の範囲による分類

理論の分類	定義	例
メタ理論	専門職の存在に関係し，広範囲に焦点を当てたもので，抽象的であり，直接的にクライエントのケアに関係しない	作業科学
大理論	ある学問領域内で関心のある現象全体をあらわす広範囲の目標と概念を扱う	人間作業モデル，カナダ作業遂行モデル
中範囲理論	比較的幅広い現象を扱うが，学問全体に関する現象の全範囲をカバーすることはない	パーソン・センタード・ケア，プール活動レベル
実践理論	作業療法目標とゴール達成のために実践家がしなければならない行動を示す	回想法，タクティールマッサージ

（文献3より改変引用）

作業療法のプロセスモデル

作業療法理論には前述のような作業療法やその関連領域での評価・介入に役に立つようにまとめられた知識体系の総体だけでなく，もう1つ，プロセスモデルといわれる臨床における作業療法の過程を示したものがある．このプロセスモデルも専門職にとっては珍しい，その作業療法を行う手順を示した作業療法に特有の理論形態である．第2部第1章の「作業療法のプロセス」で説明しているように，作業療法においてその実施過程があることは臨床での次に行われるべき工程を示唆するため，実践の道しるべという意味合いでプロセスモデルの理解も重要である．

理論の実践での活用

● 理論の理解と使い分け

作業療法の実践で重要なことは，クライエントのニーズに対応し，できる限り根拠のある実践を行うことである．理論を幅広く理解しておくことが，より実践に根拠をもち，対象者やそのニーズに応じて理論や技術を使い分けることにつながる．最初は特定の理論からの理解，学習でよいと思うが，作業療法においては多くの理論が存在するため，1つずつ理論を理解して，その特徴や適応の範囲や方法を着実に増やしていくことが作業療法の臨床実践には有益と考える．

前述のように，理論は推論を助け，方向性を示してくれるため，初学者でも臨床家でも幅広く学習されることは臨床実践のうえで重要である．しかしながら，1つの理論がすべての事象を説明するわけではなく，その範囲と特徴があることを理解しておくことも大切である．したがって，複数の理論をうまく使い分けることがよい実践につながる．

理論の活用法として，1つの事例に対して，状況に応じ複数の理論を用いることも可能である．道を探すときに，大きな地図を利用することもあれば，小さな地図を利用することもある．そのように理論の範囲に応じて理論を使い分けることが重要である．しかし，大理論はその守備範囲が人や作業を中心とした概念を扱うため，他の理論と競合することになる．そのような場合，理論を同居させると混乱するため，その理論の扱う範囲を理解して併用を避けることが望ましい．

理論を用いる際の注意点

理論を活用することは臨床では非常に有用と考えるが，最後に理論を用いる際の注意点に関しても述べる．

前述のように，多くの理論は臨床での知見が言語化，体系化され作成されており，過去に作成された理論は実践の質を高めるために重要である．しかしながら，過去に発表された理論に捉われすぎることは専門職としての柔軟な思考が失われることにもつながりうる．理論を生んできた過程がそうであるように，実際の臨床場面で起こる現象を体系化することが新たな理論構築へつながる．そのため，日々の臨床を教科書と思い，その経験を蓄積することも忘れてはならない．そのような視点で日々の臨床を行うことが重要で，すべての現象が今まで発表されている理論どおりにいくわけでないという批判的な見方も，新たな理論やその評価法，技術を生み出す可能性につながる．したがって，既知の理論に陶酔することなく，理論の限界と新しい可能性を求める臨床に努める意識をもつことが，専門職として学問の発展に寄与することにつながる．

(小川真寛)

【文献】
1) 山田 孝：日本における作業療法学の科学性の検討～その現状と展望～．作業行動研究, 8: 1-10, 2004.
2) ギャーリー・キールホフナー：作業療法実践の理論 原書第4版(山田 孝 監訳). 医学書院, 2014.
3) 宮前珠子：作業療法の理論. 図解作業療法技術ガイド 第3版(石川 齊, ほか 編). 76-282, 文光堂, 2011.

2章 人間作業モデル（MOHO）

> **POINT**
> - MOHOにより認知症の人が望む作業ができるように臨床実践を組み立てる
> - 作業適応が得られるよう，作業同一性と作業有能性に焦点を当てて介入する
> - 認知症の人の意欲や役割を評価することが望ましい

MOHOの概要

　人間作業モデル（Model of Human Occupation；MOHO）が最初に発表されたのは1980年の米国作業療法雑誌（American Journal of Occupational Therapy；AJOT）であった[1-4]。40年あまりとなる今日ではあるが，この実践モデルは世界中で最もよく用いられ[5]，米国のランダムサンプリングによる全国調査によると，臨床では80％以上のOTがMOHOを使用しているといわれる[6]。2017年には著者Kielhofner, Gの亡き後，妻Taylorにより発展的な第5版が出版された（**表1**）。

表1　人間作業モデル（MOHO）の発展

西暦（年）	内容
1980	米国作業療法雑誌（AJOT）に4部作として発表
1985	『Model of Human Occupation: Theory and Application（人間作業モデル　理論と応用）』初版刊行（日本語版1990年刊行）
1995	第2版刊行（日本語版2004年刊行）
2002	第3版刊行（日本語版2007年刊行）
2008	第4版刊行（日本語版2012年刊行）
2017	第5版刊行（日本語版2019年刊行）

▶MOHOの特徴

　MOHOの特徴としては，臨床に即した実践，作業に焦点を当てた実践，クライエント中心の実践，全体論的な実践が挙げられる[7]。作業療法の理論のなかには，作業療法の本質を見い出そうとするメタ理論があるが，MOHOはそれとは異なり，OTがクライエントに対して具体的な臨床実践を行う際の方向性を示す羅針盤となる。OTはその名のとおり，作業に焦点を当てた実践を行うが，MOHOは特に，環境のなかで作業が動機づけられて日常生活へと結びつけられるパターン，作業機能障害，および作業の意味と満足感に着目している。また，クライエントが自ら考え，感じ，自分で行い選択，行為，経験を重視した作業を行うクライエント中心のとらえ方をもっている。さらに，MOHOはクライエントを身体的側面と精神的側面や人間を要素に還元して解釈するのではなく，人間を全体的（holistic）にとらえることで，その人間システムの立ち居振る舞いをも解釈しようとする全体論的な実践モデルである。

理論的背景

Reed[8]は、作業療法の理論を実践が取り扱う範囲から分類した結果、メタ理論（meta theory）、全体理論（grand theory）、中範囲理論（middle theory）、実践理論（practice theory）の4つに分けた（**表2**）。実践理論は生体力学モデルなどのように、介入目標とその方法が直接的で要素還元的なとらえ方のものが多い。中範囲理論は感覚統合理論、運動コントロールモデル、認知能力障害モデルなどのようにクライエントの広範な現象に焦点を当てるが、OTがかかわるすべての現象を含むとは限らないものである。全体理論はMOHO、カナダ作業遂行モデルなどのように、OTに求められるあらゆる現象のすべての段階について、目標と介入を行う一連の作業療法過程を網羅するものである。メタ理論は作業行動理論、作業科学に示されるように、クライエントに対する実践方法よりはむしろ、作業療法の妥当性を裏付ける抽象的なものである。

MOHOが作業療法の理論のなかでどのような位置づけにあるかを理解したうえで、ほかの複数の理論とうまく組み合わせて用いることが、認知症をもつ人のためには適切と思われる。つまり、MOHOによりクライエントの全体論を捉え、中範囲理論や実践理論を組み合わせて行うとよいと思われる。

MOHOはReillyによる作業行動理論（Occupational Behavior）を基礎としている。Reillyは、意欲的に物事を行うことによって健康が維持されると述べ[9]、人間は一連の生活における諸活動としての作業を遂行した結果、達成感と自己の能力に対する有能感を抱く過程のなかで動機づけられ、その作業を維持しようと作業を希求する存在であると解釈した。また、OTはクライエントの機能回復に対する視点だけではなく、疾病や障害によって失われ低下した社会的役割を再獲得することに焦点を当てることによって、クライエントの健康に適切な介入となることを考慮すべきである。

表2　理論の範囲と作業療法

メタ理論 （meta theory）	作業行動理論、作業科学
全体理論 （grand theory）	人間作業モデル、人－環境－作業、作業遂行のエコロジー、作業適応、カナダ作業遂行モデル
中範囲理論 （middle range theory）	認知能力障害モデル、認知－知覚モデル、感覚統合理論、運動コントロールモデル
実践理論 （practice theory）	生体力学モデル

MOHOの構造

MOHOは人間システムを意志（volition）、習慣化（habituation）、遂行能力（performance capacity）が相互に関連するものと概念化している。

人はさまざまなライフイベントにおいて多様な成功や失敗体験をもち、その経験を解釈して、将来の自己の行動の可能性を予想し、活動選択や作業選択をする。これが意志、すなわち人が作業を行おうとする動機づけである。こうした意志の概念を臨床的に整理するために、MOHOでは個人的原因帰属、価値、興味という視点を用いている。

習慣化は行動の半自動的なパターンである。首尾一貫した時間，慣れ親しんだ環境，慣習や文化，あるいは動機づけによって，十分に行動が反復されることで習慣となる。習慣が定着するためには，その人が担っている役割が継続されることが重要となる。

　行動が繰り返され卓越されると，身体的・精神的能力が向上する。これは，客観的構成要素である心身機能構造と，その心身機能をクライエントがどうとらえるかという主観的な構成要素をもち，MOHOでは遂行能力とよばれている。

　こうした人間システムは，環境と相互に影響し合いながら，人がうまく作業に適応できるように調整する。状況に応じて人は環境に自己を合わせようと意識したり，環境が自然と人の行動に変化をもたらすこともある。特に認知症をもつ人にとっては，環境をいかに調整するかが重要な介入戦略になる。

MOHOで用いられる評価法

　理論やモデルと評価は一連のものである。MOHOを用いて認知症をもつ人に作業療法を行うためには，MOHOに準拠した評価を用いる必要がある。認知症をもつ人に対する評価は，改訂長谷川式簡易知能評価スケール（Hasegawa Dementia Scale-Revised；HDS-R），MMSE（Mini-Mental State Examination），臨床認知症評価法（Clinical Dementia Rating；CDR），Behave-AD（Behavioral Pathologic Rating Scale for Alzheimer's Disease）などの診断のためのスクリーニング評価や，行動・心理症状（Behavioral and Psychological Symptoms of Dementia；BPSD）の有無や程度の評価法を用いることが多い。しかし，作業療法は，認知症をもつ人が作業に参加できるようになることを目指すため，作業遂行に焦点を当てた評価を実施することがより重要と思われる。

　MOHOで用いられる評価は，作業に焦点を当てた実践のために，意志，習慣化，遂行技能，環境およびMOHO全体を総合的に評価するツールが開発されている（**表3**）。OTは人間システムにおいていかなる側面を評価するか，そのターゲットを明確にしたうえで評価ツールを選択する必要がある。また，これらの評価は実施方法によって，自己報告評価，観察の評価，面接による評価，情報収集評価に分けられる（**表4**）。観察および情報収集評価は，認知症をもつ人に対して直

表3　MOHOに基づく評価のターゲット

評価法	意志	習慣	技能
作業に関する自己評価（OSA Ⅱ）	✔	✔	✔
興味チェックリスト	✔		
役割チェックリスト	✔	✔	
作業質問紙（OQ）	✔	✔	
意志質問紙（VQ）	✔		
運動および処理技能評価（AMPS）			✔
コミュニケーションと交流技能評価（ACIS）			✔
作業遂行歴面接第2版（OPHI-Ⅱ）	✔	✔	
作業機能状態評価・協業版（AOF-CV）	✔	✔	✔
人間作業モデルスクリーニングツール（MOHOST）	✔	✔	✔

表4 MOHOに基づく評価

分類	評価法
自己報告評価	・作業に関する自己評価(Occupational Self Assessment；OSA Ⅱ) ・興味チェックリスト(Interest Checklist) ・役割チェックリスト(Role Checklist) ・作業質問紙(Occupational Questionnaire；OQ)
観察の評価	・意志質問紙(Volitional Questionnaire；VQ) ・運動および処理技能評価(Assessment of Motor and Process Skills；AMPS) ・コミュニケーションと交流技能評価(Assessment of Communication and Interaction Skills；ACIS)
面接による評価	・作業遂行歴面接第2版(Occupational Performance History Interview Ver.2.0；OPHI-Ⅱ)
情報収集評価	・作業機能状態評価・協業版(Assessment of Occupational Functioning Collaborative Version；AOF-CV) ・人間作業モデルスクリーニングツール(Model of Human Occupation Screening Tool；MOHOST)

接用いることができる．しかし，自己報告および面接による評価は，軽度の認知症をもつ人以外には評価の信頼性を欠く場合がある．その際には，家族などクライエントをよく知っている人に，クライエントのとらえ方を想定し報告してもらうことが，評価にも介入にも効果的である．

MOHOで用いられるリーズニングと認知症をもつ人に対する適応

MOHOによる6つの作業療法リーズニング

　認知症をもつ人に対する作業療法実践において，OTは常にうまく介入ができるとは限らない．ときとしてよい介入ができず困惑する場合もある．しかし，いずれにしてもその臨床行為は，次の機会にはクライエントに活かされなければならない．そのためには，作業療法実践における自己の臨床思考過程を整理する必要がある．臨床家が対象者への働きかけを計画し，方向づけ，実行し，結果を反芻する際にたどる臨床思考過程，これがクリニカル（プロフェッショナル）リーズニングである．

　MOHOを用いて作業療法を行う際には，MOHOによる6つの作業療法リーズニングに基づき実践するとよい（図1）．これは，

①クライエントに対する疑問を作り出すこと
②疑問を解決するためにクライエントとともに情報収集すること
③クライエントの状況を説明するために収集された情報を用いること
④作業療法の目標と介入戦略を導き出すこと
⑤作業療法介入を行いモニタリングすること
⑥作業療法の介入成果を示すこと

という過程である．

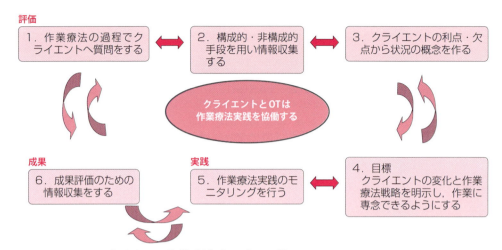

図1 MOHOによる6つの作業療法リーズニング

認知症をもつ人に対する作業療法実践

・認知症をもつ人に対するMOHOの評価の例

　役割チェックリスト（Role Checklist）[10]は，学生，勤労者，ボランティア，養育者，家庭生活維持者，友人，家族の一員，宗教信仰者，趣味人あるいは愛好家，組織の参加者といった10の役割について，クライエントが過去に役割を担っていたか，現在担っているか，将来に役割を担いたいかという役割知覚とその価値を評価するものである（**表5**）。

　本来，役割チェックリストは自己報告評価であるが，クライエントとOTが対話をしながら各々の役割について整理していくことがより効果的である。しかし，認知症をもつ人の場合，その症状の程度によっては役割に関して信頼性のある情報を得ることができないことがある。その

表5　役割チェックリスト

役割	過去	現在	将来	価値
学生：全学あるいは単位取得のために学校に通う				
勤労者：時間給あるいは常勤で仕事をする				
ボランティア：病院，学校，地域，政治活動などに，少なくとも週1回は賃金なしで働く				
養育者：子ども，配偶者，親戚，友人などの養育に，少なくとも週1回は責任をもつ				
家庭生活維持者：家の掃除や庭仕事など家庭の管理に，少なくとも週1回は責任をもつ				
友人：友人と何かをしたり，時間を過ごすことを，少なくとも週1回行う				
家族の一員：配偶者，子ども，親など家族と何かをしたり時間を過ごすことを，少なくとも週1回行う				
宗教信仰者：自分の信仰する宗教の団体活動などに，少なくとも週1回は参加する				
趣味人あるいは愛好家：縫い物，楽器演奏，木工，スポーツ，演劇鑑賞，クラブやチームの参加など，趣味や愛好する活動に，少なくとも週1回は出席する				
組織の参加者：町内会，PTAなどの組織に，少なくとも週1回は出席する				

ようなときには，クライエントをよく知っている家族，友人，施設職員などに，クライエントを想定して回答を求めることにも意義がある。こうした評価を通じて，認知症をもつ人の支援をしてくれる他者に話を聴くことで，クライエントを取り巻く人的環境が良好になるという作業療法介入の成果ももたらす可能性があると思われる。

　もう1つの評価の例は，意志質問紙（Volitional Questionnaire；VQ）である[11]（**表6**）。これは，自己報告により意志を自ら示すことができない認知症をもつ人の動機づけを評価することができる。VQはクライエントが行う作業について，14の観察項目に基づき行動観察を行い，各々について1点（P：受身），2点（H：躊躇），3点（I：関与），4点（S：自発）と評定した合計得点により，クライエントの動機づけの水準を評価するものである。

　1人のクライエントが日常で行っている活動ごとにこの評価を行うことにより，どの活動が動機づけられるかを知ることができる。また，1つの活動について複数のクライエントのVQを評定することで，クライエントが動機づけられやすい活動や，クライエントにとっては意欲がなくストレスに感じている活動を見つけることができるものと思われる。

表6　意志質問紙（VQ）

評価領域	
1. 好奇心を示す	8. 問題を解決しようとする
2. 行為や課題を始める	9. 好みを示す
3. 新しい物事を試みる	10. 完成や達成のために活動を続ける
4. 誇りを示す	11. 活動に就いたままでいる
5. 挑戦を求める	12. もっとエネルギー，感情，注意を向ける
6. もっと責任を求める	13. 目標を示す
7. 誤りや失敗を訂正しようとする	14. ある活動が特別であるとか意味があることを示す

1点（P：受身）　2点（H：躊躇）　3点（I：関与）　4点（S：自発）

・MOHOを用いた認知症をもつ人に対する作業適応に向けて

　MOHOで重要視される目標は，クライエントの作業適応である（**図2**）。MOHOにおける作業適応の過程にはいくつかの段階がある。最初に考えるべきことは，クライエントがどのような作

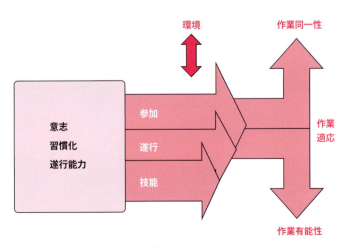

図2　MOHOにおける作業適応の過程

業に参加したいと望むかである．これは，人間システムである意志・習慣化・遂行能力の評価から得られる．例えば，意志質問紙により特定の作業への意欲が高いことや，役割チェックリストによりこれまで担ってきた役割や価値の高い役割行動が明らかになったこと，そのほか，日常の観察などからクライエントにとって意味のある作業を見つけることができることなどである．

臨床的には，始めから認知症の重症度や日常生活の自立の程度にばかり目を向けないほうがよいと筆者は思う．認知症の症状とその影響から考えすぎると，いつの間にかクライエントの可能性を制限してしまうように思う．いわゆるトップダウンでとらえたほうがよいのではないかと考えている．

参加は「遂行」と「技能」に細分化される．例えば，特別養護老人ホームにおいて利用者同士でお菓子を作る催しに参加したいと望むクライエントに対して，「遂行」はお菓子の種類を考えたり，調理をしたり，片付けることかもしれない．また，「技能」は材料を混ぜ，丁寧に食器を洗い棚にしまい，うまくできないことは助けを求めることかもしれない．参加，遂行，技能は重複することもあるが，OTがこの要素を巧みに分析できるとクライエントにとって適切な段階づけをもたらすことが可能になると思われる．参加は役割を，遂行は作業形態を，技能は運動およびプロセス技能評価（AMPS）における運動技能，処理技能，コミュニケーションと交流技能の概念を参考にすると明快になると思われる．

こうした過程を経て，クライエントは作業同一性を得る．つまり，役割や価値，自己概念などを含む作業参加の歴史を通して自分がどのような作業的存在であるかという感覚を得ることになる．作業同一性が反復されると，自己の役割期待と価値や遂行基準が満たされ，作業有能性が得られる．作業適応とは，作業同一性が得られ，時間的経過と環境のなかで作業有能性を達成することである．

認知症をもつ人の作業適応をとらえようとすると，作業同一性はユニークとなる場合がある．例えば，時間の見当識障害のため過去の職業である学校の先生としての作業同一性を抱いていた認知症をもつ人は，朝の体操の際にピアノの前に座り，たどたどしくピアノを弾き，童謡を歌うことを他者に求めるかもしれない．その作業同一性が，もしも周囲の人たちの環境によって受け入れられるならば，その人の作業有能性が得られ，作業適応がなされ，クライエントは満足した落ち着いた行動が得られるに違いない．

認知症をもつ人の作業適応は多様性があると思われる．MOHOに基づく評価を用いて，その多様性を予測し，事前に人的および物理的環境などを整え，クライエントが快適と感じる状況を作ることが，おそらく重度の中核症状により環境と相互作用をすることに脅威を感じている認知症をもつ人にとって作業療法が貢献できる1つの視点なのかもしれない．

（竹原　敦）

【文献】
1) Kielhofner G: A model of human occupation, part three. Benign and vicious cycles. Am J Occup Ther, 34: 731-737, 1980a.
2) Kielhofner G: A model of human occupation, part two. Ontogenesis from the perspective of temporal adaptation. Am J Occup Ther, 34: 657-663, 1980b.
3) Kielhofner G, Burke J: A model of human occupation, part one. Conceptual framework and content. Am J Occup Ther, 34: 572-581, 1980.

4) Kielhofner G, Burke J, Heard IC: A model of human occupation, part four. Assessment and intervention. Am J Occup Ther, 34: 777-788, 1980.
5) Haglund L, Ekbladh E, Thorell LH: Practice Models in Swedish Psychiatric Occupational Therapy. Scand J Occup Ther, 7: 107-113, 2000.
6) Lee SW, et al. : Theory use in practice: A national survey of therapists who use the Model of Human Occupation. Am J Occup Ther, 62: 106-117, 2008.
7) Taylor R 編著，山田　孝 監訳：キールホフナーの人間作業モデル 理論と応用 改訂第5版，協同医書出版社，東京，2019.
8) Reed KL : Theory and frame of reference. Willard and Spackman's Occupational Therapy 9th ed. 521-524, Lippincott Williams & Wilkins, 1998.
9) Reilly M: Occupational therapy can be one of the great ideas of 20th Century medicine. Am J Occup Ther 16, 1-9, 1962.
10) Oakley F, et al. : The Role Checklist: Development and empirical assessment of reliability. Occupational Therapy Journal of Research 6(3), 157-170, 1986（山田　孝，竹原 敦 訳：Oakley, F et al. : Role Checklist. 役割チェックリスト〜開発と信頼性の経験的評価，作業行動研究，6：111-117，2002）．
11) de las Heras, et al. : The Volitional Questionnaire（VQ）Version 4.1, 2007（山田 孝 訳：意志質問紙 改訂第4版，日本作業行動学会）．

3章 CMOP-EとCPPF

POINT
- CMOP-Eは、作業遂行と作業との結びつきを、人、環境、作業の相互作用の結果としてとらえる。
- CPPFは、クライエントとOTが協働して、クライエントの作業遂行や作業との結びつきを向上させる実践プロセスを導く。

はじめに

作業遂行と結びつきのカナダモデル（Canadian Model of Occupational Performance and Engagement；CMOP-E）とカナダ実践プロセス枠組み（Canadian Practice Process Framework；CPPF）は、クライエント中心の作業療法を実践する基盤となる。両モデルはカナダ作業療法士協会が発行した『続・作業療法の視点−作業を通しての健康と公正−』で紹介されている[1,2]。本章では、まず両モデルについて説明し、次にCPPFに沿って認知症をもつ高齢者に対する訪問作業療法の例を紹介する。

用語解説 ▶クライエント中心の作業療法
クライエントとOTがパートナーとなり、協働しながら進める作業療法。クライエント中心とは、クライエント自身がどんな作業に取り組むか、作業をどのように行うか、どうなったら成功といえるかを決めるという考え[3]。

CMOP-E

CMOP-Eの歴史

CMOP-Eは、作業遂行と作業との結びつきを理解するためのモデルである。CMOP-Eの最初のモデルは、1991年に発表された作業遂行モデル（Occupational Performance Model；OPM）である[4]。これが1997年にカナダ作業遂行モデル（Canadian Model of Occupational Performance；CMOP）となり[5]、2007年に現在のモデル名に改定された[1]。

用語解説 ▶作業遂行モデル
CMOP-Eの基となったモデル。環境が作業の周りを、作業が人の周りを囲むように、人と作業と環境が大きさの違う3つの同心円で表現されていた。人はいつも作業をしながら環境のなかに存在しているわけではないため、次のモデル（CMOP）では人を示す真ん中の円が三角形に変更された[3]。

作業遂行と作業との結びつき

CMOP-Eは作業遂行と作業との結びつきを、人、環境、作業の相互作用の結果として説明している。作業遂行とは、作業を実際に行うことである。また、人は作業を遂行せずに、作業に参加することがある[1]。例えば、重度の身体障害をもった子どもが、家族と誕生日のお祝いをしている場面を考えてみる。その子は歌を歌ったり、ろうそくの火を消したり、ケーキを食べたりする

ことができなくても，ろうそくの光や家族の笑顔を見て，ケーキの匂いを嗅いで，歌や会話を聞いて，誕生日のお祝いを楽しんでいる。その子はしっかりと誕生日のお祝いという作業と結びついているのである。このように，作業に専念し参加するということが，作業との結びつきである。OTは作業遂行だけではなく，作業との結びつきに焦点を当てることで，人と作業とのかかわりを広くとらえ，クライエントの主観的な経験により注意を向けることができる。クライエントはその作業をなぜ行っているのか，作業を通してどのような経験をしているか，作業のやり方や結果に満足しているかを知ることは，クライエントと作業との結びつきを理解する助けとなる。

CMOP-Eの要素

CMOP-Eは，人，作業，環境の3つの要素から成り立っている（**表1**）[1]。人は環境のなかに存在し，作業を行うことで環境と交流することを意味している。

表1 CMOP-Eの要素

要素	説明
人	人は作業をしたいというニーズをもっている。人の中心にスピリチュアリティがあり，その人らしさの源となる。人には身体的側面，認知的側面，情緒的側面がある。
作業	作業は生活を構造化し，人生に意味をもたらす。作業はセルフケア，生産活動，レジャーに分類される。
環境	環境は人の作業に影響を与えるとともに，作業によって変化する。環境には物理的，社会的，文化的，制度的側面がある。

- **人：スピリチュアリティと身体的・認知的・情緒的側面**

　人は身体的側面，認知的側面，情緒的側面をもち，スピリチュアリティが核となっている。身体，認知，情緒という3要素は，人が動き，考え，感じるための機能である。スピリチュアリティとは，その人らしさを形作る源である。スピリチュアリティがその人の信念や価値観を築き，目標を方向付ける。スピリチュアリティを人の中心に置くということは，その人はこの世で唯一無二の存在であることを表す。つまり，CMOP-Eに基づいた作業療法は，できるようになりたい作業も，その作業がもつ意味も，その人が満足するやり方も，一人ひとり違うという前提で進められる。

- **作業：セルフケア，生産活動，レジャー**

　CMOP-Eは作業を，自分の身の回りのことを行うセルフケア，社会や経済に貢献する生産活動，楽しみのために行うレジャーに分類している。

　ほかにも作業の分類の仕方はある[6]。例えば，米国作業療法協会[7]は，ADL，IADL，休息と睡眠，教育，仕事，遊び，レジャー，社会参加に分類している。Pierce[8]は，作業を行う人の主観的側面に注目し，生産的，楽しみ，休息に分けている。

- **環境：物理的・社会的・文化的・制度的側面**

　CMOP-Eでは，環境として物理的，社会的，文化的，制度的側面を挙げている[9]。物理的環境とは，地形や気候，建築物，交通機関，機器，道具，材料などであり，自然なものと人工的なものの両方が含まれる。社会的環境は，家族や友人，職場の同僚といった周囲の人々を指す。

　文化的環境は，特定の集団がもつ慣習，規則，価値観，信念などである。集団によって何をよ

しとするか，当たり前に思うかは異なる。ある集団では周囲と同じような行動をとり，目立たないことがよいとされ，また別の集団では他者と違う行動をし，独自の考えや意見を表現することがユニークであると称賛されるかもしれない。

制度的環境には，経済のタイプ，法律，政策，公的なサービス，ルールなどが含まれる。制度的環境は作業遂行や作業との結びつきに大きな影響を与える。しかし，それらの影響は日々の生活に埋め込まれており，ほとんど気付かれない。週に5日40時間働く代わりに賃金をもらい，65歳で定年退職するというスタイルは，制度的環境が作業に影響を与えている例である。情報の収集や発信，住宅，教育，移動の仕方，これらすべてに制度的環境が関連している。

環境は，人がどの作業をどのように行うかを大きく左右する[9]。一方で，人が作業をすることで環境は変わる。筆者は，障害者入所施設で利用者とコンピュータ作業や園芸を行ったことがある[10]。始めは道具や材料はほとんどなく，自分たちで購入したり持ち寄ったりして揃え，ほかの職員は筆者らが行っていることに関心を示さなかった。しかし，それらの作業を続けるうちに，施設は職員が一緒に活動できるように業務の流れを変更し，道具や材料の費用を負担してくれるようになった。職員は共に作業を行い，改めて利用者の能力に気付き，利用者を高く評価するようになった。OTは作業をすることで，よりよい環境を作っていくことができるのである。

CPPF

OPPMからCPPFへ

CPPFは，クライエント中心の実践を導くプロセスモデルである。カナダ作業療法士協会が1997年に発表した作業遂行プロセスモデル（Occupational Performance Process Model；OPPM）が，2007年の改訂で現在のものとなった[2]。改訂の目的の1つは，多様なクライエントに対する実践のプロセスに適用できるようにすることであった。

Townsendら[11]は作業療法のクライエントを幅広く定義し，個人，家族，集団，コミュニティ，組織，住民に分けている。OPPMは，個人のクライエントに対する実践を行う際には有用であったと報告されている[2]。CPPFは，個人，家族，集団，コミュニティ，組織，住民のすべてのクライエントに対して適用しやすくなった。OTは，個人の作業遂行や作業との結びつきを高めるだけではなく，すべての人が自分の作業に参加できる社会を作ることを期待されている。

クライエント中心の実践

クライエント中心の実践とは，クライエントが作業ができることを目的とした協働的アプローチである[5]。協働的アプローチとは，協力して共通の目標を達成するために，それぞれが別の役割をもちながら，得意な部分を活かして取り組んでいくことである[12]。このため，CPPFのプロセスを進める主体者は，クライエントとOTになっている[2]。

> **用語解説 ▶作業遂行プロセスモデル**
> CPPFの基となったモデル。「作業遂行の問題を決める」，「理論を選ぶ」，「遂行要素と環境を評価する」，「利点と資源を明確にする」，「目指す成果を協議し計画を立てる」，「計画を実行する」，「再評価する」というプロセスから成る。クライエントが個人以外の場合に適用しにくい，理論を選ぶプロセスが第2段階で固定されているという問題点があった[3]。

作業療法プロセスにおいて，クライエントは，自分の作業について語り，評価結果を吟味し，目標と計画を立て，計画を実行し，成果をみていくことに積極的に参加する．OTはクライエントのパートナーとなり，その人の主観的な経験に価値を置き，知識，希望，夢，自律性を尊重する[13]．しかしこれは，クライエントの意向をすべて受け入れ，相手の期待通りに行動するということではない[14]．クライエントとOTは互いに意見を出し合い，ときにはそれらの違いについて話し合わなければならない．

CPPFの要素

CPPFは，4つの要素を用いて実践のプロセスを説明している（**表2**）．1つ目の要素は，クライエントとOTが生活している社会的文脈である．2つ目の要素は，作業療法が行われる実践の文脈である．実践の文脈は社会的文脈に組み込まれている．3つ目の要素は，OTが実践に用いる理論的枠組みである．理論的枠組みは実践の文脈から影響を受け，変化し，実践を導く．4つ目の要素は，実践のプロセスである．

表2　CPPFの要素

要素	説明
社会的文脈	クライエントとOTは，物理的環境（自然や建物・交通機関），社会的環境（周囲の人々とその関係性），文化的環境（人々の考え方や態度），制度的環境（システムやサービス）から構成される社会のなかで生活している．
実践の文脈	実践の文脈のなかで，作業療法は行われる．実践の文脈には，クライエントとOTがもつ個人の因子と作業療法が行われる環境の因子がある．
理論的枠組み	理論的枠組みは実践におけるOTの見方や前提を形作り，意思決定を導く．
実践のプロセス	OTは開始，設定，評価，目的と計画の合意，計画の実行，経過観察・修正，成果の評価，終了 という8つの行動をとり，作業療法を進める．

・社会的文脈と実践の文脈

社会的文脈は，クライエントとOTがいる幅広い社会的背景である．われわれは，日本文化，社会保障制度，地域の資源・気候・地形の影響を受けながら生活を送っている．そのなかでも作業療法を進める際に大きな影響を与えるものが，実践の文脈である．

実践の文脈には，個人因子と環境因子が含まれている．これらの因子の多くは，作業療法が始まってから明らかとなっていく．個人因子とは，クライエントとOTがもっている性質，知識，能力，技能，習慣，価値観，信念などである．環境因子には，物理的，社会的，制度的，文化的環境がある．例えば，リハビリテーション室にある道具や材料，設備の配置といった物理的環境，クライエントの家族や病院のチームのメンバーといった社会的環境，診療報酬制度や病院の方針といった制度的環境，医療や家族に対する考え方や期待といった文化的環境によって，どのような作業療法が行われやすいかが決まる．クライエントが作業に関心をもち，OTが作業を基盤とした実践に対する意欲や知識をもち，協力的な上司や同僚がおり，作業ができる材料や道具が揃っており，柔軟なサービスを提供できる職場である場合，クライエント中心の実践を推進しやすくなる[15]．OTは，スタッフの考え方，施設のシステム，作業療法を行う空間を変えることで，クライエントが作業に結びつきやすい職場環境を作っていくことができる．

- **理論枠組み**

　3つ目の文脈である理論枠組みは，OTが用いるものである。どのような理論を実践の基盤にするかによって，OTの問題のとらえ方，目標の立て方，目標までの到達方法が変化する。実践のなかで一貫して用いる理論もあれば，評価や介入の一部で用いられるものもある。

- **実践のプロセス**

　実践のプロセスには，開始，設定，評価，目的と計画の合意，計画の実行，経過観察・修正，成果の評価，終了という8つのステージがある。クライエントとOTは出会い（開始），クライエント中心の実践のための関係を作り，取り組む問題を決定する（設定）。次に，問題の原因を明らかにし（評価），目標と計画を決め（目的と計画の合意），計画を実行し（計画の実行），経過をみながら計画を修正する（経過観察・修正）。最終的に成果があったかどうかを調べ（成果の評価），作業療法を終わらせるかどうかを判断する（終了）。

設定

　設定のステージでは，クライエントとOTはどの作業に取り組むかについて話し合う。カナダ作業遂行測定（Canadian Occupational Performance Measure；COPM）は，このステージで用いることが奨められている[16]。COPMはCMOP-Eにおける作業遂行のとらえ方を基盤としている[17]。作業遂行を主観的な経験から切り離して理解することはできない。どの作業を重要だと思い，どのくらい上手に満足して行えていると感じているかは，クライエント自身に聞かなくてはわからない。COPMは，クライエントとOTが一緒に取り組んでいく作業を探すための道具である。COPMを最初に用いることで，作業療法では主観的な経験に価値を置き，クライエントと協働して問題を見つけ，解決していくという関係が築き上げられていく。

用語解説 ▶COPM

作業遂行に対するクライエントのとらえ方を評価するもの。クライエントがどの作業を重要だと考え，その作業をどのくらい上手に満足して行えていると思うかを評価する[17]。

評価

　評価では，作業の問題を引き起こしている原因を，人，環境，作業の各側面から明らかにする。原因が人だけにあることはまれで，人，環境，作業のすべてに問題があることもある。OTは，評価結果とその解釈についてクライエントと話し合う。OTとクライエントが一緒に原因を探ることで，1人では思いつかなかった原因が出てきたり，お互いに納得できる原因を見つけられる。

　また評価では，作業療法を進める際にプラスに働く利点や資源についても考える。地域の資源やクライエントの強みを利用することで，作業療法の成果は大きくなる。作業遂行にプラスあるいはマイナスに働く要因を，人と環境と作業の3側面から考えるときに，CMOP-Eを用いることができる。CMOP-Eに基づいて作業遂行をとらえることで，人の要素を変えようとするだけではなく，作業を行いやすい環境を作ることに焦点を当てられる。

目的と計画の合意

　OTはクライエントとともに，クライエントが主語になる作業の目標を立てる。機能の回復・維持や発達の促進といった目標は，作業の目標ではない。クライエント中心の実践において目指す成果は，クライエントの作業遂行や作業との結びつきを向上させることである。

　計画は，クライエントが主体的に行うものである。作業療法の時間内にすることだけではなく，

クライエントが自身の目標を達成するために生活のなかで取り組めることも計画する。

計画の実行と経過観察・修正

計画の実行と経過観察・修正のステージでは，クライエントとOTは計画を実施し，成果指標を使って取り組みの成果をモニターする。成果指標の推移をみながら，クライエントと一緒にこれまでの作業療法を振り返り，計画の修正や追加の必要性を検討する。期待した成果がみられないときは，目的や計画を調整する。

成果の評価

再評価を行って，介入前からの変化と目標への到達度を明らかにする。目標以上の成果が出る場合もあれば，介入前よりはよくなったが目標には達していない場合や介入前より悪くなっている場合もある。

世界作業療法士連盟[18]は，「（作業療法の）成果はクライエントが決め，多様であり，参加や作業参加から得られる満足，あるいは作業遂行上の向上において測定される」としている。クライエントが作業療法の結果をどのように感じているか，作業遂行や作業との結びつきに満足しているかが重要な成果になる。

COPMはクライエントの視点から作業療法の成果を明らかにするのに役立つ。COPMを用いることにより，介入前後でクライエントの作業遂行に対する満足度がどれくらい変化したかを数値で示すことができる。

事例紹介

ここでは，CPPFに沿って筆者が経験した認知症をもつA氏に対する作業療法をアレンジして紹介する[19]。

社会的文脈

認知症をもつ高齢者が在宅で生活できるように，介護保険制度をはじめ，さまざまなサービスが提供されている。しかし，在宅で生活する認知症をもつ高齢者への訪問作業療法は十分には行われていない。

実践の文脈

A氏は70歳代の女性で，6年前にアルツハイマー型認知症と診断され，中程度の認知機能の低下があった。要介護1の判定を受け，デイサービスに週4回通っていた。ずっと一人暮らしをしてきたが，3年前から弟夫婦，母親と同居し始めた。養護教諭として長年働いた経験があり，社交的であった。OTは訪問作業療法の有用性を検証する研究において，A氏の自宅を8回訪れることができた。

理論的枠組み

OTは評価から得られた情報を整理するために，CMOP-Eを用いた。また，A氏が作業に結びつけられるように，代償モデルと直接的・間接的介入モデルを使用した。

開始

A氏は研究の対象者として，居宅介護支援事業所から紹介された．OTは自宅を訪問し，研究の目的や方法などをA氏と家族に説明し，研究協力への同意を得た．

設定

OTはA氏にCOPMを実施することが困難であったため，A氏同席の下，主な介護者である義妹に対して実施した．義妹は，A氏が日中自宅にいるときに楽しめる活動を見つけたいと話した（重要度10，遂行度1，満足度3）．次に，A氏はデイサービスから帰宅した際，着替えを拒否し，義妹と口論になるので，義妹はA氏が着替えをスムーズに行えることを希望した（重要度10，遂行度1，満足度1）．

評価

OTがA氏，義妹と話をするなかで，A氏は歌を歌ったり聴いたりすることが好きであることがわかった．A氏が音楽を楽しめない要因としては，A氏の認知機能の低下（認知的側面），CDプレーヤーや好きなCDがないこと（物理的環境）が考えられた．

次にOTは，義妹がA氏の着替えを手伝う場面を観察し，A氏が服をスムーズに着替えられない要因を義妹と一緒に考えた．A氏の認知機能の低下（認知的側面），1人で着替えるという課題が難しすぎること（作業の側面），義妹の介助方法がA氏に合っていないこと（社会的環境）が，着替えでのトラブルを引き起こしていると考えられた．

A氏が音楽を楽しみ，着替えを行う際の利点として，同居している義妹がいること（社会的環境），好きなCDやプレーヤーを選んで購入ができること（物理的・制度的環境）が考えられた．

目的と計画の合意

OTはA氏，義妹と話し合い，A氏が自宅で音楽を楽しめること，A氏が義妹と口論にならずに着替えられることを目標とした．そのために，音楽を楽しめる環境を作ること，着替えで口論にならない方法を見つけることを計画した．

計画の実行

義妹は自宅で音楽が楽しめるように，A氏の好きな歌手のCDとプレーヤーを購入し，リビングに設置した．義妹が音楽を流すと，A氏は歌を歌い上機嫌だった．着替えについては，義妹とOTが介助の必要な部分を明確にし，声をかけるタイミングや声のかけ方を変更した．

経過観察・修正

A氏は知らない曲が続くと別の部屋に行ってしまうことがあった．そこで，OTがA氏の好きな曲だけを集めたCDを作った．A氏は何曲も続けて歌を口ずさみ，笑顔をみせた．

成果の評価

COPMの再評価を行った．義妹は，A氏が自宅で音楽を楽しめるようになったことを喜び，ほかにもA氏が楽しめる活動を見つけていきたいと話した（遂行度5，満足度5）．また，A氏は笑

顔が増え，機嫌よく過ごすことが多くなったと話した．着替えについては，A氏は着替えに介助を要するが，義妹はイライラせずに着替えを手伝え，口論になることはなくなったと話した（遂行度6，満足度6）．

終了

訪問8回目にA氏と義妹とOTは，これまでの取り組みとその成果を振り返った．A氏と義妹は作業療法の成果に満足していたため，今後必要に応じて作業療法を再開できることを伝え，いったん終了とした．

最後に

OTはクライエントの作業遂行や作業との結びつきを高めることを目指す．環境は作業遂行や作業との結びつきに大きな影響を与える．地域の環境を作っていくことで，認知症になっても作業との結びつきを維持・向上できる．今後は，認知症をもつ個人だけではなく，地域やその住民を対象とした実践を行い，地域の環境を作っていく必要がある．

OTがクライエントを中心に個人と社会に変化を起こそうとするとき，CMOP-EとCPPFは実践を導く助けとなる．

（高木雅之）

【文献】

1) Polatajko H, et al.：関心領域の特定：核としての作業．続・作業療法の視点（Townsend E, Polatajiko H 編著，吉川ひろみ，ほか 監訳），34-60，大学教育出版，2011．
2) Craik J, et al.：カナダ実践プロセス枠組み（CPPF）の紹介：脈絡の展開．続・作業療法の視点（Townsend E, Polatajiko H 編著，吉川ひろみ，ほか 監訳），287-306，大学教育出版，2011．
3) 吉川ひろみ：カナダモデルで読み解く作業療法．シービーアール，2018．
4) Canadian Association of Occupational Therapists: Occupational therapy guidelines for client-centred practice. CAOT Publications ACE, 1991.
5) カナダ作業療法士協会 著，吉川ひろみ 監訳：作業療法の視点．大学教育出版，2000．
6) 吉川ひろみ：「作業」って何だろう．11-13，医歯薬出版，2008．
7) American Occupational Therapy Association: Occupational therapy practice framework: Domain and process 2nd edition. Am J Occup Ther, 62(6)：625-683, 2008.
8) Pierce DE: Occupation by design: Building therapeutic power. FA Davis, 2003.
9) Polatajko H, et al.：状況における人間の作業．続・作業療法の視点（Townsend E, Polatajiko H 編著，吉川ひろみ ほか 監訳），61-89，大学教育出版，2011．
10) 高木雅之，ほか：意味のある作業を通して広がる作業，変わる環境 −パソコン教室の経験から−．日本作業療法学会抄録集 42：p.704，2008．
11) Townsend E, et al.：可能化：作業療法の中核となる能力．続・作業療法の視点（Townsend E, Polatajiko H 編著，吉川ひろみ，ほか 監訳），119-178，大学教育出版，2011．
12) Law M, et al.：クライエント中心の作業療法．クライエント中心の作業療法（Law M 編著，宮前珠子ほか 監訳），1-20，協同医書出版社，2000．
13) World Federation of Occupational Therapists: Position statement on client-centred in occupational therapy.（http://www.wfot.org/resources/client-centredness-in-occupational-therapy）（2019年6月10日時点）．
14) Fisher AG: Occupational therapy intervention process model. A model for planning and implementing top-down, client-centered, and occupation-based interventions. Three Star Press, 2009.
15) 梅崎敦子，ほか：作業に焦点を当てた実践への動機および条件と障壁．作業療法，27(4)：380-393，2008．

16) Davis J, et al.：カナダ実践プロセス枠組みの使用：プロセスの展開．続・作業療法の視点（Townsend E, Polatajiko H 編著，吉川ひろみ，ほか 監訳），307-333，大学教育出版，2011．
17) カナダ作業療法士協会 著，吉川ひろみ 訳：COPM カナダ作業遂行測定 原著第4版，大学教育出版，2007．
18) World Federation of Occupational Therapists: Definitions of occupational therapy from member organisations. (http://www.wfot.org/resouces/definitions-of-occupational-therapy-from-member-organisations)（2019年6月10日時点）．
19) 高木雅之ほか：在宅認知症高齢者と家族介護者に対する訪問作業療法の効果：COPM，AMPS，GASを用いて．認知症ケア事例ジャーナル，5(2)：93-99，2012．

4章 OTIPMとAMPS

POINT

- 認知症をもつ人の生活行為に焦点を当てて支援するとき，OTIPMは効果的に生活行為の問題点を整理することができ，手間や負担の軽減につなげることができる。
- AMPSは普段行っている生活行為をそのまま観察し，手間や負担のかかるやり方をしていないか分析することができる評価である。
- AMPSは，認定評価者になることでADL能力測定値を算出することができる。AMPSの観察方法はあらゆる生活行為の評価に応用可能であるため，認知症をもつ人の生活行為を評価する際に有効である。
- AMPSやOTIPMはアルツハイマー型認知症やレビー小体型認知症などの特徴および重症度，周辺症状を理解するために使用することはできず，対象者の生活行為の状況を理解するために使用される。

認知症をもつ人への作業療法

　認知症をもつ人は，進行とともに生活行為を効率よく行うことや1人で安全に行うことが難しくなっていく。認知症をもつ人の生活行為の問題は，環境や生活行為の難しさに対応できなくなってしまい，手間や負担のかかるやり方で行っているととらえたほうが理解しやすい。

　一般に，生活行為を手間や負担のかかるやり方で行っている場合，環境を変えたり課題を易しくしたりすることで問題が解決することが多い。言い換えると，生活行為を支援するうえで心身機能への支援は必要不可欠とはいえず，むしろ心身機能の改善から生活行為の改善を図ろうとすると時間がかかったり，改善できなかったりすることもある。認知症の改善に焦点を当てた作業療法は非常に重要な支援であることは疑いようがない。しかし，上記のとおり生活行為の改善のうえで心身機能の改善が必要不可欠とはいえない以上，生活行為の支援は認知症の症状を改善する支援とは分けて計画したほうがよい場合がある。

　効果的な生活行為の支援を考えるときに役に立つ知識として，作業療法介入プロセスモデル（Occupational Therapy Intervention Process Model；OTIPM）がある。OTIPMは作業（生活行為）ができるように支援することに焦点を当てた実践モデルであり，効果的に生活行為を支援したいとき，クライエントと一緒に生活行為を変えていきたいときに有効なモデルである。また，OTIPMによる成果は作業遂行の質の変化として現れるため，運動とプロセス技能の評価（Assessment of Motor and Process Skills；AMPS）や社会交流技能評価（Evaluation of Social Interaction；ESI）の使用が望ましい。

　本項では，OTIPMとAMPSの概要を示し，認知症をもつ人に対する生活行為の支援方法を整理する。

作業療法介入プロセスモデル（OTIPM）

　OTIPMは，Fisherが1998年に発表した作業療法の実践モデルである．作業療法を行う際に，クライエント中心で，かつ作業を基盤とした臨床が確実に行えるよう導くことができる[1]．

　OTIPMに基づく作業療法の特徴は，クライエントがOTとともに問題となっている作業を特定し，その作業を実際に行うなかで，問題点の整理と介入方法を検討できる点にある．言い換えると，OTIPMはクライエントにとって問題となっている作業に焦点を当て，最も効果的に改善（可能化）する作業療法手順を示しているため，クライエントが問題にしている作業にはかかわりのない心身機能，個人因子，環境因子の評価を最大限省略できるのである[1-3]．

　ここではOTIPMの流れを簡単に紹介し，認知症をもつ人に対して，クライエント中心で作業を基盤とした介入を行うためのポイントを述べる．

●クライエント中心の遂行文脈を確立し，報告された作業遂行上の強みと問題を明確化して優先順位をつける

　クライエント中心の遂行文脈の確立では，クライエントへの面接と診療記録の確認を行う[1,2]．

　面接では，誰がクライエントなのか，クライエントの作業ニーズは何か，クライエントが行う必要のあるもしくはしたい作業は何かを尋ねる．特に，認知症をもつ人への作業療法では，クライエントには対象者本人だけではなく介護者も含まれることが予測されるため，誰がクライエントなのかを明らかにすることは非常に重要である．

　また，どのような生活をしていきたいか，そのうえで，誰といつどこでその作業を行うのか，その作業を行う意味は何か，どのような流れで行われるべきものなのか，主観的に何が問題だと感じているかなど，クライエントとの信頼および協働関係を築きながら，作業に焦点を当てて情報を収集する．

　診療記録からは，社会制度，個人因子，物理的環境，社会的環境に関する情報を収集する．

　報告された作業遂行上の強みと問題を明確化し，優先順位をつける過程は，クライエントへの面接により行われる[1,2]．具体的には，OTはクライエント（本人，ときに家族も含む）に日常生活の課題でどのような経験をしているのかを尋ね，うまくやっている課題や問題のある課題を明確にする．また，明確にした課題には優先順位をつけ，これから取り組む課題を明らかにする．

　これら一連の流れは，カナダ作業遂行測定（Canadian Occupational Performance Measure；COPM）[4]や作業に関する自己評価改訂第2版（Occupational Self Assessment ver.2.1；OSA Ⅱ）[5]を使用することで，体系的な評価が可能になる[1,2]．

　また，近年わが国では，認知症高齢者のための絵カード評価法（Assessment by the Picture Cards for the Elderly with Dementia；APCD）[6]やADOC（Aid for Decision-making in Occupation Choice）[7]などを用いた面接が行われている．この2つの評価は，COPMやOSAⅡなどの自由回答による質問紙とは異なり，すでに選択肢となる作業が示されているため，作業を選択することが困難な人に対して有効なツールと考えられる．

　なお，OTIPMにおける本過程は，無限にあるクライエントの作業のなかから問題を明確化し，優先順位をつける過程であることも十分認識しておかなければならないが，理論よりも実際を優先させてツールを選択することも大切である．

クライエントの課題遂行を観察し遂行分析を実施する・クライエントが効果的にした／しなかった行為を明確化し記述する

ここでは優先された課題を遂行する場面を観察し，クライエントの作業遂行の質を評価する[1,2]。具体的には，課題中の身体的努力の増大，効率性の低下，安全性，介助の頻度を記録する。この段階では，運動とプロセス技能に着目するのであれば，後述のAMPSを用いるのが効果的だとされている。また，作業を行う際の社会交流技能などに着目するのであれば，ESI（Evaluation of Social Interaction），ACIS（Assessment of Communication and Interaction Skills）[8]が作業療法効果を示すのに効果的だとされている。

注意しなければならないのは，作業基盤の遂行分析を実施するのであって，課題分析を行うのではないという点である[2]。

遂行分析は課題中の作業遂行の質を技能項目［国際生活機能分類（ICF）の活動と参加］に基づき評価するのに対し，課題分析はどの要因（心身機能，環境，個人因子など）が実際に日常生活課題の遂行に影響を及ぼしているのかを評価するものである。

つまり，この段階では作業遂行上問題となっている行為の原因となった心身機能，環境，個人因子を分析するのではなく，生活行為の問題を丁寧に観察し，問題点をいくつかの内容に区切り，文書として記録するのである[2]。

原因の明確化／解釈をする

ここは，なぜ生活行為を行った際に問題が生じていたのかを明確にし，その理由を解釈する段階である[1,2]。

生活行為の問題は心身機能，環境，課題，社会や文化の影響から生じているので，それらの要因を検討することになる。ただし，あくまで生活行為を行った際の問題の原因を明らかにする過程である。例えば「裾から下着が見えている状態のままで裾を下ろさなかったために，介助が必要」であった場合，その原因を明らかにする必要がある。原因を明らかにするときに大切なのは，作業遂行に影響を与えていた要因は何かを推測し，生活行為の支援の際に必要となる情報収集だけに注力することである。基本的に，不要な検査や評価を対象者に実施することは倫理的に問題とみなされている。今回，裾を下ろさなかったために介助が必要であった原因として，普段は着ていない硬い素材の洋服を着ていたこと，普段は緩めの服を着用しており，裾を下ろす習慣がなかったことが影響していたとOTは判断した。OTの判断に従うと，関節可動域や認知機能の検査は，着替えができるようになるためには不要といえる。

モデルを選択し，支援を実施する

生活行為を改善するための方法として，OTIPMでは4つのモデル（代償モデル，教育モデル，習得モデル，回復モデル）を挙げている。

代償モデルとは，既存の環境や課題をその人にとってやさしい（優しい）状態に調整し，そのなかで生活行為ができるように練習することである。教育モデルは，作業遂行を改善するための戦略等を検討してもらうためのモデルであり，個別でも集団でも行われるものである。習得モデルとは，環境や課題をその人にとってやさしい（優しい）状態に調整することはせず，これまで行ってきた方法とは異なるやり方を新たに習得してもらうことを目的に，生活行為を練習しても

らうことである。回復モデルとは生活行為のなかで心身機能の改善に焦点を当てたモデルであり，普段着ている前開きの服のボタン留めを反復して練習し，洋服が着られるようになるだけでなく，手指の巧緻性の改善も図ろうとするモデルである。

前述のとおり，認知症が不可逆的であることが多い以上，認知症をもつ人に対しては人の問題を改善するよりも，つねにやさしい（優しい）課題や環境に調整したほうがよい。

作業遂行の向上と満足度を再評価する

作業療法の効果を評価する際には，クライエントの満足度だけではなく，実際の作業遂行の変化も確認しなければならない[1,2]。再評価には，AMPS，ESI，ACISなどを使用することができる。また，目標を達成したかどうかは，再評価時の作業遂行の質に基づいて判断する。

再評価は，クライエントが目標を達成したのかを確認するのに重要だが，それだけではなく作業療法の効果判定のうえでも非常に重要である[1,2]。

運動とプロセス技能の評価（AMPS）

AMPSは，対象者にとってなじみのある日常生活課題のなかから2課題以上を観察し，課題遂行中にどの程度身体的努力が増大した（運動技能）のか，どの程度効率的に実施していたのか〔プロセス（処理）技能〕を評価する，標準化された観察型のADL/IADL評価である[9,10,11]。

運動およびプロセス技能は，あらゆる日常生活課題で観察可能な技能の最小単位である。運動技能には，物や環境に対する身体の位置付け（Positions），物の持ち上げ（Lifts），ある場所から別の場所への物の運び（Transports）など16項目の技能がある（**表1**）。プロセス技能には，課題への留意（Heeds），物の取り扱い（Handles），課題遂行中問題を予測し未然に防ぐ（Accommodates）などの20項目の技能がある（**表2**）。AMPSは，その他のADL評価や作業療法評価とは，次に示す点で異なる特徴をもつ[9]。

生活行為の実施状況を質としてとらえることができる

AMPSは，作業遂行の質を把握するために開発されている。具体的には，OTは対象者が課題（例：着替える，掃除機をかける）を遂行する際に，その課題を構成する各目的指向的行為の身体的困難（努力の増大），時間や空間，物の使用の混乱と適応（効率性），安全性，援助の必要性（頻度）を評価する[2]。評価するうえで重要視されるのは，最終的に課題ができたか（介助の有無，自立度）だけではなく，遂行中のどの行為に問題（身体的努力量の低下，効率性の低下，介助の必要性，安全性の低下）があったか，その問題となる程度を明確化することである[9]。したがって，AMPSの結果から，誰もが詳細に認知症をもつ人の作業遂行上の特徴（長所・短所）を把握することができる[12,13]。

評価結果をそのまま作業療法支援計画に活用できる

ここでは具体的に，更衣（上衣の着替え）の作業療法支援について検討してみたい。

AMPSは，対象者の作業遂行を観察し，16の運動技能と20のプロセス技能項目を有能性の度合いにより評価するため，能力測定値を算出できるだけではなく，遂行中の問題となる目的指向的行

表1　AMPSにおける運動技能項目

身体の位置 Body Position
- 安定させる Stabilizes：物とかかわるときにバランスを崩さない
- アライメントを保つ Aligns：課題遂行中，持続的に支えを必要としない
- 位置付ける Positions：課題遂行中，物に対して身体や腕を適切に位置付ける

物を取りにいくことと保持すること Obtaining and Holding Objects
- リーチする Reaches：効果的に物へ手を伸ばす
- かがむ Bends：課題遂行中，適切に身体を回旋させる，かがむ
- 把持する Grips：課題目的物を安全に把持する
- 操作する Manipulates：課題遂行の必要に応じて，物を操作する
- 協調させる Coordinates：物を安定させるため身体の2カ所を協調させる

自分自身や物を動かすこと Moving Self and Objects
- 動かす Moves：物を効果的に押す・引く，引き出しやドアを開ける・閉める
- 持ち上げる Lifts：効果的に物を持ち上げる
- 歩く Walks：課題遂行環境内を効果的に歩く
- 持ち運ぶ Transports：物を違う場所から違う場所へと効果的に持ち運ぶ
- 加減する Calibrates：課題に関係する行為の動きの力やスピードを加減する
- 流れる Flows：スムーズな腕や手の動きを使用する

遂行を維持すること Sustaining Performance
- 耐える Endures：課題遂行完了まで持ちこたえる
- ペース配分する Paces：効果的な課題遂行速度を維持する

運動技能：課題遂行中，クライエントが自分自身や遂行に必要な物を動かすときに観察される行為。

（文献10，p.63より引用）

表2　AMPSにおけるプロセス技能項目

遂行を維持する
- ペース配分をする Paces：効果的な課題遂行速度を維持する
- 集中する Attends：外界刺激によって，課題遂行から気がそれない
- 留意する Heeds：あらかじめ決めた課題の最終目的に留意する

知識を応用する
- 選択する Chooses：課題遂行に必要な適切な材料や道具を選ぶ
- 使用する Uses：道具や材料をその本来の用途に合わせて使用する
- 取り扱う Handles：気をつけて取り扱う・支える
- 質問する Inquires：課題に関する情報を尋ねる

時間的管理
- 始める Initiates：ためらうことなく課題の行為（actions）や工程（steps）を始める
- 続ける Continues：課題行為（actions）を完了するまで続ける
- 順序立てる Sequences：論理的な方法で課題の工程（steps）を進める
- 終わらせる Terminates：適当なときに課題の行為（actions）や工程（steps）を終了する

空間と対象物を管理する
- 探して突き止める Searches/Locates：道具や材料を探し突き止める
- 集める Gathers：道具や材料を効果的に作業場に集める
- 整える Organizes：空間的に適切に，適切な並びに，道具や材料を整える
- 片付ける Restores：道具や材料を片付け，作業場をきれいにする
- 方向付ける Navigates：課題環境内の障害物に，手や体がぶつからないように操る

遂行に適応する
- 気付き反応する Notices/Responds：課題にかかわる環境からの手掛かりに気付き反応する
- 調整する Adjusts：問題に打ち勝つために作業場を変えたり，スイッチやひねりで調整をする
- 順応する Accommodates：問題に打ち勝つために自分自身の行為（actions）を変容させる
- 利益を得る Benefits：課題に関係する問題が継続しないように防ぐ

プロセス技能：課題を完了するために，行為を構成したり適応させたりするのに必要な行為。

（文献10，p.64より引用）

為も明確になり，評価結果をそのまま作業療法支援計画に活用することができる（図1）[10, 13, 14]。例えば，対象者が上衣を着る際に，次の①のような問題が観察されたとする。

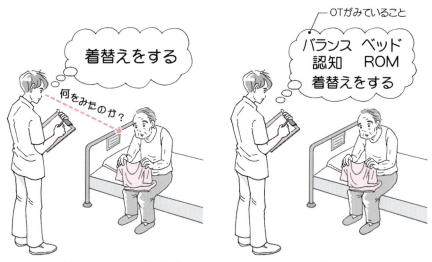

AMPSによる観察：AMPSでは「何を見たのか」をそのまま記録する。

AMPS以外の評価（観察）：課題のなかで心身機能を観察する。

図1　AMPSによる観察とAMPS以外の評価（観察）の違い

①
「A氏は，上着を着始めるのに，口頭支援を必要とした。上着の前後が逆のまま無理やり着ようとして，口頭介助を必要とした。上着に首を通した後，服を整えることが困難で，また裾から下着が見えている状態のままで裾を下さなかった。両手でボタンを留めようとしたが著しく困難で，介助を必要とした」

AMPSでは，前任者または現在担当のセラピストが①のようにカルテに記載していなかったとしても，これらの問題はすべて技能項目上に記録が残る。つまり，次の②のように，行為のレベルで記録が残るのである（括弧内はAMPSの技能項目名評定結果）。

②
「A氏は，上着を着始めるのに，口頭支援を必要とした（Initiates = 1）。上着の前後が逆のまま無理やり着ようとして，口頭介助を必要とした（Notices/Responses = 1）。上着に首を通した後，服を整えることが困難で（Organizes = 2），また裾から下着が見えている状態のままで裾を下さなかった（Terminates = 2）。両手でボタンを留めようとしたが著しく困難で，介助を必要とした（Manipulates = 1, Coordinates = 1）」

また，AMPSでは運動技能16項目とプロセス技能20項目のすべてを評価するため，セラピストの経験の違いなどによる視点の偏りが生じず，どのOTがA氏の上着の観察評価をしても，②のような作業遂行上の問題点があることが明確化される。つまり，OTが何に介入すればよいかが，

担当OTが評価していなくても評価結果からわかるのである。

さらに，作業療法介入後，能力測定値の変化だけではなく，どの問題となる行為が改善したのかも明確に示すことができる．AMPSに基づく効果的な文書の作成については，成書[9,10,11]を確認してほしい．AMPSは，対象者がADLを効果的に行えるよう作業療法の支援計画を立案する際に，非常に効果的に情報を収集できる点で有用である．

リザルツレポートを用いて客観的な比較が可能

AMPSにはさまざまな記録（レポート）があるが，そのなかでも重要なものとして，リザルツレポート（Results Report，旧グラフィックレポート）がある（p.287参照）．リザルツレポートの詳細は成書[9,10,11]に譲り，ここではリザルツレポートで何が可能になるのかについて述べる．

リザルツレポートとは，簡単にいえば正規化された運動技能とプロセス技能の総合的な能力測定値（ロジット）を示したレポートである．リザルツレポートの得点を次の2種類の方法で比較することにより，対象者のADL能力を把握することができる[9]．

- **能力基準の比較による解釈**

AMPSは，14万人以上のデータを基に作成されている[9]．OTと対象者は，リザルツレポートの得点から，対象者が14万人の母集団のなかでどこに位置するのかを知ることができ，対象者の得点が高いのか（もしくは低いのか）を知ることにつながる．

また，これまでに行われた多くのAMPSに関する研究から，対象者の得点と効果的な支援方法の組み合わせも明らかになっている．具体例を挙げると，プロセス技能の得点が0.0ロジットを下回ったときには，新しいやり方を習得する方法よりも，環境を変えるなど代償的な方法のほうがADL能力の改善が期待されるとされており，効果的な作業療法介入方法選択の指針となる．

- **健常者標準との比較による解釈**

リザルツレポートによる得点は，対象者と同年代の集団を比較することもできる．

ADL能力（運動・プロセス技能）は，一般に年齢とともに向上し，次第に低下するとされている[12,14]．例えば，軽度の認知症と診断されたB氏（82歳）にAMPSを実施した結果，運動技能1.56ロジット，プロセス技能0.88ロジットであったとする．能力基準との比較では，運動（2.0ロジット）・プロセス技能（1.0ロジット）という能力基準値を下回っていることがわかる．この能力基準値を下回っているときは，ADL課題遂行中にいくらかの不器用さや身体的努力の増大，もしくは時間や空間の非効率さがみられることを示唆している[9]．一方，B氏と同年代の健常者標準と比較すると，運動・プロセス技能ともに健常者標準の範囲内にあり[9]，B氏のADL能力が同年代の人よりも明らかに低いとはいえないことが示唆される．

このように，AMPSでは明確な客観的指標があるため，「軽度認知症」という診断に基づく色眼鏡を通して，対象者のADL/IADL能力を過大あるいは過小評価する危険を回避できる．

AMPS使用に関する制約

AMPSで能力測定値を算出してリザルツレポートを使用するためには，AMPS講習会に参加し，さらに認定評価者になる必要がある．

また，リザルツレポートを出力するには，120ある課題リストのなかから，対象者に2課題以上を実施してもらう必要がある．対象者が行いたい（行える）課題がAMPS課題リストにない場合

は，リザルツレポートは出せない。通常，AMPS課題リストに適切な課題が見つからないケースは，能力がかなり高いか，反対に寝たきりなどで能力がかなり低い対象者以外はほとんどない。仮にそのような場合であっても，AMPSの技能項目を用いた遂行分析を実施したり，記録したりすることは可能である[9, 10]。

認知症をもつ人へのOTIPM／AMPS導入の実際

OTIPMとAMPSは疾患や障害に関係なく使用できるため，認知症をもつ人への使用例が報告されている。最後にそれらの報告を紹介したい。

認知症をもつ人に対する作業遂行への援助の必要性

Hartmanらは，DSM-Ⅲ（Diagnostic and Statistical Manual of Mental Disorders-Ⅲ）とNINCDSADRDA（National Institute of Neurological and Communicative Disorders and Stroke-Alzheimer's Disease and Related Disorders Association）によって高齢者を軽度認知症群と中程度認知症群に分類し，認知症とAMPSリザルツレポートのカットオフの関係性を検討している[15]。

この調査によると，同年代の健常者群でプロセス技能のカットオフを下回った者は3%であったのに対し，軽度認知症群では82%（平均0.6±0.4），中程度認知症群では97%（平均−0.2±0.8）だったとしている。この研究は，軽度認知症であっても作業遂行に問題を有している可能性が非常に高いことを示唆しており，より早期から作業遂行に対して援助が必要なことがうかがえる。

認知症をもつ人の能力の認識と作業遂行能力との関係性

Ohmanらは，認知症をもつ人の作業遂行と能力の認識との関係性について，AMPSとACQ（Assessment of Compared Qualities）を用いて検討している[16]。その結果，能力の認識は運動技能・プロセス技能ともに有意な正の相関関係があり，相関係数は運動技能のほうが高かった。

Ohmanらは，AMPSとACQの併用が，作業遂行能力に関する不十分な認識をもつ人の特定と，より早期の適切な支援の提供につながると提案している。

> **用語解説** ▶ ACQ (Assessment of Compared Qualities)
> AMPSやESI実施後にOTとクライエント間の作業遂行状況の認識の相違を評価するための質問紙である。認識の相違状況は，作業療法に活用することができる。

認知症をもつ人の作業遂行能力と環境の違いとの関連性

Nygardらは，認知症をもつ人が自宅と病院（クリニック）でなじみある課題を行ったとき，どの程度作業遂行能力に違いがあるのか検討をしている[17]。その結果，自宅と病院との比較では，運動技能もプロセス技能も統計学的な有意差はなかったが，19名のクライエントのうち，運動技能で6名の，プロセス技能では5名の得点が大きく異なっていたため，できる限り慣れた環境あるいは習慣的に行っている環境で評価を行ったほうがよいと結論づけていた。

この研究は，認知症をもつ人に対しては生活行為が行われる場所で評価を行うことを奨励している点，環境が変わることで作業遂行が変化する可能性があることを報告している点で重要である。

OTIPMを用いた虚弱高齢者への作業療法効果

　Fisherらは，援助を受けて生活する高齢者8名に対し，ADLの改善を目的としてOTIPMに基づいた短期間の訪問作業療法を実施し，その効果を検討している[9]。その結果，設定した目標の77%は改善された。介入前後の作業遂行能力については，5名のクライエントの運動技能が臨床上有意な改善を示したことから，OTIPMの有効性が示唆されている。

認知症をもつ人とその介護者に対する作業療法効果

　Graffらは，認知症をもつ人とその介護者に対して，認知機能低下を補うための補助手段の練習を地域作業療法のなかで実施し，その効果を検討している[18]。その結果，対象者のプロセス技能は，6週間後も3カ月後も有意に改善を示した。

　Graffらの研究は，対象者の学習能力が限られているにもかかわらず，日々の機能を改善し，介護者の負担を軽減したという効果が12週後にも継続していた点で注目すべき研究であり，補助手段の練習に焦点を当てた生活行為の支援の重要性を示唆するものといえる。

（石橋　裕）

【文献】

1) Fisher AG: Occupational therapy intervention process model-A model for planning and implementing top-down, client-centered, and occupation-based interventions. Three Star Press, 2009.
2) Fisher AG: Occupation-centred, occupation-based, occupation-focused: Same, same or different? Scand J Occup Ther, 20: 162-173, 2013.
3) Fisher AG, et al.: Effectiveness of occupational therapy with frail community living older adults. Scand J Occup Ther, 14(4): 240-249, 2007.
4) Lawm, et al.著，吉川ひろみ 訳：COPM カナダ作業遂行測定 第4版，大学教育出版，2006.
5) Baron K, et al., 山田　孝，石井良和 訳：OSA II 作業に関する自己評価使用者用手引(改定第2版(2.1))，6-52, 日本作業行動学会，2004.
6) 井口知也，山田　孝，小林法一：認知症高齢者の絵カード評価法の信頼性と妥当性の検討．作業療法，30(5): 526-538, 2011.
7) Tomori K, et al.: Reliability and validity of individualized satisfaction score in Aid for Decision-making in Occupation Choice (ADOC). Disabil Rehabil, 35(2): 113-117, 2013.
8) Forsyth K, et al., 山田　孝 訳：コミュニケーションと交流技能評価使用者手引ACIS，第4版．日本作業行動研究会，2007.
9) Fisher AG, Jones KB: Assessment of Motor and Process Skills volume 1: Development, Standardization, and Administration Manual. Three Star Press, 2010.
10) 日本作業療法士協会 監：作業療法学全書 改訂第3版 作業療法技術学3日常生活活動，43-71, 95-103, 協同医書，2008.
11) 吉川ひろみ：作業療法がわかるCOPM・AMPSスターティングガイド．医学書院，2008.
12) 高木雅之，ほか：在宅認知症高齢者と家族介護者に対する訪問作業療法の効果：COPM, AMPS, GASを用いて．認知症ケア事例ジャーナル，5(2): 93-102, 2012.
13) 森　明子，ほか：痴呆性高齢者グループホームにおける作業療法評価の試み：AMPSを用いて．作業療法，23(1): 64-72, 2004.
14) Fisher AG, Griswold LA: Performance skills--Implementing performance analyses to evaluate quality of performance. Willard & Spackman's Occupational Therapy 12th edition, chapter 22, 249-264, Lippincott Williams & Wilkins, 2013.
15) Hartman ML, et al.: Assessment of functional ability of people with Alzheimer's disease. Scand J Occup Ther, 6: 111-118, 1999.
16) Ohman A, et al.: Occupational performance and awareness of disability in mild cognitive impairment or dementia. Scand J Occup Ther, 18: 133-142, 2011.
17) Nygard L, et el.: Comparing motor and process ability of persons with suspected dementia in home and clinic settings. Am J Occup Ther, 48: 689-696, 1994.
18) Graff MJ, et al.: Community based occupational therapy in patients with dementia and their care givers: a randomized controlled trial. BMJ, 333, 1196, 2006.

5章 パーソン・センタード・ケア／VIPSの視点を活かす

POINT

- パーソン・センタード・ケア（Person-Centred Care）は，認知症をもつ人のパーソンフッドが維持されることを目指している。そのためには，身体的ニーズだけではなく，その人のくつろぎ，アイデンティティ，愛着・結びつき，たずさわること，共にあることなどの心理的ニーズについても満たされ，ウェルビーイング（よい状態）が維持される必要がある。
- パーソン・センタード・モデルとは，認知症をもつ人のよい状態には，脳の神経障害，身体の健康状態，生活歴，性格傾向，社会心理が影響すると考え，その人全体を理解してアプローチしようとする生物心理社会モデルである。
- 認知機能障害を評価するだけでなく，本人に想いや希望を聞き，生活場面を観察するなどして，認知症をもつ本人の視点からニーズをとらえ，アプローチを検討する必要がある。
- パーソン・センタード・ケアの推進は，VIPSの4つの視点で振り返りながら，本人・家族とともにチームで継続的に取り組むことが重要である。

はじめに

　高齢者人口が増加し，地域包括ケアシステムの構築が重視される今日，OTも，認知症をもつ人々と家族の支援にかかわる機会がさらに増えてきている。職種や立場を越えて認知症ケアという協働を成功させるためには，まず理念や前提を共有したうえで，それぞれの強みを生かした連携が求められる。本項では，パーソン・センタード・ケアの基本的な考え方といくつかの重要な概念について解説した後，その実践についてふり返るVIPSフレームワークについて紹介する。そして，それらの視点を生かして，OTが認知症をもつ人たちや他の専門職とともに，実践をどのように展開することが望まれるか，考えていきたい。

> **用語解説** ▶地域包括ケアシステム
> 地域包括ケアシステムは，包括的な支援・サービスの提供が提供できる地域の体制のことである。厚生労働省が地域包括ケアシステムとして，地域の特性に応じて，自主性や主体性に基づき地域に応じた支援体制作りを推奨している。

パーソン・センタード・ケアとは

パーソン・センタード・ケアの背景

　認知症ケアにおいて，最初に「パーソン・センタード」という言葉を用いたのは，1980年代後半，英国Bradford大学認知症ケア研究グループの創始者であるKitwoodであった。当時，英国においても，大規模施設で業務中心の画一的なケアが行われており，認知症になったら治療もケアも望みもない，といわれたような時代であったという。

　1980年代以降，さまざまな心理社会的アプローチが高まりを見せるなかで，Kitwoodは，認知症をもつ人や家族とのかかわりや膨大な行動観察を通して，人と人との関係性やコミュニケーションが認知症をもつ人たちに重大な影響を及ぼすことを見出し，Rogersのクライエント中心療法

にヒントを得て，認知症をもつ人へのパーソン・センタードなアプローチについて理論化し，提唱した。

> **用語解説 ▶クライエント中心療法**
> 米国の臨床心理学者Rogersにより提唱された心理療法の考え方。個人の価値や成長する可能性を実現する環境を重視し，カウンセラーには，無条件の肯定的配慮，共感的理解，自己一致などが求められるとした。1960年代以降，「パーソン・センタードなアプローチ」と称するようになる。

ケアが目指すこと：認知症をもつ人たちのパーソンフッドを維持する

Kitwoodと同僚のBredinは，英国の地方保健局から認知症ケアの質を評価し向上させる研究を委託され，認知症をもつ人たちの施設に赴き，膨大な観察を行った。そこで彼らが見たのは，認知症をもつ人たちが認知症により何もわからないとみなされ，あたかも物のように扱われてよい状態が損なわれ，さらに症状や健康状態を悪化させていく姿であった。

Kitwoodは，そのような認知症をもつ人を取りまく社会心理環境について，「悪性の社会心理」（malignant social psychology；MSP，表1，図1）とよんで警告を発するとともに，認知症をもつ人たちが必要としているのは，たとえ認知症が進行したとしても，最後まで「一人の人として認められ，尊重されること」（personhood：以下，パーソンフッド）であり，それを維持することこそが認知症ケアの目的であると主張した。

Kitwoodのこの考え方は世界的に大きな反響をよんだ。わが国にも2002年からパーソン・センタード・ケアの考え方が導入され，15年以上が経過した今日，認知症ケアの共通理念として，職種を越えて徐々に定着しつつあるといえよう。

表1　悪性の社会心理（MSP）の例

- 怖がらせること
- 後回しにすること
- 急がせること
- 子ども扱いすること
- 好ましくない区分けをすること
- 侮辱すること
- 非難すること
- だましたり，欺くこと
- わかろうとしないこと
- 能力を使わせないこと
- 強制すること
- 中断させること
- 物扱いすること
- 差別をすること
- 無視すること
- のけ者にすること
- あざけること

（文献1より引用）

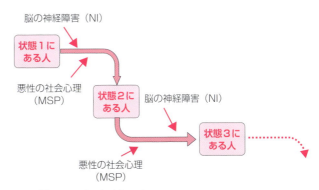

NI：neurological impairment
MSP：malignant social psychology

図1　認知症をもつ人の状態に及ぼす脳の神経障害（NI）と悪性の社会心理（MSP）

（文献2より翻訳，一部改変引用）

認知症をもつ人とウェルビーイング

Kitwoodによれば，認知症をもつ人のパーソンフッドを維持するためには，彼らの身体的ニーズだけでなく，心理的ニーズも満たされ，ウェルビーイング（よい状態）がよりいっそう高められる必要がある。

ウェルビーイングは，世界保健機関（World Health Organization；WHO）による健康に関する定義のなかでも，「健康とは完全な身体的，精神的および社会的良好（ウェルビーイング）の状態」とされており，身体的側面だけではなく，精神的および社会的側面も含む概念である。

通常，ウェルビーイングについては本人の回答から評価されるが，認知症の場合，認知機能やコミュニケーション能力の障害のために十分な回答が得られるとは限らない。そのため，観察が相互補完的に重要となる。Kitwoodは，認知症をもつ人の相対的ウェルビーイングの程度を，観察を通してとらえるために，一連の指標を抽出している（**表2**）。

表2　Kitwoodによるウェルビーイング（よい状態）とイルビーイング（よくない状態）の指標

よい状態の指標（サイン）	よくない状態の指標（サイン）
・自分に自信をもっていること，自己主張を強くできること ・身体がリラックスしていること ・他の人たちのニーズに対して敏感なこと ・ユーモアを返したり，使うこと ・創造的な自己表現をすること ・喜び，楽しさを表すこと ・役に立とう，手伝おうとすること ・他の人との交流を自分から進んで始めること ・愛情や好意を示すこと ・自尊心を示すこと ・様々な感情を表現すること	・絶望しているときに誰からも相手にされないこと ・非常に強い怒り ・深く悲しんでいるときに誰からも相手にされないこと ・不安 ・恐れ ・退屈 ・身体的な苦痛，痛み，不快感 ・身体が緊張していること ・動揺 ・無気力

（文献1より引用）

認知症をもつ人の心理的ニーズ

Kitwoodは，認知症をもつ人のウェルビーイング（よい状態）に深くかかわる心理的ニーズについて，愛を中心とした5枚の花弁の絵を用いて概念化している（**図2**）。愛とは，寛容で，ある

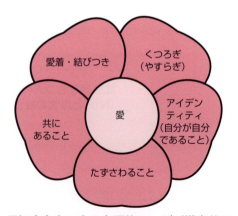

図2　認知症をもつ人の心理的ニーズ（潜在的ニーズ）
（文献1より一部改変引用）

がままに相手を受け容れ，無条件に与えるものとされているが，その対極にあるのが無関心ではないかと考えられる。愛の周りには，くつろぎ（comfort），アイデンティティ（identity），愛着・結びつき（attachment），たずさわること（occupation），共にあること（inclusion）のニーズが互いに重なり合って存在する。

「くつろぎ」とは，心身ともに安らぎ，リラックスできることを意味し，「アイデンティティ」は，その人の自尊心に深くかかわっている。「愛着・結びつき」とは，特に強い不安や変化にさらされたときに，親しみのある誰かやものと結びついていると感じることを必要とすることと関係している。「たずさわること」は，人がどのように周囲の世界と自分がかかわり合っているかということであり，周囲に影響を及ぼす何かを成し得ている，役立っているという感覚ともつながっている。そして，「共にあること」とは，社会やその場の一員であると感じられることが，人が生きていくうえで重要であることを意味している。

これらの心理的ニーズは，認知症の有無にかかわらず人に共通するものと考えられるが，認知症になると自ら率先してニーズを満たしたり，人に説明することが徐々に困難となり，周囲も気付かぬまま放置されがちである。そのことが本人の状態にさまざまに悪影響を及ぼし，よくない状態の悪化やいわゆるBPSDにもつながりやすいと考えられている。そのため，認知症をもつ人のそれらの潜在的ニーズを満たし，パーソンフッドを維持する働きかけ（positive person work；PPW）を周囲の人々が行うことが重要であり，そのことを通して，たとえ認知症が進行したとしても，本人の身体的，精神的，社会的側面で，相対的に良好な状態（ウェルビーイング）とパーソンフッドを維持することが可能であると，Kitwoodは考えたのである（図3）。

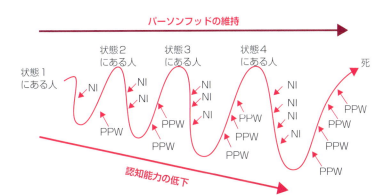

図3 認知症をもつ人の認知能力の低下とパーソンフッドの維持に及ぼす脳の神経障害（NI）とパーソンフッドを維持する働きかけ（PPW）の影響

（文献2より翻訳，一部改変引用）

認知症のパーソン・センタード・モデル

認知症をもつ人たちは，発症から時間の経過とともにさまざまな症状を呈し，その行動やよい状態も変動しやすい。Kitwoodは膨大な観察を通して，認知症をもつ人の行動や状態には必ずなんらかの理由や背景があると主張した。すなわち，脳の神経障害＋身体の健康状態＋性格傾向＋生活歴＋社会心理の5つの視点から，認知症をもつ人全体を理解してアプローチしようとする考え方であり，認知症のパーソン・センタード・モデル（Enriched Model of Dementia）とよばれ

ている（図4）．従来の医学モデルでは，認知症による脳の神経障害にすべて還元しようとする傾向がみられたのに対して，パーソン・センタード・モデルは，いわば生物心理社会モデルであり，本人の身体的健康の状態や感覚機能の状態，過去の経験や生活習慣などの生活歴，性格傾向，および，その人を取りまく周囲の人間関係ともいえる社会心理の視点で，幅広く，その人全体を理解しようとするものである．

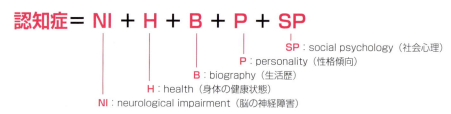

認知症＝NI＋H＋B＋P＋SP

SP：social psychology（社会心理）
P：personality（性格傾向）
B：biography（生活歴）
H：health（身体の健康状態）
NI：neurological impairment（脳の神経障害）

図4　認知症のパーソン・センタード・モデル

（文献1より一部改変引用）

その人の「今ここで」のニーズをとらえる

昨今，認知症をもつ人のさまざまなアセスメント法が開発されており，認知機能だけではなく，能力障害や身体の健康状態，個人の性格や生活歴などについて，評価，情報収集が行われるようになってきた．しかし，パーソン・センタード・モデルのSP，すなわち本人を取りまく社会心理については，必ずしも十分考慮されているとはいえない現状がある．

May[3]が述べるように，認知症をもつ人に対しては，型通りの初回面接や情報収集だけではなく，今ここで，その人がどのような体験をしているか，ウェルビーイングの状態がどうかについて，ケアにかかわる者が常に注意を払い，その人のニーズをとらえようする努力が持続的に求められる．そして，ケアプランニングにおいても，その人の認知機能や活動能力，身体の健康状態，性格傾向，生活歴に加えて，今ここでの体験，そして本人の望みを考慮に入れる必要があると強調している．

・その人のサインやニーズをとらえるために

意思や希望を尋ねる

その人のサインやニーズをとらえる方法の1つには，日々の生活のなかで，認知症をもつ人が理解できるように意思や希望を尋ねることが重要である．暑いか寒いか，冷たいお茶と温かいお茶とどちらがよいか，テレビを観ていてもニュースとスポーツ番組とどちらがよいかなど，些細なことでも本人の意思を聞くことで，本人にとっては自己決定の機会となり，より主体的なたずさわりが支えられるとともに，周囲の人にとっては，その人の好き嫌いやニーズを知る機会ともなり，相互の信頼関係も深まる．

認知症ケアマッピング

もう1つの方法は，さまざまな行動や状態が示すサインを観察からとらえようとするもので，KitwoodらBradford大学認知症ケア研究グループが，認知症ケアマッピング（Dementia Care Mapping；DCM）という手法を開発している．「その人の気持ちをわかろうとする気持ちと観察の技能とを用いて，その人の立場に立とうとする真摯な取り組み」とKitwoodが記したように，認知症のケア施設や病院などの共用スペースで，6時間程度連続して，5名前後の認知症をもつ人た

ちをその人の視点に立って観察する。その際、マニュアルに基づいて行動をA〜Zの23種類のアルファベットで、またウェルビーイングの程度は、感情・気分とかかわりの両面から－5，－3，－1，＋1，＋3，＋5の6段階で評定し、詳細に記録する（表3，4）。DCMの結果はチームにフィードバックされ、その人の視点に立って話し合い、ニーズをより満たすようなアプローチに向けて発展的評価として用いることができる。

鈴木らの研究によると、通所／入所施設・病院を利用中の認知症をもつ人256名に対して、DCM7版を用いた行動観察を行った結果、老人保健施設と療養型病床群において最も多かった行動カテゴリーコード（Behaviour Category Codes：BCC）は、B（周囲に関心はあるが受身の状態）であった。認知症をもつ人たちが、物理的にも、社会的にも、かかわりやたずさわりの機会に乏しい環境に置かれていることが多く、本人のウェルビーイングや予後にもさまざまな形で重大な影響を及ぼしている可能性が考えられる。

表3 DCMにおけるよい状態（感情・気分とかかわりのレベル）に関する指標

ME値	内容
＋5	感情・気分とかかわりの両方、または一方が極めてポジティブな状態であることが、明らかな場合
＋3	感情・気分とかかわりの両方、または一方がかなりポジティブな状態であることが、明らかな場合
＋1	かかわりが認められるが、感情・気分ではポジティブ、ネガティブのどちらの徴候も特に認められない場合
－1	かかわりが認められるが、ちょっとしたネガティブな感情・気分の徴候が認められること
－3	かかわりが認められるが、かなりネガティブな感情・気分の徴候が認められること
－5	かかわりが認められるが、極めてネガティブな感情・気分の徴候が認められること

ME値：Mood and Engagement Value

（文献4より一部改変引用）

表4 DCMによる記録の例

A様（10：30〜11：00）

	10:35	10:40	10:45	10:50	10:55	11:00
BCC	D	B	F	F	A	P
ME値	－1	＋1	＋1	＋1	＋3	＋3

ME：mood and engagement（感情・気分とかかわりのレベル）
＊D（身の回りのこと），B（周囲に関心を示す），F（飲食），A（交流），P（身体介護）

・Aさんはボタンがうまくかけられず、多少いらだってみえる（10：35）
・周囲を見回したりしていたが（10：40）、お茶を飲み始める（10：45〜10：50）。その後、職員がほかの人たちとの会話を仲介し、話がはずむ（10：55）
・介助を受けながらベランダを満足そうに歩いている（11：00）

ある認知症をもつ人の物語を通して

Kitwoodは、その著書の中で、数々のビネット（実在人物をモデルに改変したストーリー）を紹介しているが、ここでは筆者の出会った人たちをモデルに、あるビネットを紹介する。

ある認知症をもつ人の物語

B氏には認知症があったが、89歳で亡くなった。

B氏は夫と2人暮らしで、息子達は県外で暮らしていた。B氏はずっと専業主婦として暮らしてきたが、地域で友達も多く、編み物も得意だった。

8年前、夫と行った旅行の宿泊先で部屋がわからなくなり、そのうち同じ物をたびたび買うようになった。B氏が料理などをうまくできなくなり、同じことをくり返し聞くため、夫もいら立っ

て声を荒げることが増えていった．ある夕方，B氏は外に出たまま帰れなくなり，翌朝に警察で保護された．病院を受診したところ，アルツハイマー型認知症と診断され，医師から「治らない」と言われた．

以後，B氏が手伝おうとしても，夫は「おまえには無理だから，あっちへ行っててくれ」と言うようになった．B氏は，要介護認定を受け，介護保険でデイサービスを週2回利用し始めるが，午後になると「財布を忘れた，家に帰らなければ」と言っては外に出て行こうとするため，職員も対応に困った．夫の介護疲れもあり，ケアマネジャーの勧めで別のデイサービスを週2回，その後，2カ所のショートステイも利用するようになる．B氏は，「ここはどこ？ 何もわからなくなった」と一人つぶやくようになった．

老人保健施設に入所したB氏は，リハスタッフによる体操やレクリエーションには参加するものの，終わると再びどうしていいかわからず，出口を探して歩き回った．ある日，部屋に迷い，他利用者の居室に入ってトラブルとなり，B氏が手を上げたことで，向精神薬が処方された．このころから，夫が面会に行っても誰かわからないときがあった．B氏は，ふらつきがみられるようになり，ある朝，居室で転倒しているのが見つかり，救急で入院となる．

救急病院では，腰椎の圧迫骨折により1カ月間入院した．その間，ベッドに身体拘束されたが，痛みも強く大声を上げたため，向精神薬の処方が増え，もうろう状態がつづいた．

1カ月後，老人保健施設に再入所するが，すでに歩行困難となっており，車椅子を使っても姿勢が崩れ，話しかけられても一言二言返す程度となっていた．その2カ月後，誤嚥性肺炎を起こして再入院となり，1カ月後に病院で亡くなった．

●OTとして何ができるか

前述のような，認知症になったB氏と周囲の人たちの体験から，われわれOTは何を学ぶことができるだろうか．在宅，デイサービス，ショートステイ，老人保健施設，病院，それぞれの時期において，認知症による記憶や見当識，実行機能などの認知機能の低下で，彼女の想いや心理的ニーズ，ウェルビーイングはどのような状態にあり，B氏はどのような援助を必要していたのだろうか．

認知症の症状が始まるなか，B氏が家事をうまくできなくなったとき，本人はどんな想いだったのだろうか．B氏がどのような援助があれば何ができて，何が難しくなっているのかについて，もし本人や家族と話し合い，助言できる人が近くにいたとしたら，夫の対応は変わっていた可能性がある．

デイサービスで，「家に帰らなければ」と外に出て行こうとするB氏に対して，「対応困難な人」と見なす前に，B氏がどのような体験をしているのか，B氏の行動の意味や心理的ニーズを一緒に考え，本人にとって少しでもくつろげるような環境やかかわり，あるいは，本人が楽しんで活動にたずさわれるような機会がさらに提供できていたとしたら，B氏の状態の悪化はもう少し緩やかなものになったのかもしれない．

老人保健施設で出口を探し歩き，ほかの利用者とトラブルになったとき，向精神薬の投与を選択する前に，まずB氏の想いを聞き，心理的ニーズを満たし，よい状態を支える環境やケアの工夫について，チーム内で話し合い，試みる余地はなかっただろうか．

OTは，作業に関する評価と支援に関して，優れた専門性を有している．対象者を知り，さまざまな評価を通して，作業に関してどのようなニーズ，課題を抱えているか，その人の立場で考え，

その支援に取り組む。認知症をもつ人の場合，自分の意志や望みを言葉で表出するのが難しいことで，本人のニーズよりも，介護者や周囲のニーズを優先させてしまいがちな状況となっていないだろうか。いわゆるBPSDも，その人の言動を注意深く見ると，本人にとっては目的や意味をもった行動であることがわかるが，「症状」とのみとらえると，その意味に気づかない。言葉で表出されにくい本人のニーズを探求していくためには，本人のサインをもとに，心理的ニーズやパーソン・センタード・モデルの枠組みを手掛かりとして，その人独自の体験や背景を知ろうとする姿勢が重要である。

もし，そのような支援が提供されていたとしたら，B氏の予後は少なからず変わっていたのではないだろうか。

VIPSフレームワークで実践を振り返る

一人ひとりの認知症をもつ人にパーソン・センタード・ケアを提供するという高い目標に向けて，われわれOTはどのように取り組んでいけばよいのだろうか。パーソン・センタード・ケアという言葉は，英国では国家保健機構の基準にも明記され，さまざまな所で用いられているが，Brookerによれば次の4要素に整理することができる。

パーソン・センタード・ケア＝ V ＋ I ＋ P ＋ S
- V（valuing people）：あらゆる人々の価値を認めること
- I（individualized care）：個人の独自性を尊重すること
- P（personal perspectives）：その人の視点に立つこと
- S（social environment）：相互に支え合う社会的環境を提供すること

（文献5より一部改変引用）

VIPSの4要素は，パーソン・センタード・ケアの実践においていずれも不可欠である。その視点をより具体化したVIPSフレームワークは，認知症をもつ人々にケアサービスを提供する各種事業所やチームが，自分たちの実践を振り返るための指標として用いることができる。

OTにとって，パーソン・センタード・ケアに取り組むうえで，振り返りに役立つと思われる問いを，VIPSの枠組みに沿って掲げてみた（**表5**）。OTが今後，認知症をもつ本人・家族や，看護師，介護福祉士，ケアマネジャーといったさまざまな職種とともに，パーソン・センタード・ケアを目指すチームの一員としてさらに取り組んで行くためには，必要ではないかと考える。

表5　VIPSの視点を通して：OTのための振り返り

VIPS	振り返りの内容
V＝人々の価値を認める	・認知症をもつ人のパーソンフッドや，よい状態を高め支えるという理念や価値観を，他職種や他部門，家族と共有し，それを実践するための組織運営や人材育成，環境整備などの体制作りにともに取り組んでいるか ・施設内の部門間で連携が十分でない場合，その弊害が最も及びやすいのは認知症をもつ人であり，彼らの視点に立って話し合っているか
I＝個人の独自性を尊重する	・評価に基づいて個人の独自性に応じてアプローチを行ったとしても，それが生活のなかで確実に，介護者の支援に生かされているか ・一人ひとりの認知症をもつ人にとって，日々たずさわることのニーズを高める支援方法についてスタッフと共有し，実践されているか ・作業療法プログラム以外の時間の過ごし方や環境について，スタッフと検討しているか
P＝その人の視点に立つ	・転倒のリスクやBPSDに対して，まず本人に聞きチーム全体で認知症をもつ人の視点に立って考え，その人の体験を理解しようと努め，十分検討して対応されているか ・相手が理解できるように工夫して本人に意思や希望を尋ねたり，アプローチによるその人の変化などのサインに注意を払い，きめ細かに対応しているか
S＝相互に支え合う社会的環境	・認知症の有無にかかわらず，輪からはずすことなく，一人ひとりにとって互いに支え合えるような社会的環境になっているか ・自分たちの実践をふり返り，「悪性の社会心理」をなくすように努力がなされているか ・心理的ニーズを満たし，パーソンフッドを維持するようなかかわりについて，チーム内で共有しながら実践されているか

（文献6より一部改変引用）

まとめ

　パーソン・センタード・ケアでは，何を支援するかも大切だが，どのように支援するかが問われる。パーソン・センタード・ケアは，認知症をもつ本人，家族の想いに耳を傾け，その人の視点に立って考え，パーソンフッドが支えられ，ウェルビーイングが高められるように，ともに取り組むという1つの理念であり，行動規範である。

　医療の場だけでなく，介護施設や訪問リハビリテーションなど，地域の生活の場で働くOTが増えている。本人や家族，ケアマネジャー，看護師，介護福祉士など，立場や職種の異なる人々との連携が求められるなか，パーソン・センタード・ケアは，多職種連携のための共通基盤として重要性を増している。OTは，多くの現場において少数の職種かもしれないが，認知症をもつ人のニーズを掘り下げ，作業の支援を通してさまざまな心理的ニーズを満たし，ウェルビーイングを高める重要な役割を担っている。パーソン・センタード・ケアの実践になくてはならない職種として，今後も貢献していくことが望まれる。

（村田康子）

【文献】
1) ブラッドフォード大学認知症介護研究グループ 認知症介護研究・研修大府センター 監：パーソン・センタード・ケアと認知症ケアマッピング 理念と実践 第8版 日本語版第1版，15-17，24，28-32，35-40，2011．
2) Kitwood T: Dementia Reconsidered, the person comes first, 1-4, 50-51, 67-69, Buckingham, Open University Press, 1997.
3) May H, et al: Enriched Care Planning for People with Dementia, 18-22, London, Jessica Kingsley Publishers, 2009.
4) ブラッドフォード大学認知症介護研究グループ 認知症介護研究・研修大府センター 監：パーソン・センタード・ケアと認

知症ケアマッピング DCM8版マニュアル 日本語版第1版，p.17，2011.
5) Brooker D：Person-centred dementia care making services better, 16-27, London, Jessica Kingsley Publishers, 2006.（水野 裕 監，村田康子，ほか訳：VIPSですすめるパーソン・センタード・ケア，クリエイツかもがわ，2010）
6) 村田康子：パーソン・センタード・ケアと作業療法士の関わり．秋田作業療法学研究，16別冊：22-26，2012.
7) ブラッドフォード大学認知症介護研究グループ 認知症介護研究・研修大府センター 監：パーソン・センタード・ケアと認知症ケアマッピング 第7版，p.5，2008.
8) 水野 裕：Dementia Care Mappingの臨床的有用性と今後の課題．老年精神医学雑誌，19(6)：657-663，2008.
9) 鈴木みずえ，ほか：認知症ケアマッピング（DCM）における認知症高齢者のQOL指標に影響を及ぼす行動：よい状態とよくない状態（WIB値）と行動カテゴリー（BCC）の関連．日本老年医学会雑誌，49(3)：355-366，2012.

6章 プール活動レベル（PAL）

POINT

- PALでは，日常生活の観察から認知症をもつ人の活動能力を4段階に分ける。
- 生活歴などの背景と活動プロフィールを参考に，対象者の作業の可能化を図る。
- 最終的に作業が遂行できるように，支援計画を立案し，ケアにたずさわるスタッフや家族に伝達し，作業を支援する計画を共有する。

プール活動レベルの概要

　OTにとって認知症をもつ人の活動能力の把握は，対象者が作業を行えるように援助するうえで重要である。認知症に熟達した経験と知識をもつOTにとっては，認知症をもつ人の能力をとらえるのはたやすいことかもしれないが，経験が浅いOTにとって，その能力を把握するのは困難なことがある。

　プール活動レベル（Pool Activity Level；PAL）では，認知症あるいは認知障害をもつ人の活動能力を，簡単な観察での評価によって4つのレベルに分類することができる。その結果から，活動を導入する際のポイントとなる環境設定や声のかけ方などを提示するものである。これにより，臨床経験が浅いOTや，活動についての知識が少ないOT以外の職種でも，うまく活動の援助ができるようにPALは作られている。

PALの基本原理

　そもそもPALは，イギリスのOTであるPool[1,2]によって作成された。Poolは，認知症をもつ人が意味のある活動をもつための，PAL Instrumentというツールを紹介している。このツールは，評価・実践・成果という一連の過程からなる。PALとは，このツールの一部であるPALチェックリストで評価した，認知症をもつ人の能力のレベル（4段階）のことである。

　PAL Instrumentの基本原理は，認知症や認知障害をもつ人は「潜在的に能力をもっている」ということに基づいている。そして，彼らの周囲の環境などを変えることで，その能力が発揮されるという考えが基盤にある。PALでは，認知症をもつ人への作業療法の介入手段の第一選択として，環境にアプローチするという代償的方法を据えている。

　さらに，PAL Instrumentの大きな特徴として，単に対象者が活動にたずさわる機会を作るのではなく，何がその人を動機付けるかを知ること，つまり対象者の独特の生活歴や性格についての情報を参照して，活動を選択し，それをアレンジすることが強調されている。すなわち，対象者がただ活動を実施できればよいというわけではなく，その人に合わせた作業が可能となることを重要視している。

理論的背景

Allenの認知能力障害モデル

PAL Instrumentは，種々の理論を参考に作成されている。そのなかでも骨格となっているものが，Allenの認知能力障害モデルである。認知能力障害モデルの起源となる理論的基盤は，認知の発達段階をステージに分けたPiagetの理論の影響を受けている。

Allenは認知障害をもつ人の観察を通して，能力障害の段階的モデルを発展させた。そして，環境・感覚的手掛かり・対象物にどのように対象者が対応するかという観点から，認知障害をもつ人の活動のレベルを6段階に集約した。PAL Instrumentは，Allenの認知能力障害モデルを参考に，活動のレベルを4段階に再構成した。

> **用語解説 ▶ Piagetの理論**
> Piagetは20世紀の発達心理学の父として，世界の発達教育に大きな影響を与えた。そのなかでも認知発達段階説は発達理論として著名な功績で，この理論のなかで乳児期から児童期までの思考(認知機能)を4つの段階にまとめている。

パーソン・センタード・ケア

PAL Instrumentは，個人の生活歴にも焦点を当てている。対象者の意味のある活動を促進できるように社会心理的関係を重要視しているが，その基盤にパーソン・センタード・ケアがある。

パーソン・センタード・ケアの考えでは，認知症の症状や能力障害を引き起こすのは脳の器質的な問題でだけではなく，認知症をもつ人の性格・生活史・健康状態・社会心理的関係の複雑な相互作用の結果とされている。

ここでの社会心理的関係とは，良い意味でも悪い意味でも最も重要な影響をもつものとされている。不適切な他者とのかかわりが，その人の能力を奪って良くない状態を生じさせ，逆にその人の能力を引き出して良い状態を促進する環境があれば，能力制限が軽減する可能性がある。

Eriksonの発達段階

加えて，PoolはEriksonの発達段階との関係についても言及している。Eriksonは人生を8つのステージに分け，発達は身体的に成熟したときに終わるのではなく，誕生してから老人になるまでの永続的な過程とみた。この8つのステージは，個々人の心理的発達は，人生のさまざまなポイントで人が経験する社会的関係に影響されるという信念に基づいている。

PAL Instrumentはこれらの理論を基盤にして，認知症をもつ人の能力を段階的な側面からとらえて良い社会的かかわりをもつことが，その人の能力を引き出すことに着眼している。

4段階の活動レベル

PAL Instrumentの最大の特徴は，観察評価からある程度の認知症をもつ人の活動能力を評価するところにあり，対象者を4段階の活動レベルに分けることができる。次に，各レベルの概略を説明する。また，各レベルの予測される能力，予測される制限，支援方法を**表1**に示す。

表1　各レベルの予測される能力，予測される制限，支援方法（PAL活動プロフィールの一部）

		計画活動レベル	探索活動レベル	感覚活動レベル	反射活動レベル
予測される能力		・活動を遂行するためにさまざまな方法を探索できる。 ・明確な目標をもちながら課題の達成に向けて取り組むことができる。 ・いつも場所であれば，どんな物品でも探すことができる。	・慣れ親しんだ環境で馴染みの深い活動は実行できる。 ・結果よりも活動するという体験を楽しむ。 ・2～3の工程に細かく分けることでより複雑な活動が実行できる。	・身体感覚には反応できる。 ・1つの工程の活動を遂行するのに，誘導されれば行えることもある。 ・一度に1つの工程になるように細かく分ければ，複雑な活動も実行できる。	・直接的感覚刺激に対し反射的に反応することができる。 ・直接的感覚刺激により，自己と他者との認識を高めることができる。 ・ボディランゲージを用いて社会的交流に反応することはできることもある。
予測される制限		・問題が生じた場合に解決できないこともある。 ・複雑な文章は理解できないこともある。 ・物品がいつもの場所にない場合は，探せないこともある。	・活動を始めるときにその結果について想像できないことがある。 ・活動をやり遂げても，そのことを認識できないことがある。 ・リストやラベル，新聞，日記などの手がかりを必要とする。	特定の結果を達成するための活動を遂行するにあたっても，計画を意識することはできない場合がある。 社会的な交流は他者に依存している。	周囲の環境や自分自身の身体でさえも，認識がないことがある。 多種の感覚的経験が重なり合うと，それらを整理・統合することが困難なことがある。 過剰な刺激がある環境下では，動揺することがある。
PAL活動プロフィールを用いた支援方法	物品の配置	道具や材料がいつもの慣れ親しんだ場所にあるようにする。	道具や材料が必ず視野のなかにあること。	必ず本人が身体的な接触をとおして，道具や材料に気づくようにする。	ターゲットとなる体の部位を直接刺激する。たとえば，袖に腕を通す前に腕をさる。
	言語的指示	活動の説明には短い文章を使い，「それから」「しかし」「だから」「もし」などの接続詞の使用は控える。	短く簡略化した文で活動を説明すると。「～と」「～でなく」「～だから」などの複文による指示を避ける。	行動を実行に移すための指示は，端的に対象物と動作の指示に限る。	口頭指示は，動きに関する指示に限定する。（例，「もって」「そのまま」「開けて」）。
	動作・実物での指示	起こり得るミスをどのように避けるかを説明しておく必要がある。問題を独力で解決できない場合は，解決法を実際にやってみせる。	活動を2～3の工程に分ける。	実際の対象物を用いて行動を実演する。一度に1つの工程になるように活動を分割する。	関連のある体の部位に触れながら，動きを誘導する。
	他者とのかかわり	自分から他者とかかわり始めることもできるが，最初は接触を促したり，交流を開始する機会を提供したりする必要がある場合もある。	他者は交流のきっかけをつくるように対象者に働きかけなければならない。	他者のほうから交流を始める必要がある。社会的な交流を続けるためには，身体的な接触や対象者の名前をよぶことなどを用いる。	アイコンタクトを保ち，非言語的コミュニケーションのために表情・ジェスチャー・姿勢を最大限活かす。

（文献1より改変引用）

計画活動レベル

　計画活動レベルにある対象者は，いつもの容易な活動は問題なく行える。少し複雑な活動でも，完了に向けて計画を立てることが可能だが，その過程で生じる問題を解決ができないかもしれない。

　このレベルの対象者は，いつもと違った場所に物があると，探すことができないなどの問題が

生じうる。またコミュニケーションでは，複雑ではない短い文を使用することを心がける必要があり，「○○と，△△を…」「□□ではなく，◇◇◇を…」など，2つの文を組み合わせるような話し方は避けるべきである。

探索活動レベル

探索活動レベルにある対象者は，慣れた環境において，慣れた活動であれば行うことができる。しかし，活動の結果よりも，活動を実行することのほうに関心をもち，結果は記憶に残らないかもしれない。

つまり，活動中に物を想像することの補助や，活動の目的を保持させるアプローチが有益な可能性がある。

2つ，3つ以上の活動が同時並行で起こっている場合は，活動を対象者が扱える量に分けて提供したほうがよいかもしれない。

感覚活動レベル

感覚活動レベルにある対象者は，活動の遂行に際してあまり思考することがなく，活動中の感覚や，それに伴う体の反応などの動きに主な関心を置いている。そのため，1ステップの課題，例えばある動作の繰り返しや，何かを叩くだけといった活動は実行できる。

複雑な課題は，内容を1ステップにしたときのみ実行できる。そのため，このレベルの人には幅広い感覚を経験できる機会を提供し，活動の工程を最小限にする必要がある。指示は簡素化し，必要に応じて徒手的な誘導やデモンストレーションが必要かもしれない。

反射活動レベル

反射活動レベルにある対象者は，刺激に対して反射的な運動を示すという潜在意識のなかに生きている可能性がある。そのため，彼らの意識に入るには，直接的な感覚刺激を用いなければならない。直接的な感覚刺激は，対象者に自己意識を生じさせる。このレベルの対象者は，1つ以上の感覚を同時に感じることは困難で，苦痛になるかもしれない。

このレベルでは，言語のコミュニケーションスキルはあまり役に立たないため，言葉は1単語で指示すべきである。コミュニケーションを確立するうえでは，表情による感情表現や暖かい口調，適切な声の大きさが必要不可欠である。

PAL Instrumentの実施手順

PAL Instrumentの実施の手順は，ライフヒストリーの聴取，観察によるPALチェックリストを用いた評価とプール活動レベルの決定，活動プロフィールを参照した介入計画の立案・実行といった流れである。

ライフヒストリーの聴取

ライフヒストリーの聴取は，対象者の歴史を対象者自身が思い出すことを助ける。わかりやすい形で記録が残るため，人々を結びつけ，交流を促進する手段として，ケアプランに大きな影響

を与える要素となる。

またライフヒストリーの聴取は，評価者や介護者に対して，対象者の人生の内容を通して対象者全体を認識することを促すものである。人生の反省ではないため，集めた情報を評価する必要はない。

この聴取から得られる情報は活動の選択を助け，最終的な活動の細かい方法に示唆を与える。

● PALチェックリストを用いた評価とプール活動レベルの決定

PALチェックリスト（図1）は9項目の日常生活における活動の観察結果から，それぞれの活動レベルを選択することで結果が出るようになっている。具体的には，入浴/洗体，着衣，食事，他者との交流，集団活動技能，コミュニケーション技能，応用的活動（手芸，家事，園芸），物品の使用，新聞や雑誌を読むこと，である。

対象者の日常生活の様子を知っている者であれば，おそらくほとんどの活動でレベルを選択できる。評価者が対象者の生活を知らない場合は，家族などの介護者に聞く方法も取れる。

チェックの付いた項目が多かったレベルが，その対象者の活動レベルとされる。チェックが同数の場合は，能力の低いレベルを選択する。

● 活動プロフィールを利用した介入計画の立案

活動プロフィールには，4種類の活動能力レベルごとに，活動と活動制限についてのいくつかの情報が挙げられている。活動を行うために必要とされる物品の配置，方法，言語的・身体的な指示の与え方について記されている。PAL Instrumentのなかには，多重感覚環境に向けての活動プロフィールや個別計画ガイダンスノートといった，認知症をもつ人の活動の支援計画立案のためのヒントになる資料が含まれている。

これらの情報を，対象者の作業に合わせて，能力の強みの活かし方と能力の制限，さらに補助の方法を策定するために利用する。また，過去に多くの経験がある活動などの場合，活動の習熟度が高くて活動プロフィールと実際の活動レベルが合わないこともあるため，実際に活動を導入した場面の観察が重要である。

最終的に立てた計画は紙面に記載するなどして，他職種や家族などケアにたずさわるスタッフと共有し，日常生活のなかで作業を行えるようにすることが望ましい。

PALチェックリストの妥当性・信頼性

Wenbornら[3]によって，PALチェックリスト原語版の基準関連妥当性，併存妥当性，構成概念妥当性，内部一貫性，そして評価者間信頼性，再評価信頼性が評価されており，良好な妥当性と信頼性が得られている。わが国においては，内田ら[4]や西脇ら[5]がその妥当性・信頼性の予備的検討を実施しており，PALチェックリスト日本語版の信頼性・妥当性が確認されている。

用語解説 ▶妥当性・信頼性

「妥当性」と「信頼性」が備わっているということは，その評価が適切に利用できるということを表し，テストには欠かすことのできない条件である。信頼性はテストの安定性，妥当性はテストの的確性を示す基準になる。

図1 PALチェックリスト

PALチェックリスト

記入年月日：　　　年　　　月　　　日　　　氏名：
記録者：

提示された活動レベル(チェックリストを完成させた後，記入)	
チェックリストはすべて記入してください。 ・過去2週間の状態を思い起こして，それぞれの活動において対象者の能力を最も表す選択肢を1つチェックしてください。 ・もしどの選択肢にチェックすべきか迷ったときには，過去2週間で平均的な遂行状況を表すと考えられる能力レベルを選択してください。 ・それぞれの活動において，1つの選択肢があります。 ・それぞれの活動において，必ず1つの選択肢を選ぶようにしてください。 ・それぞれの列ごとにすべてのページの印(レ)を合計して一番下に記入してください。	記号 P = 計画活動レベルの能力 E = 探索活動レベルの能力 S = 感覚活動レベルの能力 R = 反射活動レベルの能力

1.入浴/洗体	P	E	S	R
・入浴／洗体とも自立して行え，ときどき開始するのに少しだけ援助を要する。				
・タオルに石鹸を付けてもらう必要があり，洗体時にワンステップごと，次の動作の指示を要する。				
・ほとんど他者の介助を必要とするが，促しがあれば顔や手を拭くことはできる。				
・入浴や洗体は全面的に介助が必要である。				
2.着衣	**P**	**E**	**S**	**R**
・何を着るかについて計画でき，棚から自分の服を選択し，正しい順序で着ることができる。				
・何を着るかについての計画は援助を必要とするが，衣服の認識やどのように着るかはわかっている。ただし，着衣の順序については，援助が必要である。				
・何を着るかについての計画やどの順序で着るかについては援助が必要であるが，段階ごとに他者の指示があれば，着衣の動作は行うことができる。				
・何を着るか，着る順序や仕上げまで全面的に介助が必要である。介助者に協力して手足を動かせる場合もある。				
3.食事	**P**	**E**	**S**	**R**
・箸やスプーン等の適切な食器を使って，自立して食べる事ができる。				
・スプーンを用いて食事ができる。食べ物を小さく切り分けることに介助が必要な場合もある。				
・手指を使ってのみ，食事を食べることが可能である。				
・全介助で食べさせてもらっている。				
4.他者との交流	**P**	**E**	**S**	**R**
・社会的交流を自分から始める事ができ，他者のニーズに対応することができる。				
・他者の存在に気づき交流を求めるが，自分のニーズに主な関心があるときがある。				
・他者の存在に気づいているが，自らかかわることなく相手から交流を開始することを待っている。				
・直接，身体的な接触があるとき以外は，他者の存在に気づいていない。				
5.集団活動技能	**P**	**E**	**S**	**R**
・集団活動において，他者とかかわり合い，交代で活動したり道具を使用したりできる。				
・集団活動において，他者とときどきかかわり合い，気まぐれで集団に出たり入ったりをする。				
・集団のなかで他者の存在に気づいており，他者と並んで活動ができるが，自分の活動に主に注意を向けている。				
・1対1の密な注意を向けられているとき以外は，集団のなかで他者に気づいていない。				
6.コミュニケーション技能	**P**	**E**	**S**	**R**
・適切な交流に注意を払い，一貫性のある話ができ，複雑な言語技術を使うことができる。				
・簡単な言語技術を使うことができるが，ボディランゲージは不適切で一貫性がないときもある。				
・言語的な交流に対して，主にボディランゲージを用いての反応になるときもある。理解力は制限される。				
・接触，アイコンタクト，表情などを用いた直接的な身体的かかわりをとおしてのみ，他者に反応ができる。				
7.応用的活動(手芸，家事，園芸)	**P**	**E**	**S**	**R**
・活動を実行する計画を立て，目標を念頭において，慣れ親しんだ一連の仕事ができる。しかし，問題解決に支援が必要な場合がある。				
・最終的な結果より行っていることやつくっていることに対しての関心が強い。注意がそれやすく，目的を覚えていられるように促す必要がある。				
・活動を小さな工程に分割する必要があり，各工程ごとに提示する必要がある。複数の感覚を刺激する課題のほうが注意が持続しやすい。				
・活動を実際に行うことはできないが，他者との身近な接触，身体的感覚を刺激されるような体験に反応することはできる。				
8.物品の使用	**P**	**E**	**S**	**R**
・計画的に物品を使用したり，みえない物を探す能力がある。物品が慣れた/いつもの場所にないとき(たとえば，洗面用品や化粧品が戸棚の中にありみえない場合)は苦労するが，どうにか探し出すことができる。				
・視野にあるものならば，適切に物品を選択できる。(例，洗面用品が洗面台の横の棚にありみえる場合，使用できる)				
・たまたまあった物品を無作為に使用するが，その使い方は不適切なときがある。				
・手のなかに置かれた物を握るかもしれない。しかし，それらを使用しようとはしない。				
9.新聞や雑誌を読むこと	**P**	**E**	**S**	**R**
・内容を理解し，関心を示し，ページをめくりながら，見出しや写真をみることができる。				
・ページを無作為にめくり，他者から指摘された箇所には注意を向けることができる。				
・新聞を手にもち，もっていることを感じているかもしれないが，指示がなければページをめくろうとしない，内容に関心を示すこともない。				
・手のなかに新聞が触れるとそれを握るかもしれないが，手から離すこともできないし，握り続けることもできないかもしれない。				
合計 注意：合計が同数で2つの活動レベルに分かれた場合は，対象者は低い方の活動レベルと仮定するが，高い活動レベルに移行する潜在能力を有している。				

この人の活動レベルの判定は：
この情報をこの書式の最初のページに書き写してください。

対象者が活動に携わる際，どのように支援するか，その計画を立案する際の参考として，適切なPALプロフィールを使用して下さい。

（文献2を元に作成）

臨床での応用

PALの臨床における応用の一例として，回復期リハビリテーション病棟に入院した重度の認知症（HDS-R：3点）をもつ人に対して，PALを実施して退院後の行動障害改善に向けて作業を検討し，作業の獲得を目標に支援した事例について報告する。

> **用語解説** ▶**回復期リハビリテーション病棟**
> 脳血管疾患などの病気で急性期の後，集中的なリハビリテーションを実施し，心身ともに回復した状態で自宅や社会へ戻っていただくことを目的とした病棟である。

事例の基本情報

事例は80歳代の女性A氏。右中大脳動脈領域の脳梗塞後の在宅復帰を目的に，回復期リハ病棟に入院となった。病前の自宅生活では昼夜が逆転しており，家族は昼間は無為・臥床，夜間に動き回るという行動障害に悩まされていたようであった。

A氏本人の希望などは聴取不可能だったため，A氏の家族からライフヒストリーや作業歴に関して聴取した。

A氏は30歳代で夫を亡くし，借金を抱えながら女手一つで子どもを育て，昼は仕事，夜は家事と内職で非常に忙しく過ごしていた。その後，生活が落ち着いてからは，孫のための裁縫や編み物が趣味だったとの情報を得た。

ADLの観察とPALチェックリストを用いた評価

整容などのADL場面の観察から，工程の開始・終了が困難であり，ジェスチャーや言葉による指示で動作が示されれば遂行できるが，動作の修正や次の工程への転換は困難なことが確認された。注意が向いた物を無意識的に手に取り，使用自体も目的とそぐわないことも多くみられた。

PALチェックリストを用いた結果，探索活動レベルが2項目，感覚活動レベルが7項目であり，感覚活動レベルと判断された。

感覚活動レベルにある対象者は，活動の遂行に際してあまり思考することがなく，1つの工程の課題は実行することができる。そのため，裁縫や編み物などの複雑な課題は，1つの工程を繰り返し実施できるように配慮する必要があった。

作業療法方針の決定

作業療法場面や日中の行動観察を繰り返した結果，初期評価の結果に加えて，手の届く範囲に物があるといじる，物がなければ脱衣を始める，衣服をいじる，徘徊を始めるといった，特徴的行動があることがわかった。すなわち，何もしていないと落ち着かなくなる様子がみられ，忙しい生活を送ってきたA氏にとっては，たずさわる作業がないことが行動障害の原因の1つと考えられた。

病前の自宅では日中の作業がないことが昼夜逆転を助長していたと考え，自宅で行える本人にとって意味ある作業が獲得できることを，作業療法の方針の1つにした。

作業療法介入

　自宅でできる作業の獲得は，本人の趣味活動であった裁縫や編み物，以前から行っていたぬり絵や貼り絵などを随時導入した。また，自宅でも継続できるような実施方法の検討とともに，A氏が意味ある活動をもてているかを評価し，援助量が在宅でも無理がないかを検討しながら行った。

　自宅でできる作業の獲得を目指した介入については，A氏のPAL活動プロフィールの活動能力を参考にし，できる限り1ステップで，かつ感覚的に行える内容の活動を提供した。

　観察を繰り返した結果から，裁縫は布にラインを引いて，その上を波縫いするように実施した。編み物は円形の型紙をベースに，それを毛糸で平織りするラタン細工のような手芸（工程が繰り返しで非常に単純。図2）が適切と考えた。

　この手芸は，開始と終了では口頭指示などの援助が必要だが，介助者がいれば行えるようになった。退院しても，この手芸に加えてADL支援も継続できるように，それらの作業の行い方について書面（図3）を作成し，家族に説明して材料を提供した。

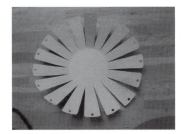
円形の型紙

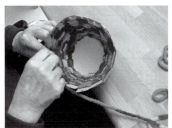
手芸実施中の様子

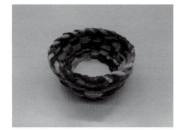
完成作品

図2　事例の作品

A様　歯磨きの方法（感覚活動レベル）

【環境設定】
　周囲の物品で歯磨きに関係ない物は，できるだけ整理したほうが行いやすいと考えます。コップや歯ブラシ，歯磨き粉は，目に入る場所に置いたほうがよいと思います。これらが複数あっても混乱するので，使う物だけを用意します。

【歯磨き動作の特徴】
　行動を始めるために，「歯磨きしましょう」など声をかける必要があるかもしれません。それでも動作が開始されない場合は，歯磨き粉を付けた歯ブラシを持ってもらい，動き始めを少し手伝ってあげてもよいかもしれません。少し動作が始まれば，集中して最後まで行うことが多いです。

　歯磨きの前後に，うがいを繰り返すことが多いです。磨き終わっても，「終わった」などの発言がないので，最後の確認の声かけや援助は必要だと思います。

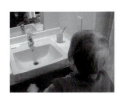

図3　事例の家族やケアマネジャーに渡した援助方法の資料（歯磨きの部分のみ抜粋）

退院後の様子

退院後，A氏の昼夜逆転は改善された．A氏の家族からは，OTの提供した活動に加えて，散歩などの活動によって日中起きている時間が増えたことも要因の1つとうかがった．

重度の認知症をもつ人は，作業をもつことが困難という目で見られがちであるが，環境設定と声のかけ方などの援助方法に加え，活動の方法を検討をすることで意味のある作業がもてる可能性があるということを，常に意識しなければならない．

（小川真寛）

【文献】

1) Pool J: The Pool Activity Level (PAL) Instrument for occupational profiling 4th edition, Jessica Kingsley Publishers, 2012.
2) Pool J 著，小川真寛 訳：プール活動レベル 認知症をもつ人の活動評価から個別支援まで，34-123, 医歯薬出版, 2017.
3) Wenborn J, et al.: Assessing the validity and reliability of the Pool Activity Level (PAL) Checklist for use with older people with dementia. Aging Mental Health 12(2): 202-211, 2008.
4) 内田達二, ほか：認知症をもつ方に対する日本語版『プール活動レベル (PAL)』チェックリストの信頼性と妥当性に関する予備的研究. 第46回日本作業療法学会抄録誌, p147, 2012.
5) 西脇聡実, ほか：認知症の患者における『プール活動レベル (PAL)』の違いによる活動の遂行状況の相違の調査～フィンガーペインティングを用いた検討～. 第46回日本作業療法学会抄録誌, p137, 2012.

7章 回想法

POINT
- 回想法はレミニッセンス（一般的回想）とライフレビュー（人生回顧）に分類され，認知症をもつ人には前者を行うことが一般的である。
- 高齢者の残存能力，昔の記憶や手続き記憶に着目することが重要である。
- 回想法を実践する際には，高齢者の語りを傾聴することが基本となる。
- 回想法を実施することが，対象者の理解につながり，ケアの質の向上にも役立つ場合がある。

回想法の概要

　認知症をもつ人への介入は，行動・心理症状（behavioral and psychological symptoms of dementia ; BPSD）や病態を改善するための薬物療法と，BPSDの改善やその人自身がもつ残存能力を引き出すための非薬物療法に大きく分類されることが知られている。非薬物療法はさらに，行動，感情，刺激，認知に焦点を当てる4つのアプローチに分類され，回想法は感情に焦点を当てたものとされている[1]。

　回想法は，1960年代に精神科医のButlerによって提唱された。高齢者が行う回想を，過去への執着や老化のサインではなく，死が迫っていることを意識することで自然に生じる過程であり，これまでの人生をまとめ直すことができるととらえた。

　高齢者がこれまでの成功や失敗といった過去の経験を再評価し，未解決な問題を解決すれば，新たに自分自身の人生に意義と価値を見出すことにつながり，心理的安定やEriksonが示した老年期の最終課題である「自我の統合」を達成できる可能性がある。しかし一方で，人生に対する疑問や執着などを否定的にとらえる可能性もあることから，高齢者の回想に対して良き聴き手が共感的な態度で支持的に傾聴する臨床的援助，つまり回想法の重要性が示されている[2]。

　Butlerの提唱以後，高齢者の回想に関心が寄せられ，諸外国を中心にさまざまな状態にある対象者に回想法が実践された。認知症をもつ人を対象として最初に回想法の効果を報告したのは，OTのKiernat[3]であった。これまでの認知症をもつ人を対象とした回想法に関する文献レビューでは，グループ型式で回想法が行われることが多かった。その効果として，心理的安定（情動，うつ），認知機能の向上やQOLの向上につながる可能性が報告されている[4,5]。

理論的背景

回想法とは

　回想は，その内容からレミニッセンス（一般的回想）とライフレビュー（人生回顧）の2つに分類されている。前者は自我の統合を目指すものではなく，これまでの人生の出来事などを自然に思い出させようとする心的過程である。後者は発達段階に沿って時系列で聴きながら，人生の整理やその意味を探求することを通して，自我の統合を目指す概念である[6]。

　回想法は，認知症をもつ人の比較的保たれている昔の記憶（遠隔記憶）を活かすことができ，

これまでの長い生活史のなかからその人の経験を尊重できるなどの特徴を有していることから，認知症をもつ人への有効な介入方法として用いられている。野村[7]は回想法の効果として，情動機能の回復，表情などの非言語的表現の豊かさの増加，BPSDの軽減，社会的交流の促進，支持的・共感的な対人関係の形成および他者への関心の増大などを挙げている。

認知症をもつ人の記憶と回想について

回想法では，過去の出来事について振り返りを行うため，記憶と回想とは非常に関係が深く，どのような記憶がどの程度保たれているかを知ることが重要となる。

認知症をもつ人の中核症状の1つである記憶障害は，初期の段階からすべての記憶が障害されているわけではない。言い換えると，最近経験したことの想起が困難でも，子供時代の思い出の想起は問題なくできることが多い。

そのほかの記憶には，対象者がこれまでの生活のなかで身に付けた体で覚えた記憶としての手続き記憶がある。認知症をもつ人の場合でも，手続き記憶は障害されにくいといわれている[8]。

つまり回想法を実践するためには，残存能力に着目して，それを活かすことを考える必要がある（**表1**）。例えば，残存能力として手続き記憶を引き出すことができれば，その作業を通して，作業に関連した「古き良き懐かしい」エピソードに触れることに発展する可能性もある。また，対象者が自分自身の存在の安心感を感じ取ったり，できる役割をもつことにつながる場合もあり，その広がりが期待できる。

表1　アルツハイマー病の臨床症状出現順序

	初期（軽度）	中期（中等度）	末期（重度）	終末期
FAST	stage 4	stage 5	stage 6〜7d	−
HDS-R	18〜25	11〜17	0〜10	−
記憶障害	近時記憶障害	即時記憶障害	遠隔記憶障害	完全健忘
見当識障害	時間の失見当	場所の失見当	人物の失見当	
言語障害	健忘失語	感覚性失語	全失語	
精神症状	不安・うつ・妄想	幻覚・鏡現象		
行動障害	焦燥	多動・徘徊・暴力	不潔行為	
運動障害		失禁	痙攣　固縮	四肢拘縮
生活障害	IADL障害	BADL障害	ADL全介助	嚥下障害

HDS-R：Hasegawa Dementia Scale-Revised（改訂長谷川式簡易知能評価スケール）…上記の得点は大まかな目安
FAST：functional assessment staging of Alzheimer's disease
IADL：instrumental activities of daily living（手段的日常生活活動）
BADL：basic activities of daily living（基本的日常生活活動）
ADL：activities of daily living（日常生活活動）

（文献8より一部改変引用）

認知症をもつ人に対して回想法を行う意義

　認知症をもつ人は，中核症状によって，日常生活において今まで努力なくできていた活動が，徐々にできなくなることが多くなる。その結果，日常生活に支障をきたし，社会生活にも影響が及ぶことになる。

　できない活動が増えることで，自尊心の低下，不安や抑うつへと発展する可能性がある。このような影響は周囲にも波及し，他者から「できない人」とみられるようになる場合があり，高齢者自身の残存能力が発揮されないことも多くなる。つまり，安心して「居る」場所を見失うことにより，BPSDに陥りかねない危険性をはらんでいる。

・感情への効果

　回想法を行う意義は，過去の自らの体験を他者に語ることで，その価値を受け入れてもらうだけではなく，自己を取り戻すことにもつながり，自信の再獲得や不安の軽減の効果が期待できる点にある。

　中核症状の進行に伴い，日常生活の変化に対する適応能力が徐々に低下し，自分自身の安心できる居場所や周囲の他者がわからなくなっていく喪失感は，不安やうつの出現へとつながることが予想される。

　回想法に参加することで，自分自身のアイデンティティに触れ，回想法の場面が他者から認められる場となる。そのことが安心につながり，居心地のよい場所へと変化することが期待できる。

・社会との接点

　高齢者は，加齢とともに社会との接点が少なくなる傾向にある。さらに認知症を有することで，社会参加の場が顕著に減少する。

　このような状況に対して，障害されていない手続き記憶を利用した，昔取った杵柄を実践する場があることは，高齢者自身の昔の知恵を伝える機会の提供，そして本人の役割を担うことにつながる。また，温存された昔の記憶を使い，自らの過去の出来事を他人に語ることができるグループへの参加が，さらに社会との接点，そして社会への再統合につながることになる。

・なじみの関係作り

　認知症をもつ人には，コミュニケーション能力の低下によって，対人交流に狭小化の傾向がみられる。回想法に参加することは，参加者間のなじみの関係に発展する可能性がある。それはスタッフとの関係についても同様である。

・日常生活のケアへつなげる

　認知症をもつ人のケアを検討する際，生活歴や人生歴の情報が十分に得られない場合が少なくない。そのため，現時点の情報から介入プランを考える必要性が生じる。しかし，セラピストとしてかかわる高齢者は，これまでに長い生活史をもち，過去にさまざまな経験を「背負って」現在を生きている人である。その人らしさを発揮してもらうアプローチを検討するためには，どのような生活史を歩んできた人かという情報を得ることは最重要課題である。

　回想法では活動を重ねるごとに，これまで横断的にしかとらえることができなかった過去の出来事や当時の感情，ニーズなどが，認知症をもつ人から語られる。そして，語られる「点」が徐々につながって「線」になる。こうした情報から，周囲のスタッフあるいは家族にとっても，過去からのつながりある存在を「面」としてとらえなおすことが可能になる。それが，日常生活のケアに際して役立つ可能性がある[9]。

作業療法としての視点

認知症をもつ人に対して作業療法介入を行う場合，その基本的な枠組みとして国際生活機能分類（International Classification of Functioning, Disability and Health；ICF）が用いられる場合が多い。

作業療法ではICFにおける「心身機能・身体構造」「活動・参加」「環境因子」「個人因子」の観点から対象者のアセスメントを行い，否定的側面だけではなくむしろ肯定的側面（残存機能など）に着目してその機能を引き出し，また活かしながらウェルビーイングの向上を目指している。そして，介入手段となる作業は，生活維持に関する活動，仕事・役割に関する活動，遊び・余暇に関する活動などさまざまなものが含まれ，自分の生活や人生に意味や価値があるものとされている[10]。

高齢者がこれまで歩んできたさまざまな出来事や経験を語り，あるいは再体験する回想法は，その人が存在する意味や価値をもった作業の歴史に着目することにつながり，残存機能を活かし，引き出す介入といえる。

アセスメントから残存機能を明らかにし，温存されやすい長期記憶を中心にテーマを設定してエピソード記憶を引き出す。回想を促すために，必要に応じて当時の写真や道具，匂いなどを，五感に働きかける回想の手掛かりとして用いる場合も多い。また，これらの道具などは手続き記憶を引き出し，結果的に回想を促すことになる。

そのほかにも，身体機能障害の進行に伴う座位バランスや耐久性の低下，上肢機能の低下に対しても，その人にとってなじみがある道具を活用することで，身体機能に対する介入として応用することができる[11]。

グループ回想法の実践方法

認知症をもつ人を対象とした場合，ライフレビューではなく，レミニッセンスをクローズド・グループで実践することが多い。ここでは，最も一般的なグループ回想法の基本的な実践方法について述べる。

対象と方法

通常，対象者は5～6名程度で，リーダー1名，コ・リーダー1～2名，観察・記録者1～2名といわれているが，現実的にはリーダー1名，コ・リーダー1名で行われる場合もある。

頻度は毎週1回（1時間程度），8回以上とされ，なじみの場所とするため，時間や場所は変更しないほうが望ましい[4]。頻度や回数には絶対的なエビデンスはない。そのため，週1回よりも週2回のほうが，他者への関心が増す可能性もある。しかし，効果の持続が難しい面もあり，長期間の実践も検討する必要性がある。そのため，参加者個々の評価が重要となる。

テーマの設定

参加する対象者の年齢や性別，生活歴などの情報からテーマを設定する。認知症をもつ人の場合，抽象的なテーマは避け，例えば運動会など，より具体的なテーマを設定するほうが望ましい。テーマには，発達段階に関係するもの，季節や行事に関するもの，五感を刺激するものなどがある（**表2**）。

表2　回想を促すテーマと道具の例

成長発達段階にかかわるもの		成長発達段階にかかわらないもの	
子どものころの遊びの思い出	お手玉，おはじき，めんこ，竹とんぼ，こま，かるたなど	季節の風物	季節の草花，蚊帳，風鈴，うちわ，火鉢，花見弁当
小学校の思い出	小学校の教科書，ランドセル	行事	正月，節分，ひな祭り，お盆，お祭り
青春時代の思い出	ラブレターなどの手紙，当時の雑誌・ブロマイド	歌や音楽の思い出	レコード，歌詞，アコーディオン，ハーモニカ
結婚式の思い出	結婚式の写真，着物，嫁入り道具の下駄	懐かしい味，料理の思い出	ラムネ，芋ご飯，さつまいものつる，すいとん，かき氷
仕事の思い出	そろばん，機織り機，ミシン	昔の作業	縄なえ，お手玉作り，古いミシンを使う
子育ての思い出	おんぶ紐	旅の思い出	写真，古いカメラ

（文献12より一部改変引用）

回想の手掛かりの準備

対象者の回想を促すために，テーマに沿った回想の手掛かりとなる物品を準備することが推奨されている．道具を使うことは対象者の手続き記憶を引き出すことにつながり，回想を広げて深めることができる．

また，物品の提示の仕方として，健常高齢者では会話のみでセッションを進めて後半に物品を提示することが多いが，認知症をもつ人では話題提供のため，先に提示するほうが回想を促しやすいこともある．ただし，提示するものが過多になると混乱を招く可能性もあり，注意しながら用いる必要がある．

手順

- ①事前準備

目的や参加者の情報，テーマ，効果に関する評価などについて，スタッフ間で共有・確認をする．また，テーマに沿った回想の手掛かり（道具，写真など）の準備，回数，場所・時間の設定も行う．

実施場所については，座席は円を描くように椅子を配置することが望ましい．また，名札や座席札を用意することで対象者は出席しやすく，難聴などで支援が必要な高齢者のサポートも行いやすい．そのほかにお茶を用意するなど，緊張を和らげる工夫も検討する．

- ②回想法の実施

回想法が始まると，リーダーはあいさつに続けてテーマの紹介を行うが，初回は会の目的やルールを説明し，自己紹介（スタッフを含めた参加者全員）も行うのが一般的である．ただし，あまりにルールを厳しく伝えると対象者は参加しづらくなるため，自由に発言していいこと，他人に知られるとよくない話はしなくていいことを伝え，安心して参加・発言できるような雰囲気作りに努める．

テーマについては，リーダーとコ・リーダーが協力して対象者への質問・傾聴を繰り返しながら語りを引き出し，参加者間で話題を共有できるよう相互交流を促す．また，事前に

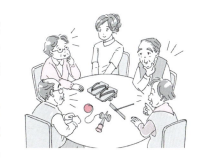

回想の手掛かりを準備している場合は適切なときに用い，対象者の回想を促す．

各回の最後では，リーダーはセッションの振り返りから感想などを伝え，参加者からも感想を引き出す．また，次回についてのお知らせを行い，継続的な参加について配慮する．

特に重要なことは，高齢者の語りを傾聴し，その思いに共感して寄り添うことである．それが高齢者の自己効力感の向上や，情動の安定につながると考えられる．

● 話を聞く際の留意点

回想法では，高齢者が語るエピソード記憶が正しいかどうかは重要ではない．高齢者の語りに対して，真摯に関心をもって耳を傾けることが重要である（**表3**）．

また，「はい」「いいえ」で答えられるクローズドクエスチョン，自由に答えられるオープンクエスチョンを使い分け，高齢者の語りを引き出す工夫が求められる．リーダーやコ・リーダーが回想法の実践に慣れていないと，対象者を質問攻めにしてしまう場合があるため留意すべきである．対象者の語りを引き出すには，対象者をよく観察して，そのペースに合わせる必要がある．

回想法を行っている際，話の内容がテーマからそれてしまう場合もあるが，テーマからの逸脱をあまりに厳格に対応しようとすると，回想の展開を妨げ，本来の回想法の目的を見失うことにもなるため，注意を要する．

表3　よい聞き手の10の条件

①自分の価値観で判断しない
②話を批判的にではなく，そのまま受容する
③相手に十分な関心を示しているとわかる姿勢を，ごく自然にとる
④相手のペース，進み具合に合わせる
⑤相手が今何を感じているか，相手の気持ちを大切にする
⑥語られる内容が事実と違うことがはっきりしていても，必ずしも訂正しない
⑦自分の話をしすぎて，相手の話を取ってしまわないように気をつける
⑧相手の秘密は誰にも話さない
⑨相手が話したくないことは，それが重要な内容でも無理にたずねない
⑩辛い体験や苦しい思いが語られるときには，静かに耳を傾け深く共感する．焦って慰めたり，「そんなことはない」などと即座に否定したりしない

（文献7，144-145，より一部改変引用）

● スタッフの役割

リーダーは話題の展開に注意を払いながら，個々の高齢者に寄り添い，会の進行を行うと同時に，高齢者間の交流を促して語られた話題の共有化を図るようにする．謙虚な姿勢で出席し，自由な発言ができるように働きかけ，ときには待つ姿勢も求められる．回想の内容が肯定的な場合だけでなく，否定的な場合もあるが，こうした場合には対象者に寄り添い，受け止めることが大切となる．

協同して動くコ・リーダーの働きも重要である．認知症をもつ人のなかには，発言が消極的となったり，他者が語った内容の理解が困難な場合もある．そのようなときには，理解しやすい言葉に言い換えるなどして，参加者をサポートする．そのほかに，聴力低下や注意障害を有する対象者がいる場合も，隣に座って同様に支援を行う．

振り返りと記録

セッションごとに記録を残すと同時に，スタッフ全員で振り返りを行う。語られる内容，参加者間の相互交流，次回から工夫すべき点はないかなどを話し合い，スタッフ間で共有する（**図1**）。

会名：あじさいの会 第2回	2019年6月1日	開始 10：00～終了 10：45
テーマ：子供のころの遊びの思い出	道具等：おはじき，お手玉，けん玉	

目標：(1) 会としての集団作りを念頭に，特に参加者同士（例：EさんとDさんなど）のやり取りを促す。
(2) コ・リーダー①のフォローで，前回発言が少なかったBさんの語りをなるべくたくさん引き出す。

座席：

（リーダー）
E　　A
D　　（コ・リーダー①）
窓側
（コ・リーダー②）　B
　　C　　入口側

セッション全体の様子（雰囲気・枠組みの見直し・目標の達成具合等）：
* テーマが参加者にフィットしたのか，さまざまな思い出が語られ，終始穏やかな雰囲気であった。
* 始めに道具を使わずに回想を促すことで，Eさんの話に興味をもったDさんと2人の交流が促された様子であった／Bさんにとっては「お手玉」の道具があったことで，より回想の語りが促された。
* Cさんを入口側の席に変えたことで，途中のトイレに行きたいという訴えにすぐ対応できた。

工夫した点（雰囲気作り・参加者への気配り・声かけのタイミングやトーン・言葉遣い・参加の感想等）：
* リーダーとして，なるべく参加者同士のやり取りを促すように努めたが，Eさんに助けられたことが多かった。
* 初めてこの会に参加したが，AさんやDさんがこんなに話をするとは思わなかった。
* Cさんの集中が途切れないように，常に声をかけるように心がけた→トイレの訴えにもすぐに対応できてよかった。
* いつもの介護の現場とは違って，自分自身も穏やかにおしゃべりができた気がする。

伝達事項・改善点等：
* Cさんは歌に興味をもっていた様子。次回以降のテーマの設定に工夫を。
* セッション中にお茶を提供することで，よりゆったりとした雰囲気になるかもしれない→今後とも継続していく。
* DさんがEさんとのおしゃべりを楽しんでいたので，普段の生活の場でも2人がおしゃべりできる機会を提案していく。

参加者の様子（回想内容・発言数・語り口調・表情・集中・意欲・態度など）：

Aさん	発言の回数は少ないが，終始穏やかな笑顔で，他者の話をよく聞いてうなずいていた／お手玉やおはじきなどに興味を示し，「（子供のころに）よくやったわね」とポツリと話された。
Bさん	耳の聞こえをコ・リーダーがフォローしながらの参加／お手玉を目の前にすると，ぱっと明るい表情になり，「得意だったのよ」と話しながら2つのお手玉を器用に使って披露してくださる。
Cさん	途中，やや集中が途切れ，トイレのために席を立つ／楽しそうな話し声や歌声が聞こえていたためか，中座した後も拒否なく元の席に戻ることができた→次回以降は，Cさんが興味をもてそうなテーマを設定すべきか？
Dさん	Eさんと同郷であったことを知った途端，うれしそうに話しかける場面があり，スタッフの介入がなくても2人の交流が少しずつ出てきていた。
Eさん	前回以上に，この会の中心的な存在になりつつある。積極的に自らの思い出を語ったり，他者の話題に関心を示して質問をしたりする姿が多くみられた。

図1　グループ回想法記録用紙（記入例）

（文献13より一部改変引用）

また，認知症をもつ高齢者のこれからの生活に活かせる情報があった場合には，セッションに参加できなかった家族やほかのスタッフに伝えることも必要となる。

● 効果に関する評価

　認知症をもつ人を対象に回想法を行う際，前述のように実施中の対象者の状況を記録することは重要であるが，加えて回想法実施前後の変化もとらえる必要がある。どのような効果を期待して回想法を行うかを検討したうえで，適切な評価手段を選択する必要がある。

　例えば定量的な評価では，認知機能を測定する尺度（質問式）としてMini-Mental State Examination-Japanese（MMSE-J)[14]，認知機能を含んだ認知症の全体像を測定する尺度（観察式）として認知症症状評価尺度（GBSスケール)[15]，日常生活全般の精神機能を測定する尺度（観察式）としてN式老年者用精神状態尺度（NMスケール)[16]，ADL，精神・行動面を測定する尺度（観察式）として高齢者用多元観察尺度（Multidimensional Observation Scale for Elderly Subjects；MOSES)[17]，感情面を測定する尺度（質問式）としてGeriatric Depression Scale（GDS-15)[18]，ADLの自立度を測定する尺度（観察式）としてN式老年者用日常生活動作能力評価尺度（N-ADL)[19]，BPSDを測定する尺度（観察式）として認知症行動障害尺度（Dementia Behavior Disturbance Scale；DBD)[20]などが挙げられる。

　回想法を行うことでどのような変化がみられるかを確認し，さらに質の高い臨床実践方法を確立するためにも，振り返りとデータの蓄積が重要といえる。また，中等度以上の認知症をもつ人の場合には，観察式の評価スケールを用いる工夫も必要となる。

臨床での応用

　回想法は，これまでにさまざまな経験を重ねてきた高齢者にふさわしい非薬物療法として知られ，認知症をもつ人にとって，昔の記憶や手続き記憶の残存機能を活用して参加可能な手段であり，なじみやすい活動と思われる。その効果は，情動面だけではなく，他者への関心を高め，社会参加へもつながる可能性を秘めている。認知症の重度化に伴い積極的な会話が困難になった場合でも，回想の手がかりとなる子ども時代の遊び道具や写真などを活用して五感を刺激することは，エピソード記憶や手続き記憶を引き出すことにもつながり，作業療法領域においてその応用範囲は広いと思われる。

　このように，認知症をもつ高齢者のウェルビーイング向上を目的とした介入手段の1つとして，回想法の効果が期待されている。アルツハイマー型認知症の場合には，社会性が保たれていることが多いため，グループによる回想法が推奨されている。一方，脳血管性認知症の場合では，対人交流において個別対応が必要となるケースも少なくないため，個別の回想法を行う必要も考えられる[21]。また，前頭側頭葉型認知症の場合には，その特性から落ち着いてセッションに参加することが困難な可能性も高く，回想法が困難なことが指摘されている。現在のところ，認知症の種類と回想法の効果については検討課題となっている。

　回想法は，認知症をもつ高齢者以外に，軽度認知障害（mild cognitive impairment；MCI）をもつ高齢者や地域在住高齢者に対して認知機能の低下を予防する効果も検討が行われている。しかし，いずれの場合においてもエビデンスレベルの低さが指摘されており，回想を促す回想の手

がかりを用いる根拠や介入効果についてさらなる検討が必要とされている[21,22]。今後は，われわれOTが回想法を実践した結果を蓄積し，このような課題に対処していくことが期待されている。

（花岡秀明，村木敏明）

【文献】

1) 深津 亮：認知症に対する非薬物療法 －パラダイムとしての必要性－．老年精神医学雑誌, 18(6)：653-657, 2007.
2) 遠藤英俊, ほか：認知症の進展予防 認知症リハビリテーション．医学のあゆみ, 227(3)：175-180, 2008.
3) Kiernat JM: The use of life review activity with confused nursing home residents. Am J Occup Ther, 33(5)：306-310, 1979.
4) 黒川由紀子：認知症高齢者に対する回想法. 年精神医学雑誌, 28(12)：1348-1355, 2017.
5) Cotelli M, et al.: Reminiscence therapy in dementia: A review. Maturitas, 72(3)：203-205, 2012.
6) 梅本充子：回想とは．地域回想法ハンドブック（遠藤英俊 監）, 29-46, 河出書房新社, 2007.
7) 野村豊子：回想法とライフレヴュー, 5-6, 144-145, 中央法規出版, 1998.
8) 山口晴保, 松沼記代：記憶障害．認知症の正しい理解と包括的医療・ケアのポイント 第3版. 72-87, 協同医書出版社, 2016.
9) 福島廣子：回想法の結果は，その後の生活にどのように活かしたらよいでしょうか．Q&Aでわかる回想法ハンドブック（野村豊子 編）, 198-199, 中央法規出版, 2011.
10) 村木敏明：作業療法からの対応．BPSDの理解と対応（日本認知症ケア学会 編）, 77-99, ワールドプランニング, 2011.
11) 池田 望：作業療法における回想法はどのようなものが考えられますか．Q&Aでわかる回想法ハンドブック（野村豊子 編）, 66-67, 中央法規出版, 2011.
12) 梅本充子：グループ回想法実践マニュアル, 13-14, すぴか書房, 2011.
13) 管 寛子：1セッション終了後の振り返りはいつ，どこで行ったらよいのでしょうか．Q&Aでわかる回想法ハンドブック（野村豊子 編）, 194-195, 中央法規出版, 2011.
14) 杉本守弘：精神状態短時間検査 改訂日本版(MMSE-J)．使用者の手引き, 日本文化科学社, 2019.
15) 新井平伊：老年精神医学関連領域で用いられる測度 観察式による痴呆の行動評価(2)．老年精神医学雑誌, 7(7)：805-815, 1996.
16) 小林敏子：N式老年者用精神状態尺度．高齢者のための知的機能検査の手引き（大塚俊男, 本間 昭 監）, 81-86, ワールドプランニング, 1991.
17) 新井平伊：老年精神医学関連領域で用いられる測度 観察式による痴呆の行動評価(3)．老年精神医学雑誌, 7(8)：913-926, 1996.
18) 笠原洋勇, ほか：老年精神医学関連で用いられる測度 うつ状態を評価するための測度(1)．老年精神医学雑誌, 6(6)：757-766, 1995.
19) 小林敏子：N式老年者用日常生活動作能力評価尺度(N-ADL)．高齢者のための知的機能検査の手引き（大塚俊男, 本間 昭 監）, 89-93, ワールドプランニング, 1991.
20) 溝口 環, ほか：DBDスケール(Dementia Behavior Disturbance Scale)による老年期痴呆患者の行動異常評価に関する研究．日本老年医学会雑誌, 30(10)：835-840, 1993.
21) 田中尚文：認知症リハビリテーションの現状とエビデンス. The Japanese Journal of Rehabilitation Medicine, 55(8): 653-657, 2018.
22) Hanaoka H, et al.: Effects of olfactory stimulation on reminiscence practice in community-dwelling elderly individuals. Psychogeriatrics, 18(4): 283-291, 2018.

神経心理学的評価・支援

POINT

- 認知症症候群の分類における認知障害のパターンとは，タイプによって記憶，言語，視空間知覚，遂行機能，社会的認知等の認知機能の現れ方が異なることである。
- 神経心理学的テストを用いる際には，できる限り労力が伴わないように配慮し，合併症による影響も考慮すること，また，言語障害は多くの認知症をもつ人に内在しているため，教育的，文化的背景を踏まえて理解することに留意する。
- 認知機能評価のための全体的評価と特異的評価とは，認知症の進行度やタイプに応じて実施するスクリーニング検査とスクリーニング検査結果に基づき詳細に評価を行う必要がある場合に用いる，記憶や注意，言語等の評価をいう。
- 神経心理学的視点に基づいた支援においては，認知症と高次脳機能障害の経過の違いを考慮に入れておくことがポイントである。

認知症と神経心理学

　DSM-5の認知症の分類[1]では，認知症は「1つ以上の認知領域（複雑性注意，実行機能，学習および記憶，言語，知覚−運動，社会的認知）において，以前の行為水準から有意な認知の低下があること，そのために社会生活・日常生活に支障をきたしており，せん妄や精神疾患では説明されないもの」とされている。診断基準で示されているように，認知機能は，社会生活・日常生活を支障なく送れているかどうかが目安となる。しかしながら，軽度の記憶障害があったとしても，直ちに社会生活・日常生活に支障をきたすわけではない。軽度認知障害の場合は，日常生活において認知欠損が自立を阻害しないが，以前よりも大きな努力や工夫が必要な場面が観察されるかどうかがポイントになる。

　DSM-5において，DSM-4と比較して記憶障害が必須でなくなったことについては，例えば，前頭側頭型認知症の初期では記憶障害を認めないことが挙げられるが，このようにタイプによって神経心理学的な特徴の現れ方が異なるためである。**表1**は前頭側頭葉変性症（frontotemporal lobar degeneration；FTLD）を含む認知症の分類と注意，記憶，言語，視空間知覚，遂行機能，社会的認知等の認知機能の特徴を示したものである[2]。認知症研究の発展により，認知症症候群として多様な臨床症状が認められ，前述した前頭側頭型認知症（frontotemporal dementia；FTD）のようにMMSE（Mini-Mental State Examination）が保たれている場合もある。近年は，アルツハイマー病と非アルツハイマー病を分けて神経心理学視点から考察することは，前頭葉と側頭葉の高次脳機能の神経基盤を解明するうえで重要な鍵になると考えられている[3]。

神経心理学的テストを用いる際の留意点

　Jamesら[2]は，認知症をもつ人に神経心理学的テストを用いる際の留意点として，
①テストは，被検者に長時間の努力を要求するものであるため，できる限り労力が伴わないように配慮すること，合併症（例：呼吸器，腎臓または肝不全，薬物中毒，うつ病，不安など）

表1 認知症症候群の分類における認知障害のパターン

認知領域	アルツハイマー病	前頭側頭型認知症	意味性認知症	進行性非流暢性失語	logopenic型原発性進行性失語	脳血管性認知症	レビー小体型認知症	進行性核上性麻痺	大脳皮質基底核症候群
注意と集中	2〜3	-	-	-	1〜2	1〜2	1〜2	-	-
記憶									
取り込み	3	変動	-	-	変動	1	1〜2	-	変動
想起	3	変動	-	-	変動	3	1〜2	-	変動
再認	3	変動	-	-	変動	1	1〜2	-	変動
言語									
発話	流暢	流暢	流暢	非流暢	非流暢	流暢	流暢	乏しい,弱々しい	しばしば非流暢
運動性発話困難	1	-	-	2〜3	1〜2	-	-	-	変動
物品呼称	1	-	3	-	1〜2	-	-	-	変動
語知識	1	-	2〜3	-	-	-	-	-	変動
復唱（単語）	-	-	-	1〜2	1	-	-	-	変動
復唱（文章）	-	-	-	2〜3	-	-	-	-	変動
語想起									
視空間									
視知覚障害	変動	-	-	-	-	-	2〜3	-	3
視覚構成障害	2	-	-	-	1〜2	1	1〜2	-	3
遂行	1〜2	2〜3	-	-	-	1〜3	1	1	変動
社会認知									
行動障害	-	2〜3	2	-	-	1〜2	1〜2	-	-
感情	1	2〜3	1〜3	-	-	-	-	-	1
運動機能症状・徴候	-	変動	-	-	-	1〜2	2〜3	2〜3	2〜3
MMSE	低下	保持	低下	低下	重度低下	低下	重度低下	保持	変動

MMSE: Mini-Mental State Examination
註：数字が大きいほど障害の程度が大きいことを示す。

（文献2を訳出して引用）

による影響も考慮する必要がある。

②多くの神経心理学的テストは，口頭や机上検査による回答を用いているため，患者とコミュニケーションが取れていることが必要である．言語障害は多くの認知症患者に内在していることに留意し，教育的，文化的背景を踏まえて理解する必要がある．また言語障害は，非言語的検査の結果にも影響を与える場合がある．

③テスト結果は，標準データと比較することが一般的だが，病前の認知機能レベルは年齢区分だけで判定できるものではない．患者が1つのテストで良い結果を得たとしても，健常者では複数の認知領域（例：記憶，言語，実行機能）にわたって均一なテスト成績を得るのが一般的であることを念頭に置いておくべきである．1つまたは複数の認知領域における不均衡な障害は，認知障害を反映している可能性がある．

を挙げている．

また森は，認知症に対して，神経心理学テストは通常の病歴聴取およびMental Status Examinationで確信的な診断が得られないときに行うべきであり，テストの結果を解釈するうえ

で注意すべきこととして，スコアは障害の機序を示すものではなく，成績が悪くても必ずしもそのテストが目的とした領域の障害を示すわけではないことに留意する必要性を述べている[4]。そして，成績が悪化した場合も，必ずしも疾患の進行を意味しない。逆に成績が向上したとしても改善を意味するとは限らず，学習効果やテストそのものを受ける機会が結果に影響を与える点に注意が必要である。

認知症に対する認知機能評価

スクリーニング検査

　認知症の初期には，スクリーニングにより全体的な認知機能を把握する必要があり，そのような場合は全体的評価を用いる。全体的評価は，認知症の進行度やタイプに応じて適したスクリーニング検査を用いる。複数のスクリーニング検査を組み合わせて用いるとより状態が把握できる可能性もある[5]。わが国で使用が可能な全体的な検査とその特徴を**表2**に示す。全体的評価はよく知られているMMSEのほか，Alzheimer's Disease Assessment Scale（ADAS-J cog[6] **図1**），

表2　認知症のスクリーニング検査

検査名	特徴	項目・内容	所要時間
MMSE	認知症のスクリーニング検査として広く用いられている	見当識，記憶，注意，計算，言語，視覚構成	10分程度
ADAS-J cog	アルツハイマー病に対する臨床試験において世界的に標準として用いられている	記憶，言語，構成，行為，見当識を評価する項目で構成	約40分
ACE-Ⅲ	初期の認知症患者の検出を目的に開発 アルツハイマー病と前頭側頭葉型認知症との鑑別，レビー（Lewy）小体型認知症との鑑別にも有効	記憶，言語，視覚構成の検査項目を拡張し，新たに語列挙検査や視覚認知検査などを加えた内容	おおよそ30分
MoCA-J	軽度認知障害のスクリーニングに有用	MMSEより多領域の認知機能（注意機能，集中力，実行機能，記憶，言語，視空間認知，概念的思考，計算，見当識）の検査が含まれ，特に遂行機能の寄与が大きい	10〜15分程度
Mini-Cog	簡易な認知症のスクリーニング検査 アルツハイマー病以外の認知症の鑑別には不向き	時計描画試験と3単語の遅延再生を組み合わせ	2分程度

（文献4より作成）

1. 単語再生

カードに書かれた単語10個ずつをおのおの2秒ずつ被検者に提示し読ませたあとに，以下の教示を与える。この手続きを3回繰り返し，各回の正解数を記録する。単語は3回とも同一のものを同一の順序で用いる。得点としては3回の平均不正解を用いる。
教示；「これから10個の言葉を見せますから，声を出して読んで覚えてください。」
　　　（10個提示したあとに）
　　　「いま読んだ言葉で覚えているものを言ってください。」
（正解の場合は○を，不正解の場合は×を記入）

	1	2	3		1	2	3		1	2	3		1	2	3		1	2	3
犬				包丁				電車				野球				猫			
鍋				飛行機				馬				水泳				自転車			

図1　ADAS-J cogの下位検査（単語再生）

（文献6より引用）

Addenbrooke's Cognitive Examination Reviced（ACE-R），Montreal Cognitive Assessment 日本語版（MoCA-J）[7]，p.111，図2参照），Mini-Cog などをおさえておくとよい[8]。

　スクリーニング評価にあたっては，検査による感度（sensitivity）と特異度（specificity）を知っておく必要がある。感度とは，例えば認知症の疑いのあるものを正しく判定する割合のことを指し，感度が高いことは見落としの少ない検査法であることを意味する。また，特異度は認知症でないものを正しく判定する割合のことを指し，特異度が高いことは，実際には認知症でないものを検査で認知症の疑いがあると判定してしまうようなミスを起こすことが少ないことを意味する。

　例えば，スクリーニング検査として広く用いられているMMSEは，軽症で病前の能力が高い患者では，視空間認知機能障害が主症状となる場合には感度が低く，言語機能が障害されている場合成績は低下する。反対に，視空間認知や遂行機能など，言語と直接関係しない機能が低下している場合は，カットオフ値以上になるため，必要な検査を追加して検討する必要があるとされる[9]。

認知機能評価のための検査

　記憶や注意，言語といった特異的な評価は，全体的な評価でスクリーニングされた結果に基づきさらに詳細な評価を行う必要がある場合に用いる（**表3**）。

　特に記憶障害は，認知症の初発症状となることが多いため，認知症のスクリーニング検査を用

表3　認知機能評価のための主な検査

機能	スクリーニング		詳細な検査	
	略称	日本語名	略称	日本語名
総合	MMSE	ミニメンタルステート検査	ADAS-cog	Alzheimer病評価尺度
	HDS-R	改訂長谷川式簡易知能評価スケール		
	MoCA-J	日本語版MoCA		
	ACE-Ⅲ	（日本語版はACE-R）		
	COGNISTAT	日本語版COGNISTAT認知機能検査		
記憶		上記スクリーニングの記憶項目	WMS-R	Wechsler記憶検査
			RBMT	日本語版リバーミード行動記憶検査
			ROCFT	Rey複雑図形検査
			BVRT	Benton視覚記銘検査
			S-PA	標準言語性対連合学習検査
言語		MMSEの言語項目	WAB	WAB失語症検査
		語列挙課題（カテゴリー，語頭音）	SLTA	標準失語症検査
視空間認知		重複五角形・立方体模写	ROCFT	Rey複雑図形検査の模写
		手指肢位模倣	Kohs	Kohs立方体組み合せテスト
			RCPM	Raven色彩マトリックス検査（前頭葉機能含む）
			VPTA	高次視知覚検査
方向性注意		抹消検査	BIT	BIT行動性無視検査
		線分二等分検査		
前頭葉機能	FAB	FAB前頭葉機能評価	WCST	ウィスコンシンカード分類検査
	TMT	トレイルメーキングテスト	BADS	BADS遂行機能障害症候群の行動評価

（文献9より引用）

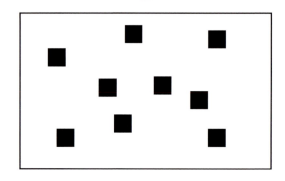

検査者が触った順番を被験者に視覚的に記憶させ再現させる。

図3　視覚性即時記憶検査のイメージ

いるほかに，即時記憶障害，近時記憶障害，遠隔記憶障害に応じた評価を選択するとよい。即時記憶検査は，Wechsler記憶検査（Wechsler Memory-Scale-Reviced；WMS-R）の数唱・逆唱課題や視覚性即時記憶検査（**図3**）など，近時記憶検査では，一対の単語の組み合わせを覚えてもらい，その後，組み合わせの一方の単語を検者が提示して，他方の単語を患者に答えてもらう標準言語性対連合学習検査（Standard Verbal Paired-Associate Learning Test；S-PA），物語を検者が読み上げた直後と30分後に，覚えている物語の内容を想起してもらう論理的記憶Ⅰ，Ⅱ（WMS-R），視覚性近時記憶検査としてRey複雑図形検査などがある。遠隔記憶障害の検査では，個人的なエピソードを想起する自伝的記憶と各年代別の社会的に重要な事柄を想起する社会的出来事の記憶を評価することが重要であるとされるが，年代ごとの難易度を合わせることが困難であること，個人間における興味の範囲の差異を解消する手立てがないことなどの問題点があり，標準化された検査法はないとされる[10]。

認知症のタイプによる記憶障害の特徴を**表4**に示す。意味記憶障害は，言葉の概念や意味が回答できず，物の名前がわからなくなるだけでなく，その物品の使用法もわからなくなる障害である。認知症者への支援では，認知症のタイプによって言語的記憶，視覚的記憶のいずれかを生かせる可能性もあり，記憶障害の特徴を把握しておくことは特に重要である。同様にアルツハイマー病と非アルツハイマー病のタイプ別に特徴的な前頭葉機能障害を**表5**に示す[11]。

神経心理学的視点に基づいた支援

認知症をもつ人に神経心理学的評価を用いて支援を行う場合には，最初に認知症と高次脳機能障害の経過の違い[12]（**図4**）を考慮に入れておく必要がある。高次脳機能障害では，いったん急激

表4 認知症のタイプによる記憶障害の特徴

疾患名	記憶障害の特徴
アルツハイマー病（AD）	・近時記憶障害が初発症状になることが多い ・出来事そのものを忘れるような強いエピソード記憶障害 ・再生も再認も障害される ・取り繕い反応 ・側頭葉内側部，およびその周辺の強い神経変性 ・病初期では，意味記憶・遠隔記憶は比較的保たれる ・遠隔記憶障害は時間的傾斜の特徴をとる
レビー小体型認知症（DLB）	・ADより軽度 ・再生に比べて再認が良好 ・言語性記憶と比べて視覚性記憶が不良
前頭側頭型認知症（FTD）	・比較的軽度 ・記憶検査の成績と日常生活におけるもの忘れの程度は一致しないことがある ・側頭葉内側部と前頭前野および前頭葉から皮質下のネットワークの障害が影響
意味性認知症（SD）	・強い意味記憶障害 ・左優位のSDの病初期は語レベルでの意味記憶障害 ・右優位SDでは語レベルの意味記憶障害に加えて，視覚的対象物の意味記憶障害 ・エピソード記憶は比較的保たれる
大脳皮質基底核変性症（CBD）	・患者個人や病期によって程度はさまざま ・ADより軽度 ・再生課題で意味性ヒントを与えると成績は改善 ・エピソード記憶は前頭葉から皮質下の神経回路の障害と関連 ・意味記憶は比較的保たれる
進行性核上性麻痺（PSP）	・ADより軽度 ・ワーキングメモリの障害や即時記憶の貯蔵量の減少 ・遠隔記憶は軽度障害されるが，時間的傾斜の特徴はとらない

（文献10より引用）

表5 非アルツハイマー型認知症の初期臨床症状

非アルツハイマー病	初期臨床症状における前頭葉障害
VaD	前頭葉の脳血管障害もあり
FTLD	FTDは，前頭葉の原発性変性 PA，SDは，言語に関連
DLB	老化や廃用により前頭前野が変性し発症
SDD	前頭前野の老化廃用により発症

VaD：脳血管性認知症，FTLD：前頭側頭葉変性症群，FTD：前頭側頭型認知症，PA：進行性非流暢性失語症，SD：意味性認知症，DLB：レビー小体型認知症，SDD：老化廃用型認知症

（文献11より引用）

に低下した認知機能は，その後数カ月は急速に回復するが徐々に回復速度は鈍化し後遺症を残して固定する。一方，アルツハイマー病は進行性の経過をたどり徐々に認知機能は低下していく[12]。アルツハイマー病は，海馬，側頭葉内側部病変から始まり，進行に伴って側頭頭頂連合野，前頭連合野の障害が認められるようになる。**表1**に示したようにアルツハイマー病で記憶障害が顕著なのは，側頭葉内側部病変により初期から記銘力が低下するからである。高次脳機能障害の臨床像と異なり，アルツハイマー病では認知機能が固定化しないが，臨床像を理解し時期に応じて適切な神経心理学的検査を選択することで，病態を理解し残存した能力を活かすことが十分可能で

ある．非アルツハイマー病のタイプに対しては，**表5**に示したような前頭葉機能の障害の有無を確認しておく．指示入力が困難な場合，言語情報を用いるか視覚情報のほうがよいかどうかを神経心理学的検査で確認することは，患者の不安感を減少させることにも有用である．レビー小体

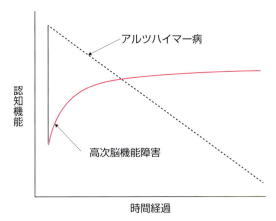

図4 認知症と高次脳機能障害の経過の違い
（文献12より引用）

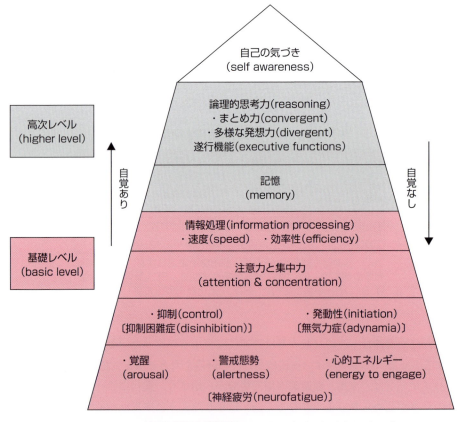

図5 神経心理学ピラミッド

（文献13より引用）

型認知症では，幻視に代表される症状がしばしば認められ，視覚情報による指示入力は困難であるため，言語情報を用いたほうが理解しやすい。

　神経心理学的な視点を認知症をもつ人への支援に応用するため参考になる視点として，認知機能は階層構造をもつという考え方がある。New York大学Rusk研究所の神経心理学ピラミッド（図5）は，認知機能は並列的ではなく，階層性をもち，ピラミッドの下方の認知機能が働かないと，それより上位の機能を十分に発揮させることができないことを示している[13]。この神経心理ピラミッドの最上位は，自己への気づきであり，記憶，注意，集中力が下位に位置する。日常生活で最近忘れることが多い，集中力が落ちていることを自覚するためには，自己への気づきが必要であり，注意障害があるとそのことが自覚しにくいのは，認知機能の階層構造によるものと考えられる。

（宮口英樹）

【文献】

1) American Psychiatric Association：認知症．DSM-5 精神疾患の分類と診断の手引（日本精神神経学会 監，高橋三郎 ほか 監訳），282-283，医学書院，2014．
2) Burrell JR, Piguet O: Lifting the veil: how to use clinical neuropsychology to assess dementia. J Neurol Neurosurg Psychiatry, 86: 1216-1224, 2015.
3) 長谷川典子，ほか：前頭側頭葉変性症と高次脳機能障害．Cognition and Dementia, 11: 34-41, 2012.
4) 森　悦朗：認知症に対する認知機能検査の現状と将来．医学のあゆみ，257(52): 403-409, 2016.
5) Yang L, et al.: Screening for Dementia in Older Adults: Comparison of Mini-Mental State Examination, Mini-Cog, Clock Drawing Test and AD8. PLoS One, 22: 11(12): e0168949. doi: 10.1371/journal.pone.0168949. eCollection 2016.
6) 本間　昭，ほか：Alzheimer's Disease Assessment Scale（ADAS）日本版の作成．老年精神医学雑誌，3：647-655, 1992.
7) 鈴木宏幸，藤原佳典：Montreal Cognitive Assessment（MoCA）の日本語版作成とその有効性について．老年精神医学雑誌，21: 198-202, 2010.
8) 森　悦朗：認知症に対する認知機能検査の現状と将来．医学のあゆみ，257 (5): 403-409, 2016.
9) 鈴木匡子：認知機能評価update．最新医学，71: 99-103, 2006.
10) 野村慶子，ほか：認知症における記憶障害．老年精神医学雑誌，22：1233-1240, 2011.
11) 奥山恵理子，ほか：前頭葉機能検査の必要性と現状－認知症予防のためのスクリーニングを目的として－．日本早期認知症学会論文誌，4：4-10, 2011.
12) 橋本　衛：認知症と高次脳機能．JOHNS，34：355-358, 2018.
13) 立神粧子：ニューヨーク大学医療センター・ラスク研究所における脳損傷者通院プログラム「脳損傷者通院プログラム」における前頭葉障害の定義（前編）．総合リハ，34：487-492, 2006.

9章 機器・装置を用いた支援

> **POINT**
> - 近年の情報技術（IT），internet of things（IoT）の発達・普及に伴い，認知症をもつ人へのケアに活用できる装置・機器が身近なものとなってきている。
> - 認知症をもつ人への見守り支援，安否確認支援システムは，複数のサービスから選択できる。
> - 一部の高性能ロボットを使用した活動は，認知症をもつ高齢者の楽しみを増やし，孤独感やBPSDを軽減する。
> - 認知症をもつ人に対して，身体面の障がいを補う生活支援機器・装置の適用を考える場合，十分な事前評価とリスク管理が重要である。
> - OTは，機器・装置などを活用する場合においても，支援対象者に加え介護者をも含めた評価を行い，ニーズに応じた支援システム・装置・機器を選択し，対象者への適用・フォローアップを行うことが重要である。

機器・装置を用いた支援と認知症をもつ人に対するケア

　近年の生活支援に活用できる機器・装置は，情報技術（information technology；IT）と関連するものが多い。認知症をもつ人に対するケアは人だからこそできることも多いが，ITやinternet of things（IoT）などの技術の発展に伴ってさまざまな製品が開発され，作業療法分野においても手段として活用できる実用的なものが増えてきた。

　本項では，認知症をもつ人のケアに活用できるものを取り上げ，福祉用具だけではなく，共用品，一般商品も含めた生活支援システム・機器・装置を紹介する。なお共用品とは，身体的な特性や障がいにかかわりなく，より多くの人々がともに利用しやすい製品，施設，サービスを指す[1]。

　本項は2019年1月5日時点における情報を基にまとめたものである。

作業療法評価のなかにおける機器・装置を用いた支援の位置付け

　まず，解決したい生活上の問題に対し，人による支援だけでいいのか，機器・装置も活用するべきなのかを十分に評価する必要がある。機器・装置をうまく活用することで，認知症をもつ人の潜在能力を引き出せる可能性がある。ただし，今後のわが国では，介護者不足の問題や独居高齢者の増加が見込まれており，環境やものによる支援の重要性は増してくることが予想されるため，環境やものを活用した支援についても作業療法に効果的に組み込む必要がある。評価は，少なくとも次の内容をおさえておく必要がある。

①使用者（本人・介護者）が解決したい生活課題（ニーズ）の明確化，課題に関する現在の状況を把握する。

②①に関連して使用者の心身の状態，作業能力の状況を評価する．生活課題を解決するために必要と考えられた機器の役割，満たすべき機能などを明確化する．

③候補となる機器を選定し，それらの使用時間，頻度，物理的・人的環境などを使用者の状況に合わせて検討する．

④OT自身が導入検討中の製品の実物を試用し（未知の製品の場合），使用者の環境評価も含め，機器・装置の機能，視認性，操作性を分析して目的に合致しているか確認し，想定されるリスクについて検討する．メリットと比較してデメリットが大きい場合，あるいは1つでも無視できない大きなデメリットがある場合などにはほかの方法，手段を考える．

⑤導入計画を立案する．また，小さなリスクであっても想定されたリスクはすべて挙げて対策を講じ，使用者に対する導入方法・教授法を検討する．また，導入前よりフォローアップの計画も立案しておく．なお，フォローアップでは，これから生じる機能低下に伴いどのように計画の変更をしていくのか，先々を見通していくことが必要となる．

②：「使用者が○○（作業活動）を行いたい」という生活課題（ニーズ）があったときに，それを達成する最適な方法を検討し，その流れのなかで機器の使用が望ましい場合は機器の導入を考える．その際，機器使用の目的を明確化することが重要である．また，対象者によっては正しく要望を伝えられない場合があるため，生活課題を具体化する過程からの支援も必要である．

④：導入を予定しているものがOTにとって未知の機器・装置であった場合，販売店やメーカーから借用する，店頭で展示品を試用するなどが望ましい．しかし，実物を確認することが難しい場合は，ユーザーサポートに問い合わせたり，インターネットなどを活用して製品情報を吟味したりするなど，できる限り具体的な製品情報を得る．「もの」だけを考えてしまい使用環境を考慮しないと，実際には適合しない場合があるため事前の環境評価もまた重要である．例えば，本人は，白いテーブルの上に置かれた白い電子カレンダーを認識することが難しいかもしれない．また，介護者自身が装置の仕組みを理解できず調整できなかったり，装置が重すぎて設置に困難を伴う可能性もある．

⑤：導入の段階付けも重要である．支援対象者に初めて機器・装置を提示するとき，「難しくて使えない」などネガティブな印象を抱かせてしまうと，導入が難しくなる場合がある．なお，適用の段階で，OTが支援機器に工夫を加える場合も想定されるが，原則として，改造品で発生した問題や事故については製造元には責任を問えず，保証や修理対象から除外されるため，OTにも責任が伴うので注意が必要である．

生活を支援するITを用いた支援および機器・装置

認知症をもつ人のケアに活用可能な機器，装置の例を挙げる．ここでは，支援対象者の自立支援に焦点を当てたもの，介護者支援に焦点を当てたもの，その他に分類して述べる．

自立支援に焦点を当てた機器・装置

原則として，認知症をもつ人に対する自立支援は，周囲の人の援助があって成立する．手伝ったほうが早いこと，より正確にできることでも，「自分でやりたい」という意思を尊重し，可能な

範囲で作業してもらうことは，対象者が主体性的な時間をもつことにつながる．介護者にしてみれば手伝うことが善意からの申し出であっても，本人の気持ちを無視してしまっては結果として両者にとって望ましい状況にはならない．一方で，本人がやりたくないと思っていること，できないことを強要することも本人を尊重することにはならない．つまり，認知症をもつ人がどのような支援を必要としているのかという視点をもち，寄り添うことが必要となる．具体的には，その人はどのような作業活動が可能であり，どのような手助けが必要なのか，手伝ってもらうことをどのようにとらえているのかを知ろうとする姿勢を常にもつことである．

道具やものの導入に際しては使用の可否だけではなく，設定，メンテナンスについても考慮すべきである．例えば，設置作業やメンテナンスが煩雑な機器は使われない可能性がある．乾電池を使用する機器の場合，介護者も含め支援対象者が乾電池交換ができないと，その機器は電池切れしたまま放置されてしまうかもしれない．

- **服薬支援機器**

簡易なものから高機能のものまで販売されている．

例えば，アラーム付き薬入れ「PivoTell®」（PivoTell Ltd.）（図1）[2]は，任意に設定した時刻にアラームが鳴ってライトが点滅し，1回分の薬を取り出し口へ出す．薬を取り出すために薬入れを逆さにするとアラームが停止するが，放置すると一定時間，間欠的に鳴り続け注意を促す．使用に際しては，介助者が薬を1回分ずつに分けて薬入れに詰める作業が必要である．現時点では，「適応評価」「機器のカスタマイズ」「使用法の指導」「フォローアップ」というOTが作成した一連のプログラムに基づき，軽度の認知症をもつ高齢者へ導入したところ，有効であったという報告がなされている[3,4]．

このようにOTは，その人の作業能力・環境を評価し，段階付けて個別支援を行うことが重要である．また，近年，服薬支援ロボットも活用されている．

- **探し物探知機**

現在，探し物探知機は一般製品として販売されているが，記憶に障がいをもつ人にとっても有効であると考えられており，共用品としての性質ももつ．

例えば，家の鍵や携帯電話など，失くしては困るものにあらかじめ子機を取り付けておき，子機の番号に対応した親機のボタンを押すと，子機が音を発して所在を知らせるというものがある（図2）．

探し物探知機「ミツカルテッド」（生産終了）〔（株）イマオコーポレーション〕に関する調査があり，装置の目的と使用法を理解できる人には使用可能であるが，高齢者がしばしば紛失するものが入れ歯や眼鏡などの小さな物であることから，機器に改良の余地があることが報告されている[5]．

子機が取り付けられる形状，大きさのものには，探し物探知機の使用を検討してもよいだろう．その人にとって視覚的刺激が望ましいのか，聴覚刺激がよいのか，バイブレーションなどの振動刺激がよいのかなどフィードバックの様式についても確認する必要がある．なお，視覚刺激の場合であっても，どのような色や光が見えやすいのか，どの程度の光の強度がよいのかなど，各機能を具体的に検討する必要がある．

近年は，IoTでもあるMAMORIO（図3）〔MAMORIO（株）〕[6]のようにスマートフォンのアプリに登録した小さいタグ（キーホルダータイプ，貼り付けるタイプのものから選択可）を大切な

物品につけておき，万一それを紛失した場合には，スマートフォンのアプリからその紛失物がある場所を探したり，紛失前にその紛失物があった場所を調べられるものも登場している。このようにIoTの発達に伴い，さまざまな製品が認知機能の補完に活用できるようになってきている。

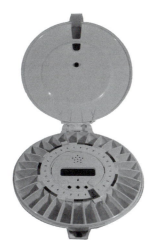

図1　アラーム付き薬入れ
［Pivo Tell® (PivoTell Ltd.)］

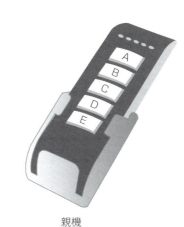

親機

図2　捜し物探知機の例

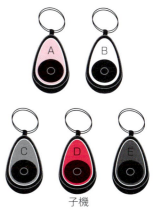

子機

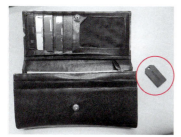

キーホルダータイプ

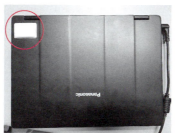

貼り付けるタイプ

図3　探し物探知機
［MAMORIO (MAMORIO (株))］

> **コラム**　身近な道具・機器の活用・タブレット型情報端末機の活用
>
> 　キッチンタイマーのように一般向け便利グッズなど身近なもので，認知機能を補うために活用できる製品がある。このような共用品で対応可能であれば，安価に済ませることができる。また，今後，タブレット型情報端末機やスマートフォンの使用層の高齢化に伴い，情報端末に抵抗感を抱かず，活用できる人も増えてくるだろう。対象者の生活歴に着目して，支援に活用する道具・機器・装置を選択するように心掛けよう。なお，道具の活用を検討する場合，新たなことを学習する機能が低下する前に道具の使用方法を学習し，使い慣れておくことが有用なケースもある。認知症の早期発見・早期対応が大切であることの理由の1つには，認知機能低下の前にこのような情報収集や機器の学習などの準備期間がとれるということもある。

- **その他，市販製品が活用できるもの**

　そのほかに，「メガ曜日日めくり電波時計」〔アデッソ（株），図4〕[7]などの電子カレンダー，認知機能の低下がある人も比較的使用しやすい家電製品〔例：テレビリモコンスイッチ（図5），電子レンジ（図6）〕などがある。またIoT家電製品の種類，数も増えており，今後ますます活用できるようになるだろう。

　電子カレンダーは自動的に日付，時間を表示してくれるため，めくり忘れの影響はなくいつでも日時を確認できる。また，ICレコーダなどの記憶障がいを補完する機器，スケジュールを提示する機器などもあるので，日ごろから情報を収集しておく必要がある。

高齢者が扱いやすい家電製品

　一般に高齢者が使いやすい家電製品は，情報量を必要最低限に絞ったもの，あるいは頻繁に使用するスイッチ以外はカバーなどで隠せるものがよい。液晶画面が暗い，あるいは液晶画面上の文字が小さいと見えにくいこともある[8]ので，視知覚の状態に合わせた視認性を確認する必要がある。また，テレビのリモコンスイッチ（図7）[9]，電子レンジなどスイッチ数が少なくボタンが押しやすい操作性がよいものも各種販売されている。製品に関する情報を収集し，視認性，操作

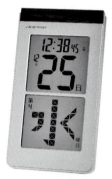

図4　デジタル日めくり電波時計（掛け時計）
（写真提供：アデッソ株式会社，メガ曜日日めくり電波時計 HM-301）

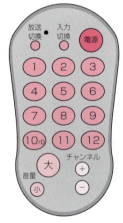

図5　比較的使用しやすい家電製品①：テレビリモコンスイッチ

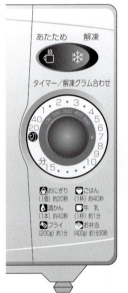

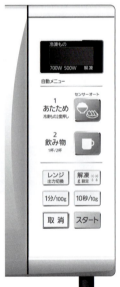

図6　比較的使用しやすい家電製品②：電子レンジの操作パネル

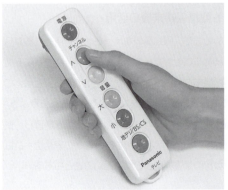

図7　高齢者が扱いやすいテレビのリモコンスイッチ
レッツ・リモコン〔パナソニック エイジフリー（株）〕

性，マニュアルのわかりやすさなどを確認して，支援対象者の購入，使用に際しアドバイスする必要性がある。なお，家電製品に付属している取扱説明書はあまり読まれない場合があり，対象者に応じた導入，操作法，注意点などについて記載された，使いやすい簡易マニュアルを作成するなど個別支援が必要な場合がある。

一般に高齢者は，次のような特徴をもつ家電製品を好む。

①簡易な機能のもの。
②見てすぐに操作できるもの。
③身近でわかりやすい表現・操作性のもの。
④ピクトグラムなどで機能がわかりやすいもの。
⑤スイッチ数が少ないもの。
⑥スイッチはクリック感が明確なもの。
⑦1つのスイッチが1つの機能を果たすもの。
⑧文字のフォントが見やすいこと。
⑨地とスイッチ・文字の色について，コントラストが明確なもの。

製品の評価の必要性

多くの家電製品が販売されており，なかには高齢者に配慮した，あるいはユニバーサルデザインをうたう製品もあるが，実際に支援対象者に適しているかどうかはOTなどの認知症をよく理解した専門職が評価することが望ましい。例えば，もともと日めくりカレンダーに慣れ親しんでいた人が電子カレンダーを使用する必要がある場合，日めくりカレンダーの表示に似た製品のほうが認識しやすいかもしれない。また，設置場所やメンテナンスについても，環境や生活習慣，生活の流れ，動線のなかでのシミュレーションが必要である。

なお，機器の活用がうまくいかない場合，機器そのものの原因というよりは，支援対象者の評価が不十分であった可能性もある。そもそも，機器・装置はある一定の条件・環境の下で，ある一定の目的のために設計・製造されているため，設定されていた範囲を超える条件での使用は想定されていない。想定以外の使用法は事故を招くおそれや危険な場合もあり，原則として避けるべきであるが，想定外とされていた新しいアイデア・工夫自体は次の製品開発につながることがあるので歓迎すべきである。しかしこのアイデアも製品化されなければ社会で広く使われることはないため，アイデアはものづくり側へとつなげる必要がある。OTなどの中間ユーザも新たな製品づくりに寄与する可能性をもつことを意識していただきたい。

介護者支援に焦点を当てた機器・装置

ここでは，徘徊感知機器，見守りサービスのなかでも特に安否確認サービスについて触れておく。現在，多くのシステム，製品から選択可能な状況にある。「認知症老人徘徊感知機器」は介護保険の福祉用具レンタル対象品となっているが，認知症をもつ高齢者が増えてきている昨今，需要が増してくることが予想される。

- 徘徊感知機器

徘徊感知機器は，離床を伝えるものや部屋や廊下を通過したことを介護者に知らせる機能を有するもの，また，対象者の状況をスマートフォンなどへ遠隔通知する機能が付加されているものがある。

離床を伝えるものとしては，「家族コール2」〔(株) テクノスジャパン〕[10] などがある。このタイプには，センサーのついたフロアマットやベッドマットがあり，必要に応じて選択する。

　外出を通知する製品としては，「認知症老人徘徊感知器 ラムロックアイズ」〔(株) ラムロック〕[11]，「ドア・窓センサーセット開見（あけみ）ちゃん（携帯型受信機）」〔竹中エンジニアリング(株)〕[12]，「認知症高齢者徘徊感知器 うごいたよ～」〔(株) 内田製作所〕[13] などがある。「ラムロックアイズ」は，玄関などに設置したカメラが支援対象者の徘徊を検知し，スピーカーから家族の声を流して呼び止め，同時に介護者へ通知する。「開見ちゃん」はドアや窓にセンサーを取り付け，開閉の状態が受信機に通知される。「うごいたよ～」は，玄関マットなどに設置したセンサーが外出を感知し，ブザーあるいは介護者の携帯電話に連絡する。各社ともさまざまな機能のものを提供しており，支援対象者の状況に合わせて選定する。

　徘徊感知機器に関するヒヤリ・ハット事例の報告によれば，「電源がオフになっていた（介護者のスイッチの入れ忘れ，本人がコンセントからプラグを抜いていた）」「マットで転倒しそうになった」などの例があった[14]。したがって，徘徊感知機器を導入する場合，介護者が十分に使用する意義や装置の機能を理解しておくことが重要である。

　同居家族への支援に際しては，家族とともに徘徊の原因を探り，家族の立場や心情を踏まえ，慎重にアドバイスを行う。徘徊感知機器は，基本的に認知症をもつ人が移動するのを制止するためのものではなく，行動状況や居場所を把握するためのものである。本人の安全を確保することが重要であり，「本人を移動させない，外出をさせない」という「強制的な制止」を強調するべきではない。そのため，家族には徘徊感知機器を使用する本来の意味を理解ししてもらったうえで，導入に先立ち，本人への声のかけ方についても具体的に教授する必要がある。以下に，誤解を生みやすい声のかけ方の例を示す。

　玄関で靴を履こうとしている本人に対して「（危ないから）外に出てはだめ」という声かけをしたとする。この声かけでは「（何らかの理由で）移動したい」と思っている本人の気持ちを最初から否定してしまっており，家族は本人を思いやって声かけをしたが，結果として本人に誤解を与えてしまう可能性がある。

　認知症をもつ人が利用できる見守りサービスの種類は，緊急通報サービス（自らの異変をサービス事業者や家族へ通報），安否確認サービス，駆け付けサービス（サービス事業者が駆けつけてくれる。緊急通報，安否確認サービスと組み合わせて利用）などがある。次に，認知症をもつ高齢者に適用する可能性があると思われる安否確認サービスの例を紹介する。

- **安否確認サービス**

発信機装着タイプ

　「HOME ALSOK みまもり情報サービス」〔綜合警備保障 (株)〕[15]，「ココセコム」〔セコム (株)〕[16]，「Meマモーレ」〔エクサイト (株)〕[17] などは，遠隔での見守りに活用できる。なお，位置確認のために，支援対象者に発信器を身に着けてもらう場合があるため，本人が発信器を手放さないような工夫が必要である。薄型のセンサーを靴の中敷きの下に敷くタイプもある。なお，Me-MAMORIO〔エーザイ (株)，MAMORIO (株)〕は，前述のMAMORIOの高齢者見守り版であり，家族や知人による見守りをサポートしている[18]。

センサータイプ

　身近な道具や環境を活用したサービスもある。例えば，「みまもりほっとライン」〔象印マホービ

ン（株）〕[19] は電気ポットの使用状況を通知する。「安否確認サービス」〔（株）アートデータ〕[20] は，個人宅に各種センサーを設置し，対象者の状況を家族やヘルパーの携帯電話へ通知する。

ライフライン等使用状況通知タイプ

携帯電話会社によるサービスもあり，例えば「らくらくホンベーシック4」「らくらくスマートフォン」などでサービス選択可能な「つながりほっとサポート」〔（株）NTTドコモ〕[21] では，対象者本人の携帯電話あるいはスマートフォンの使用状況や1日の歩数などが家族へ通知される。また，ガスや電気といったライフラインの監視［「暮らし見守りサービス」〔東京ガス（株）〕[22]，「遠くても安心プラン」〔東京電力エナジーパートナー（株）〕[23] など］，郵便局による見守りサービス，宅配食事サービス業者による，直接高齢者とコミュニケーションをとる形での見守りサービスもある。さらに，自治体独自のサービスもあるので，認知症をもつ人が居住する自治体について調べておくとよい。これらのシステムの導入を検討する場合，その人の生活習慣をよく評価しておく必要性がある。例えば，スマートフォンを毎日身につける習慣のある人に対してはスマートフォンを介したサービスが有効であるが，当然ながら持ち歩く習慣がない人には向かない。

見守りを考える場合，その目的を明確化することが重要である。緊急時の駆け付けが必要なのか（警備会社などによるより積極的な見守りなど），生活状況が把握できればよいのか（ライフラインを活用した緩やかな見守りなど），コミュニケーションを重要視するのか（慣れ親しんだ宅配食事担当者や郵便局担当者との対話など），屋内での移動の状況を把握する必要があるのか（徘徊感知機器などの活用）など，サービスの特徴を考慮する。ここまで紹介してきたさまざまなサービスはそれぞれの目的が異なるため，複数のサービスの併用も必要に応じて検討する。

BPSDの背景に関する評価

徘徊のような行動・心理症状（behavioral and psychological symptoms of dementia；BPSD）には，背景にあるなんらかの理由，すなわち，認知症をもつ高齢者がなぜそのような行動をとるのか，その背景を評価し，環境やケアを見直す必要がある。「徘徊」の例で言うと，装置で対応すればいいと短絡的に考えず，歩き回ろうとする本人なりの理由は何か，必要とされている援助は何か，環境やケアを根本的に見直すことも忘れてはならない。

この考え方は，徘徊感知機器だけではなく，BPSDのケアにおける機器・装置活用の原則である。なお，「徘徊」という言葉であるが，歩きたいという行動の背景には本人なりに目的がある可能性があり，徘徊という呼称は適切ではないかもしれないが，ここでは福祉用具貸与品目のカテゴリ名からとって「徘徊」を使用したことをお断りしておく。

有効にものを活用するためには十分な事前評価と介護者教育などを含めた準備が必要である。認知症ケアの難しさの1つは，手助けしようとしている介護者としては善意で何らかの支援を行おうとしているのだが，結果として本人や家族を知らず知らずの間に傷つけ，状況を悪化させてしまう危険性があるということである。

その他

ここでは，ロボット玩具，高性能ロボットに分類して説明する。

ロボット玩具

ロボット玩具では，「夢の子ユメル（ほか）」〔（株）タカラトミーアーツ〕[24]，「プリモプエル（ほか）」〔（株）バンダイ〕[25] などが活用されている。これらは，外観，音声，機能（話しかける，ボ

ディの一部が動く，歌う，ゲームを提供するなど）にさまざまなバリエーションがあり，個人の好み，ニーズに合わせて選択できる。これらのロボット玩具は癒しや楽しみの時間をもつ機会を提供する用途で使用される。

なお，小児向け玩具を使用すると支援対象者の人格を傷つけてしまう場合があるため，その人に合わせて慎重に導入を行うことが重要である。玩具を楽しむ人を周囲の人がからかうなど自尊心を傷つけることのないように，安心して楽しめる環境を提供することに配慮しなければならない。

高性能ロボット

認知症をもつ高齢者へ適用可能な高性能ロボットで実用化が進んでいるものには，PARO〔（株）知能システム，図8〕[26]，PALRO〔富士ソフト（株），図9〕[27] などがある。

【PARO】

PAROは，（独）産業技術総合研究所で開発されたアザラシの赤ちゃん型ロボット（第9世代，全長：約57cm，重量：約2.5kg）で，鳴き声を出し，頸部，まぶた，前ヒレ，後ヒレを動かすことができる。言葉を話す機能，移動機能はない。高性能な人工知能を有し，名前を覚えるなどの学習機能をもつ。ギネス世界記録™において「最もセラピー効果があるロボット」として認定された（2002年）。集中治療室でも使用可能な高い安全性をもち，米国食品医薬品局（Food and DrugAdministration；FDA）に医療機器ClassⅡのMedical Device（neurological therapeutic device, bio-feedback device）として承認されている（2009年）。PAROは非薬物療法としての効果が認められ，高齢者のQOLの向上のための医療・福祉・健康分野における世界最高峰の賞とされるRyman Prizeを受賞した（2018年）。

PAROの効果は，認知症をもつ高齢者のうつやストレスの軽減，徘徊や不穏の軽減，コミュニケーションの拡大，主体的に過ごせる時間の増加などである[28, 29]。RCT（Randomized Controlled Trial）の研究デザインによる調査では，中等度から重度の認知症をもつ人々を対象に，読書とPAROを用いた活動を比較した結果，読書群と比較してPAROを用いた活動を行った群のほうがより楽しんでいた[30] ことが示され，PAROを用いた活動が孤独感の軽減などに効果があることが確認された[31]。

PAROは広く世界で活用されており，効果検証が進んでいる唯一の高性能ペット型ロボットである。PAROは，それを好む人に対して癒しや楽しみを提供し，コミュニケーションを促進し，BPSDを減じる効果が期待できる。

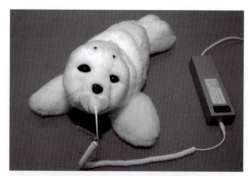

図8 PAROとおしゃぶり型充電器
（写真提供：産業技術総合研究所　柴田崇徳博士）

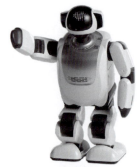

図9 PALRO
（写真提供：富士ソフト株式会社）

【PALRO】

　PALROは外観を人間に似せて作られたロボット（高さ：約40cm，幅：約18cm，重量：約1.6kg）で，高いコミュニケーション機能（顔や個人の認識，音源方向の認識，発声など）をもち，主として言語を介した楽しみを好む人に適する。インターネットに接続することで，より多くの機能を発揮できる。PALRO（ビジネスシリーズ）の場合，小話や体操，ゲームなどを含めたレクリエーションを提供する機能をもち，現場スタッフへの業務支援の役割も果たせる。また，インターネットを介して収集した情報を音声で伝えたり，メールや画像の送受信，見守りやスケジュール管理なども可能である。インターネットを介してダンスやゲームなどのレクリエーションコンテンツの更新やシステムのアップデートを行うことで，多様なサービスを提供することができる。

　今後は，このような癒しや楽しみの時間の提供，それらの効果としてのBPSD軽減や役割の獲得，主体的に楽しめる作業活動，情報管理や見守り効果が期待できるような秘書的役割をもつロボットも，支援ツールとして選択できる時代となるだろう。ロボット玩具，高性能ロボットの活用でも，OTが効果的に支援を行う必要があることは，ほかの支援機器・装置と同様である。特に，ロボットにすべて任せて人は何もしなくてよいというわけではないので，そのような誤解を介護者に与えないように配慮するべきである。

- その他，IoT

　IoTはinternet of things，直訳すると「モノのインターネット」となり，すべてのものがインターネットに接続することを意味する。現在も多くの家電製品でIoT化が進行し生活はますます便利になってきている。IoT技術の発展は目覚ましく，スマートスピーカを経由して音声によりIoTの家電製品の操作が可能となり，スマートフォンによるエアコンやカーテン，ドアの開閉などの操作などさまざまなことができるようになった。福祉用具領域の活用例では，IoTに対応した車椅子が販売されてきている。

　しかしながら，IoTは便利ではあるが，安全に使用できるようにセキュリティ管理も確実に行う必要がある。例えば，パスワードは推定しやすい単純なものに設定しない，無料Wi-Fiに何の対策も講じずにアクセスしない，スマートフォンなどのオペレーションシステムやファームウエア，アプリは最新のものにバージョンアップするなど，基本的な対策はとるようにしてほしい。

　認知症をもつ人に対するIoT支援については，基本的に介護者による補助が必要になるため，介護者に対する評価および支援が必要となる。今後，IoTの支援に際してOTはIoTの専門家と協働する必要も出てくるだろう。

- リスクマネジメント―装置・機器を使用中に起きた事故を考える―

　高齢者の場合，身体障がいを合併している人も多い。認知機能が低下した人が身体障がいを補完する福祉用具を使用する場合，特に認知機能の状況を加味した支援，機器・装置のリスクマネジメントを実施することになる。

　認知機能の低下に気づかず不用意に機器・装置を導入してしまうと，あるいは使い続けてしまうと，ときとして生命にかかわる事故を起こす危険性がある。事故報告例をみると事故原因が不明である場合も多い[32]が，事故の背景には認知機能の問題がかかわっている場合があることが推測される。

　ここで，電動車椅子（ハンドル型）の事故について考えてみよう。電動車椅子は周知のとおり，屋外の移動が難しくなった人にとって非常に有用な移動手段である。しかし，いったん大きな事

故が起きてしまうと，運転者が被害者にも加害者にもなる可能性があり，確実に安全運転できるような心身機能をもつ人が対象となる機器である。

> **例**
> ハンドル付き電動車椅子走行中，T氏（78歳，男性）が車道から歩道への段差越えで転倒し，頭部を強打して死亡した。T氏は脊柱管狭窄症などの整形外科的な問題により長距離の歩行が難しくなったために使用を開始して半年経過していた。導入時，認知症の診断はなく，T氏は安全に運転できていた。

　T氏の事故の背景や直接的・間接的な原因として何が考えられるだろうか。道路環境などの環境やものに起因する問題，心筋梗塞や他者の飛び出しなど偶発的な事故以外のT氏自身の問題として考えられることは，主に視覚に起因する問題（段差が見えなかったなど），主に運動機能に起因する問題（ブレーキを握り損ねた，適切な姿勢を保てなかったなど），主に認知機能に起因する問題，さらにはそれらが複合的に関係した原因が考えられる。主に認知機能に関連した問題の例としては，安全なコース取りを選択できなかった，よそ見をしていた，速度の判断を誤ったなどさまざまな要因が考えられる。また，短気や大雑把などその人の元々の性格や傾向，そもそもの知的機能の状態も要因として挙げられるだろう。

　支援の際には，対象者の認知機能の状態を評価し，導入の可否，継続あるいは中断（中止）を検討する。特に運転は，知覚－認知－運動の複合的な能力を必要とする高度な活動である。運転時に冷静さを保ち，交通ルールを順守し，道路状況や自分と他者の安全に気を配り，想定内・想定外のイベントに対して冷静かつ適切に反応するなど，認知症をもつ人には難しい部分が多々ある。しかし，認知症だからという理由で一方的に運転を中止させてしまうと，本人の行動範囲を狭め，社会参加の機会を奪うおそれがある。例えば，運転を強制的に中止させた後，本人は自宅に閉じこもりがちになり，心身の状態が急激に悪化したというケースも少なくない。

　運転の取りやめに際しては，移動という基本的なADLができなくなるという戸惑い，怒り，喪失感などの心理面への配慮も必要なことから，慎重に支援を行う必要がある。電動車椅子は本人にとって単なる生活の足というだけではなく，楽しみや役割に大きな意味をもつものであり，移動したいときにいつでも自由に自分自身で移動できるという「当たり前のこと」を可能にさせ，その人がやりたいことを可能にしていた。しかし，電動車椅子の運転ができなくなった場合，以前は当たり前であったさまざまな活動・社会参加ができなくなってしまう。機器・装置を使用することでその人がどのような作業活動ができているのか，そのことが心理・社会的側面へどのような影響をもたらしているのか，それを失うことで何ができなくなるのかを熟慮して支援する必要がある。

　したがって，電動車椅子の運転が難しいと判断された場合，本人および家族へ十分に説明を行い，同意を得ることが必要である。そして，新たな移動手段により外出の機会をもち続けられるように前もって準備しておくこと，移動手段の変更前後の関係者の心理面を配慮することを忘れてはならない。基本的には，認知機能が大きく低下し電動車椅子の運転ができなくなる前に，外出の意義や具体的な目的を確認しつつ，代替えの移動手段についても，本人および家族を交えて日常的に話し合い，ほかの手段を体験しておくなどの事前対策を行うことが望ましい。

例示した事故は，T氏の認知機能が低下していることに周囲の人が気づかなかった結果，起きてしまった事故だったとしよう。しかしもし，認知機能の低下に周囲の関係者の誰かが気づいていれば，その進行に合わせて適切な移動手段へ移行できるように，先々への布石を打ち，次の移動手段へと円滑に移行できていたかもしれない。

認知機能の評価と運転の可否の決定には難しい点もあるため，対象者を含めたチーム全体で対象者の情報を共有し，最善策を検討することが重要である。そして，認知機能の問題を抱える人への生活支援機器の活用には，心身機能，社会・心理的側面，生活支援機器の情報や分析などを包括的に評価し支援できるOTがメンバーとしてかかわることが必須である。

認知機能が低下している人に道具や装置を活用した支援をする場合，将来的に予想される認知機能の低下を考慮した準備を前もって行うこと，そして個別性に配慮したリスクマネジメントをきめ細かく行う必要がある。

情報の入手方法

OTには情報入手方法を知っておくこと，常に製品に関する情報を得ておくこともまた必要である。以下に，インターネット上で閲覧可能な製品・機器に関する情報提供サイトの例を紹介する。

① 「福祉用具情報システム（technical aids information system；TAIS）」[33]：日本テクノエイド協会による，国内の福祉用具メーカーまたは輸入事業者から，「企業」および「福祉用具」に関する情報を収集し，情報発信するシステムである。使用者はキーワードを入力することで，関連する機器の一覧を閲覧することができる。

② 「認知症のある人の生活支援機器データベース」[34]：国立障害者リハビリテーションセンター研究所によるもので，認知症のある人の生活に役立つ機器の開発促進を目指し，「認知症のある人」と「機器」をつなぐ役割を担うものとして設置された。3種類の検索方法を選択できる。

③ 「AT2ED（エイティースクウェアード）」[35]：東京大学・学際バリアフリー研究プロジェクト（AT2EDプロジェクト）の公式サイトであり，福祉機器情報，メーカー情報，研究者情報などのデータベースを公開している。また，NPO法人e-AT利用促進協会など，関係団体へのリンクもある。

④ 「福祉用具総合情報ネット」[36]：日本福祉用具・生活支援用具協会（Japan Assistive Products Association；JASPA）による情報提供サイトであり，当事者に対するものだけではなく，商品化を考える人，流通，産業や動向に関する情報も提供している。また，事故報告，会員企業の停電時のリスクマネジメントなどに関する製品情報も提供している。特に事故報告事例の動向は常に把握しておく必要がある。

⑤ 「独立行政法人製品評価技術基盤機構（National Institution of Technology and Evaluation；NITE）」[37]：NITEは，製品安全分野，化学物質管理分野，バイオテクノロジー分野，適合性認定分野などにおいて，社会に存在するリスクの低減に貢献し，国民生活の安全と持続的な経済発展の基盤を支える組織である。福祉用具に関する事故情報を提供している。

⑥「消費者庁」[38]：消費者庁は消費者行政の「舵取り役」として，消費者が主役となって，安心して安全で豊かに暮らすことができる社会を実現する役割をもつ。事故情報や高齢者に関するさまざまな消費トラブル等に関する情報を得ることができる。

臨床での応用

ここでは，アルツハイマー病をもつ女性A氏に対する，ロボットPAROの適用例を紹介する。

一般情報（表1）

表1　対象者の一般情報

年齢・性別	90歳代，女性
主な介護者	長男（自営業）
同居家族	本人，長男，長男の嫁，孫2名の合計の5名
診断名	アルツハイマー病（6年前〜），緩徐に進行
要介護度	要介護4
性格・好み	・社交的，活発 ・病前の趣味は紙人形作り，時代劇鑑賞。最近はテレビがついていても観ていない様子。子ども・動物好き。
動物の飼育歴	猫の飼育経験あり
日常生活状況	・基本的には自室のベッド上での生活 ・傾眠傾向・易疲労性あり ・食事はセットすれば自力摂取可 ・刺激になればと家族が日中テレビをつけている ・尿意，便意はあるが，ときどき失禁あり ・家族は多忙でA氏と話す機会が少なく，話題も必要最小限の内容になってしまうとのこと
社会的活動・通所サービスの利用	週4回デイサービス・訪問介護
MMSE	・4点/30点 ・見当識，短期記憶に顕著な低下を認めた。問いかけに対し，適切な回答が返ることもあった
その他	身体面・精神面の耐久性が低い

MMSE：Mini-Mental State Examination

PARO導入の目標（1カ月）

- 覚醒を上げ，自発性を引き出し，心身の耐久性を向上させること。
- 楽しみの時間をもつこと。
- 家族間のコミュニケーションに活用すること。

PAROの導入

OTが初めてA氏にPAROを示したときは，PAROを見せて促せば触れるが，促しがないとかかわりを継続できなかった。また，「PAROですよ」などの声かけだけでは反応を示さなかった。

これらの反応より，PAROとの触れ合い活動時は本人の視線をとらえて実物を示すなど，反応を引き出すための具体的な促しが必要であると家族に伝えた。また，評価と目標設定，PAROの取り扱い方の説明，使用に関するアドバイスを行った。

● 経過

家族がA氏にかかわれる時間が一番長い食事前後の時間帯に，無理のない範囲でPAROを家族に使用してもらった（週3〜5回）。

1カ月後，覚醒レベルが向上し，ベッド上で起き上がって過ごす時間が増加した。PAROをなでるなど主体的な行動がみられ「いい子だね，どこから来たの？」などの声かけをするようになった。PAROを提示していない日に，「あの白い子はどこに行ったの？」などと家族に話しかけた。

家族は，導入前と比較して介護時間は変わらないが，心理的には負担感が軽減し，PAROをきっかけにペットや子育て時のことなど昔話や雑談ができ，有意義な時間を過ごせたと語った。

まとめ・今後に向けて

IT，IoTや先端技術の発展に伴い，支援対象者の見守りや安否確認システム，高性能ロボットなど生活支援機器として利用できるものが増えてきた。しかし，実際に活用できる機器・装置，およびそれらに関する事例検討や効果検証，リスクマネジメントの報告（p.242参照）はいまだ十分とはいえない。

機器・装置の導入に際しては，支援対象者のニーズ，状態の評価を確実に実施すること，常に最新の情報を得て支援対象者の可能性を探し，生活課題の解決に機器・装置が活用できるかどうかを検討する姿勢をもつことが重要である。導入過程では，支援対象者の状況に応じて丁寧に実施するだけでなく，認知機能が低下していくことに備えて，その道具や装置の操作が困難になる前に綿密な導入準備を行っておくことが必要となる。そして導入後も心理面を含めて継続支援が必要である。はじめに「ものありき」の発想ではなく，「もの」はあくまでも人の生活を豊かにする補助であり，人を活かすための「環境」，「もの」であるということを忘れずに支援に活かしてほしい。

今後，介護者の絶対数の減少が見込まれ，独居高齢者や老々・認認介護家庭が増える以上，認知症をもつ人に対し「環境」や「もの」をうまく作業療法に組込んで支援していく姿勢をもつことが重要である。

（井上　薫）

【文献】

1) 公益財団法人 共用品推進機構（http://www.kyoyohin.org/01_towa/0100_kyou.php）
2) PivoTell Ltd.（http://www.pivotell.co.uk/）
3) Kamimura T, et al.: Medication reminder device for the elderly patients with mild cognitive impairment. Am J Alzgeimers Dis Other Demen, 27(4): 238-242, 2012.
4) 上村智子：認知症者の在宅生活を支える福祉機器 機器紹介1：服薬支援機器．地域リハビリテーション，7(8): 674-677, 2012.

5) 関川伸哉, 石渡利奈：探し物探知機を用いた生活支援に関する研究 −認知症介護の課題と機器の臨床評価について−. POアカデミージャーナル, 20(2), 2012.
6) MAMORIO株式会社（https://mamorio.jp/）
7) アデッソ株式会社（http://www.e-adesso.co.jp/item/detail.php?product_id=340&m=r）
8) 藤掛和広, ほか：高齢者にとって見やすい携帯情報端末・液晶モニタ. 人間工学, 40(4): 218-227. 2004.
9) パナソニックエイジフリー株式会社（https://news.panasonic.com/jp/press/data/2016/10/jn161028-1/jn161028-1.html）
10) 株式会社テクノスジャパン（http://www.technosjapan.jp/product/loiter/index.html）
11) 株式会社ラムロック（http://www.ramrock.co.jp/ramrocksys/ram_haikaikanti/）
12) 竹中エンジニアリング株式会社（https://hc.takex-eng.co.jp/）
13) 株式会社内田制作所（http://www.uchida-ss.co.jp/welfare/index.html）
14) 公益財団法人 テクノエイド協会 福祉用具ヒヤリ・ハット情報：http://www.techno-aids.or.jp/hiyari/（認知症老人徘徊感知機器で検索）
15) 綜合警備保障株式会社（http://alsok.co.jp/person/silverpack/mimamori.html）
16) セコム株式会社（http://www.855756.com/aged/）
17) エクサイト株式会社（http://www.exsight.co.jp/sensor/EXH-BTTK1.html）
18) Me-MAMORIO（https://support.mamorio.jp/articles/1774151-me-mamorio）
19) 象印マホービン株式会社 みまもりホットライン（http://www.mimamori.net/）
20) 株式会社アートデータ（http://www.artdata.co.jp/）
21) 株式会社NTTドコモ（http://www.nttdocomo.co.jp/product/easy_phone/f08c/）
22) 東京ガス株式会社（http://home.tokyo-gas.co.jp/mima/service/index.html）
23) 東京電力エナジーパートナー株式会社（https://www.service.tepco.co.jp/）
24) 株式会社タカラトミーアーツ（https://www.takaratomy-arts.co.jp/specials/healingpartner/hp_talkyumel.html）
25) 株式会社バンダイ（https://www.bandai.co.jp/）
26) 株式会社知能システム（http://intelligent-system.jp/product-info.html）
27) 富士ソフト株式会社（http://palro.jp/）
28) Wada K, et al. : Long-term interaction between seal robots and elderly people -Robot assisted activity at a health service facility for the aged-. Proceedings of the 3rd International Symposium on Autonomous Minirobots for Research and Edutainment (AMiRE 2005), 325-330, 2006.
29) Inoue K, et al. : Turning off or turning on?: Two different ways to use a baby seal shaped robot Paro in occupational therapy for patients with dementia. Assistive Technology: From Research to Practice, 33: 875-879, 2013.
30) Moyle W, et al. : Exploring the effect of companion robots on emotional expression in older adults with dementia: a pilot randamized controlled trial. J Gerontol Nurs, 39(5): 46-53, 2013.
31) Robinson H, et al. : The psychosocial effects of a companion robot: a randomized controlled trial. J Am Med Dir Assoc, 14(9): 661-667, 2013.
32) 日本福祉用具・生活支援用具協会（http://www.jaspa.gr.jp/accident/index.html）
33) テクノエイド協会（http://www.techno-aids.or.jp/system/）
34) 国立障害者リハビリテーションセンター研究所 福祉機器開発部（http://www.rehab.go.jp/ri/kaihatsu/）
35) 東京大学・学際バリアフリー研究プロジェクト（http://at2ed.jp/）
36) 日本福祉用具・生活支援用具協会（http://www.jaspa.gr.jp/）
37) 独立行政法人製品評価技術基盤機構（National Institution of Technology and Evaluation；NITE）（https://www.nite.go.jp/）
38) 消費者庁（http://www.caa.go.jp/）
　　（上記ウェブサイトはすべて，2019年1月5日時点の情報）

10章 タクティールマッサージ

POINT
- タクティールマッサージは，ノンバーバルコミュニケーションに重きを置いた認知症緩和ケアの手法である。
- タクティールマッサージは，認知症をもつ人のニーズを満たし，BPSDを緩和させる効果がある。
- タクティールマッサージは，認知症をもつ人の活動への導入に用いたり，作業（活動）そのものとして活用できる。

タクティールマッサージとは

　タクティールマッサージ*は，1960年代にスウェーデンの看護師Ardebyらによって，低出生体重児のケアとして開発されたものである。その後，OTなどの経験も取り入れられて発展し，現在では認知症をもつ人の行動・心理症状（behavioral and psychological symptoms of dementia；BPSD）を和らげる効果があると期待されている手法である。

　タクティールとはラテン語のtaktilisに由来する言葉で，「触れる」という意味がある。その言葉どおりに，OTが手で対象者の手足や背中などに「柔らかく」「包み込むように」「密着感をもって」触れ，皮膚を「ゆっくりなでる」ことが特徴で，単なるマッサージとは異なり人が人に触れることによる癒しの効果を活用した方法である。また，皮膚と皮膚を介した二者間のノンバーバルコミュニケーションでもある。

*タクティールマッサージという名称について：海外では「tactile massage」「tactile touch」「soft massage」などといわれている。わが国で使用されている名称としては，「タクティールマッサージ」「タクティール®ケア」「タクティールタッチ®」などがある。実施する手順などに多少の違いがあるものの，「柔らかく包み込むように，なでるように触れる」という基本的な部分は同じである。海外の文献では「tactile massage」と表現されていることが多く，また商標登録などの関係上，本書では「タクティールマッサージ」という名称で統一して述べることとする。

用語解説 ▶低出生体重児
2,500g未満で生まれた赤ちゃんのことをいい，呼吸や体温の調節，哺乳，体重増加を促進するようなケアが行われる。

理論的背景

　認知症は根本的な治療が困難であり，スウェーデンでは症状を緩和することで認知症をもつ人のQOLを高めることに主眼を置く「緩和ケア」の理念が取り入れられている。タクティールマッサージは，認知症緩和ケアの理念に基づいたケア手法である。

　認知症をもつ人は，中核症状である記憶障害に関連してさまざまな不安・孤独感を抱えている。Hallら[1]によれば，認知障害によってストレス閾値も低下しており，少しのストレスでもBPSDを起こしやすい状態にあり，認知症に関連して起こりやすいストレスや不安をタクティールマッサージによってコントロールできれば，BPSDの出現を抑えることができると考えられている。

● オキシトシンの分泌を促進

　タクティールマッサージの有効性を裏付ける根拠として，体内におけるオキシトシンの関与がある。オキシトシンとは脳の視床下部で産生されるホルモンで，Uvnäs-Moberg[2]の研究では，不安やストレス軽減にもかかわっていることが明らかにされている。タクティールマッサージを受けると皮膚にある触覚受容体が刺激され，知覚神経を介して脳の視床下部に信号が送られ，オキシトシンが分泌される。血液中に分泌されたオキシトシンが，認知症をもつ人の不安のもととなるコルチゾールのレベルを低下させ，不安感やストレスが緩和されると考えられている。

●「ゆっくりなでる」というノンバーバルコミュニケーション

　また，タクティールマッサージは，ノンバーバルコミュニケーションとして，心地よい触覚刺激をOTから認知症をもつ人へ届ける行為でもある。認知症をもつ人が気持ちいいと感じ，オキシトシンの分泌を促すために，タクティールマッサージの基本原則である「ゆっくりなでる」スピードとして秒速5cmが推奨されている。Essickら[3]は，手で皮膚をなでたときに人が気持ちいいと感じる速度について調べ，秒速5cmが最も気持ちいいと感じる速度であり，それより速くても遅くても気持ち良さが低下してしまうことを明らかにしている。

　さらに，触覚刺激を中枢へ伝える神経線維のなかでも，有毛部に多く分布するC線維は「ゆっくりなでる」刺激のみに反応し，その役割である島への伝達に関連して感情や情動を喚起させる働きがあることが，Olaussonら[4]の研究よって明らかにされている。これらのことからも，有毛部（手背や前腕背部など）を秒速5cmのスピードで「ゆっくりなでる」ことが，ノンバーバルコミュニケーションとして有用であることが説明できる。

認知症をもつ人への効果

● 心理的ニーズを満たす

　パーソン・センタード・ケアを提唱したKitwood[5]によれば，認知症をもつ人の心理的ニーズには，「love（愛）」という中心的ニーズに向かって重なり合うように，「comfort（くつろぎ・やすらぎ）」「attachment（愛着・結びつき）」「inclusion（共にあること）」「occupation（たずさわること）」「identity（自分が自分であること）」という5つがあるという。これらのニーズを満たすべく行動することが認知症をもつ人にかかわるOTの進むべき1つの指針になると考える。

　タクティールマッサージは，心地よい触覚刺激によって「くつろぎ」のニーズを満たし，OTと認知症をもつ人の心理的な距離を近付けて，「愛着・結びつき」「共にあること」というニーズを満たす。また，後述するが，対象者同士で互いにタクティールマッサージを行うグループ活動では，「たずさわること」のニーズを満たしていると考えられる。

● BPSDの緩和

　タクティールマッサージが認知症をもつ人のBPSDの緩和に効果があることが，近年の研究で科学的に証明されつつある。

・**攻撃性の減少**

　Suzukiら[6]は，認知症病棟に入院している認知症をもつ人40名を介入群と対照群（通常ケア）

の2群に分け，介入群には週5回の頻度で6週間（計30回）タクティールマッサージを実施した。その結果，対照群はGBS（Gottfries-Brane-Steem）スケールにおける知的機能と感情機能の低下を示したのに対し，介入群はGBSスケールに変化はなく，BPSDの指標であるBehave-ADの攻撃性とCgA（ストレス）のレベルが有意に低下したと報告している。

• 抑うつの緩和

筆者[7]は，特別養護老人ホーム（以下，特養）に入居する認知症をもつ人1名に対して，介入前期（2週間）−介入期（6週間）−介入後期（2週間）を設定し，介入期には週2回の頻度で計12回のタクティールマッサージを実施し，介入期と介入前後を認知症患者の気分評価スケール（Dementia Mood Assessment Scale；DMAS）を用いて比較した。その結果，介入期には抑うつ状態の緩和が示された。

タクティールマッサージの手技

詳しい手順などについては他書[8, 9]を参照していただきたい。ここでは基本的な手技のポイントを示す。

実施環境

タクティールマッサージの実施環境は，静かで刺激の少ない環境が望ましい。施設の共有スペースで行う場合は，周囲に対して対象者の背中を向けるようにするなど，周囲からの刺激が入らないような配慮が必要である。

図1のように対象者と向かい合って座り，クッションや机に対象者の腕を乗せるなど，対象者に楽な姿勢をとってもらう。座位をとることが難しい場合や対象者の希望によっては，ベッドサイドでも構わない。リラックスできるように静かな音楽を流すのもよい。

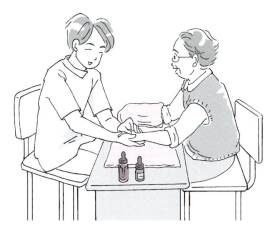

図1　タクティールマッサージの実施環境

柔らかく包み込むように触れる

まず自分の両手で相手の手を挟み，しっかりと包み込むようにする（図2）。しばらくそのまま

にして，静かに相手の手の感触に注意を向ける。このままでも相手はこちらの手の温かさ（温度覚）と包まれる（圧覚）刺激を感じ取り，心地よいと感じるはずである。実際，「これだけでも気持ちいい」と言う対象者もいる。

● ゆっくりとなでる

次に両手を密着させたまま，ゆっくりと（秒速5cmのスピード）中枢から末梢に向かって動かす（**図3**）。その際，手を滑らかになでるために，オイルやハンドクリーム，乳液などを用いる。相手の皮膚を保護することにもなり，相手はより心地よく感じることができる。なお，触れる時間は片手10分間とされている。これは触覚刺激によりオキシトシンが分泌されるまで8分以上を要するといわれているためである。

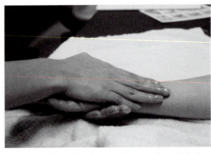

図2 基本手技①：柔らかく包み込むように触れる

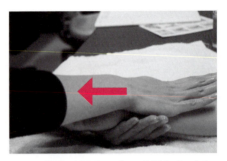

図3 基本手技②：ゆっくりとなでる

（図2，3のモデル：内田彩香・村上桂子）

臨床での実際

最後に，著者の臨床での経験も交えて，いくつかタクティールマッサージの利用法や事例について紹介する。

● 活動への導入

OTと対象者の間になじみの関係ができてしまえばいいのだが，認知症をもつ人と出会ったばかりの時期は関係もできておらず，活動への導入が難しい場合もある。

介護老人保健施設（以下，老健）に入所したばかりのA氏は下肢の廃用性の筋力低下によって立ち上がり動作が困難となり，移乗動作時の介助量軽減を目的に入所した。

在宅復帰に向けて移乗動作訓練の指示が出たものの，A氏は認知症により指示理解が困難になっていた。言語だけでは関係が作れず，リハビリテーション内容を説明してもA氏には伝わらず，ジェスチャーなどを用いても移乗動作訓練はまったくできなかった。

そこで手始めに，タクティールマッサージを実施した。A氏はタクティールマッサージを受け入れ，「気持ちいい」と表情もゆるんでいった。それからA氏は，OTの手を触れていたり，眺めていたりした。OTは，A氏がOTの存在を受け入れつつあると考え，手すりや移乗先の椅子を指さしたり，ジェスチャーを交えてA氏に説明した。すると，A氏は手すりに手を伸ばし，OTとともに移乗動作を始めようとしたのである。

このように，認知症をもつ人との関係作りや導入をスムーズにするために，タクティールマッサージを用いることもできる。

グループ活動

筆者は，精神科病院での集団作業療法としてタクティールマッサージを用いた経験がある（**図4**）。自由参加のオープングループ（解放集団）としたが，認知症をもつ入院患者は好んで参加していた。入院生活のなかで「くつろぎ」「結びつき」「共にいること」をより求めていたのかもしれない。

いつもは不定愁訴が多くナースコールを頻回に鳴らしているB氏も，活動参加中は穏やかな表情をしており，終了後は落ち着いて過ごす時間もあった。

また，患者同士で互いに行ったり，なかにはOTに対してタクティールマッサージをする患者もいた。このときのタクティールマッサージは，認知症をもつ人の「たずさわること」というニーズを満たしているのかもしれない。

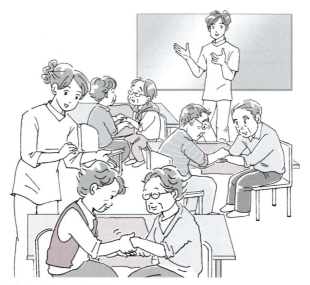

図4 グループ活動

うつ状態の改善につながった胃ろう増設後の事例

脳血管性認知症の80歳代の女性C氏は，4年前に脳出血（左片麻痺，失語症，構音障害）となるも，在宅介護サービスを利用しながら独居生活を続けていた。

2カ月前に特別養護老人ホーム（特養）に入居したが，脳出血の後遺症として嚥下障害が著しく，胃ろう増設のために約20日間入院した。退院後は特養に戻ったが，常にぼんやりとして問いかけに対する返答が乏しく，自発的な運動がみられないため，拘縮予防を目的に他動的関節可動域訓練を続けていた。特養入居時のC氏は筆談でしっかりと意思を伝えようとするタイプだったため，

用語解説 ▶胃ろう
誤嚥のリスクが高くなった対象者の胃に穴を開けて，チューブやカテーテルを使って栄養を注入する方法である。

再度筆談でC氏が意思表示をする動機付けのために，ベッドサイドでのタクティールマッサージを試みた。

　週2回の頻度で訪室しタクティールマッサージを実施したが，常に覚醒レベルの低い状態が続いており，まったく自発的な動きがなく，浮腫や拘縮は進行していた。タクティールマッサージを行うことで一時的に効果（多少のコミュニケーションの変化，拘縮や浮腫の軽減）は出せても，持続的な効果はみられなかった。

　タクティールマッサージを始めて10回目くらいから，徐々にアイコンタクトやうなずきなど，コミュニケーションによい変化がみられた。また，右手の動きが少しずつ出てきて，大きく手を振れるようになった。まったく動きのなかった麻痺側の左手の動きも，わずかに出るようになった。自発的な運動が出てくることによって，拘縮や浮腫が改善された（**図5**）。

　振り返ってみると，失語症や構音障害によりもともと発語が乏しくて気付かなかったが，C氏は退院後，うつ状態にあったのではないかと思われる。タクティールマッサージを行うことによってうつ状態の改善に作用することができ，さまざまな症状改善につながったのではないかと考える。

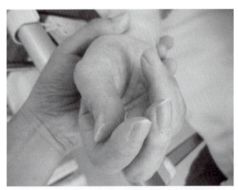 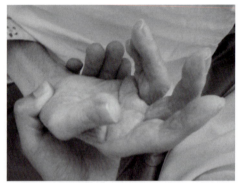

タクティールマッサージ実施前：非麻痺側の右手は，廃用によって拘縮が進行しつつあった。

タクティールマッサージ実施後：第2・3指の可動域の改善がみられた。

図5　拘縮の改善

終末期における回想，ニーズを把握するツール

　アルツハイマー病で精神科病院に入院中の80歳代の女性D氏は，小柄でやせており，もともと食の細いほうであったが，急に食事量が低下したため他科を受診したところ，末期の胃癌と診断された。ほとんど食事も摂れなくなりベッドで過ごすようになったが，D氏は点滴などの延命治療を一切拒んだ。医師から「いつ亡くなってもおかしくない」との余命宣告を受けてから，精神科の多職種によるチームで看取りに取り組むことになった。

　医師や看護師は，ベッドサイドでD氏の現在の気持ちなどを傾聴することを主に行った。OTは，胃癌に伴う痛みの緩和とベッドサイドで穏やかな時間を過ごしてもらうために，タクティールマッサージを試みることとした（**図6**）。

　D氏は「気持ちがいい」とタクティールマッサージを受け入れ，OTがタクティールマッサージを実施しながら「楽しかった思い出を話してください」と問いかけると，子供時代のことを多く話すようになった。

D氏は食事をまったく摂れず，希望に添おうとしても氷しか口にしなくなっていたが，「キャラメルやあめが食べたい」というようになり，少しずつ口にするようになっていった。「遠足の弁当のばら寿司がおいしかった」とD氏が話せば，栄養科に申し送ってメニューに取り入れてもらったりした。こうしてタクティールマッサージをしながら，少しでも話題に上った食べ物の情報などはチームで共有するようにして，希望を叶えられるものは対応していった。

　1カ月ぐらいはキャラメルやあめ，アイスクリームなどを口にして活気も出ていったが，徐々に氷水以外は口に入らなくなり，余命宣告から2カ月で静かに息を引き取った。最後までタクティールマッサージは楽しみにしており，その時間だけは「気持ちいい」と穏やかな表情をみせた。タクティールマッサージの心地よい触覚刺激は，D氏の心地よい感情・体験を回想させたと思われる。

　このように，タクティールマッサージを利用した心地よい体験の回想から，認知症のもつ人のニーズを把握することもできるのではないかと考える。

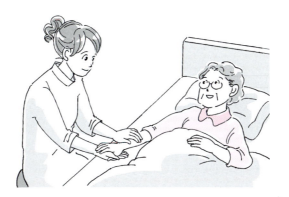

図6　ベッドサイドでのタクティールマッサージ

（爲近岳夫）

【文献】

1) Hall G. et al. : Progressively lowered stress threshold: a conceptual model for care of adults with Alzheimer's disease. Arch Psychiat Nurs, 1：399-406, 1987.
2) Uvnäs-Moberg K 著, 瀬尾智子, 谷垣暁美 訳：オキシトシン 私たちのからだがつくる安らぎの物質, 晶文社, 2008.
3) Essick, GK. et al. : Psychophysical assessment of the affective components of non-painful touch. Neuroreport, 10：2083-2087, 1999.
4) Olausson H. et al. : Unmyelinated tactile afferents signal touch and Project to insular cortex. Nat Neurosci, 5：900-904, 2002.
5) Kitwood T 著, 高橋誠一 訳：認知症の介護のために知っておきたい大切なこと パーソンセンタードケア入門, 141-147, 筒井書房, 2005.
6) Suzuki M. et al. : Physical and psychological effects of 6-week tactile massage on elderly patients with severe dementia. Am J Alzheimers Dis Other Demen, 25：680-686, 2010.
7) 爲近岳夫：タクティールマッサージが認知症高齢者の抑うつと食事摂取量を改善するのか. 日本認知症ケア学会誌, 11(1)：p.200, 2012.
8) タクティールケア普及を考える会：あなたもやってみましょうタクティールケア実践入門. タクティールケア入門（タクティールケア普及を考える会 編）, 36-52, 日経BP企画, 2008.
9) 木本明恵, ほか：タクティールケアを体験してみよう. 始めてみようよタクティールケア（鈴木みずえ, ほか 編）, 115-119, クオリティケア, 2012.

11章 基本となるかかわり：ノンバーバルコミュニケーションを中心に

POINT
- 認知症をもつ人は，ケアする側の感情に左右されやすい。
- 認知症をもつ人が笑顔を表出しているときだけが，ウェルビーイングの高い状態ではないことを心に留めておく必要がある。
- 援助者は自らの発する非言語的サインが好ましいものであるか振り返りながら，発信しなければならない。

はじめに

　認知症当事者であるBrydenは自著のなかで，「あなたの接し方によって，私たちは人間らしさを取り戻し，価値のある存在なのだと感じることができる」「記憶に残るのはあなたが何を言ったかではなく，どんなふうに話したかということだ。（中略）あなたの微笑み，あなたの笑い声，私たちにふれるあなたの手が，私たちに通じるものだ」と述べている[1]。Burgener[2]は，認知症晩期のQOLについて論じ，ケアを行う者自身の表情や声の調子に注意する必要性を説き，ケアの際にはほほえみを絶やさないようにし，柔らかで穏やかな声かけに努めたい，としている。Brooker[3]は，言語能力が失われるにつれて，認知症をもつ人にとって非言語的なやり方での温かく受容的な人とのふれ合いは，以前にも増して重要なものになるとしている。いずれも，非言語的サインの重要性について説いているといえる。ここでは，ノンバーバルコミュニケーションを中心に，認知症をもつ人への基本となるかかわりについて述べる。

援助者の感情の重要性

感情感染

　Sturmら[4]は，認知症では他者の感情への感受性が高まり，感情を模倣することを明らかにした。早期のアルツハイマー病や軽度認知障害のある人には情動感染の増加がみられ，認知症がある場合はさらに顕著になるという。これは，われわれ援助者が不安や怒り，焦りを感じていると，認知症をもつ人にもそれらの感情が伝わってしまうが，われわれ援助者が落ち着いた楽しい気分でいると，認知症をもつ人も穏やかで落ち着いた気持ちになることを示している。認知症をもつ人とかかわる際には，自らの感情に意識を向け，常に気持ちにゆとりをもっていることが大切である。

　バリデーションでは，精神の統一，集中をセンタリングと称し，セッションを始める前のテクニックの1つとして紹介している[5]。できる限り「怒り」や「イライラ」を体の中から追い出すことで，相手の気持ちを心から感じることができる。そのため，共感と同意をもって相手の話を聴

用語解説 ▶バリデーション
アメリカのナオミ・フェイルがカウンセリングの考えをもとに創り出した，認知症をもつ人とのコミュニケーション技法

くことができるように，自分の感情を解き放つことの重要性が述べられている。これは，山根[6]のいう心理的態勢を整えることに通じるといえる。

援助者の心構え

■ 対象者に対しての思いをもつ

リハビリテーション医である山口[7]は，認知症をもつ人を援助する際に，「どうにかしたいと思ってかかわるのとそうでないのとでは効果が違う」と述べている。また，精神科医の小澤[8]も，「周辺症状を認知症の症状だから仕方がないとはじめから投げかかってケアに当たるのと，必ずよくなると確信してことに当たるのではまったく違った結果になるだろう」と述べている。

筆者は，OTにインタビューを行い，重度認知症高齢者に対する介入ストラテジーを探索した[9]。研究に協力してもらった5名の熟練OT全員が，対象者に，笑顔になってもらいたい，活動的になってもらいたい，いい時間を過ごしてもらいたい，対象者の役に立ちたい，対象者と通じ合いたい，といった「思い」をもっていた。「対象者に対しての思いをもつ」ことが，まずは対象者に介入するうえでの基本となり，重要であることが明らかになった（図1）。

保育士である丸山[10]は，相性の合わない子どもがいるというのが正直なところであっても，すべての子どもを「愛おしい，かわいい」と思う"努力"をすることが大事であると述べている。認知症をもつ人は高齢者であり，保育士の援助対象は子どもであるため，対象者の年齢に違いはあるが，OTも保育士も対人援助職という点でベースは同じと思われる。丸山のいう"努力"は，対象者に対しての思いをもつことであり，意識の志向性を相手に向けることだともいえる。対象者への温かな関心，役に立ちたいという思いが，対象者のさまざまなサインをキャッチする力（評価する力）となり，適切な介入の手掛かりになるのだと思う。

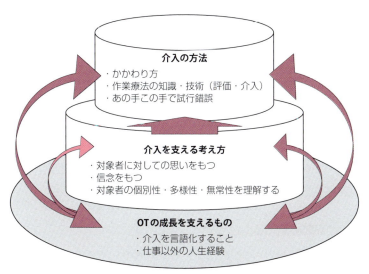

図1 重度認知症高齢者に対する熟練OTの介入ストラテジー

（文献9より引用）

基本の徹底

ある特別養護老人ホームの職員用階段のフロアに入る扉には,「笑顔とあいさつ忘れずに」との張り紙がある。これは当たり前のようであるが,意識的に心がけなければならないことだと最近感じている。

また,名立たる企業の創業者や経営改革者は,「当たり前のことをきちんとやる」ことやあいさつの重要性を説いている[11,12]。たかがあいさつ,されどあいさつである。病棟や施設のフロアを移動するときに出会う対象者にあいさつをすることで,「あなたに関心を向けていますよ」「あなたという存在を認めていますよ」というメッセージを,言語的,非言語的に相手に届けることができる。また,そのときの相手の受け答えから,瞬時にその日の体調や気分などの手掛かりを得ることができる。

ノンバーバルコミュニケーション

パーソン・センタード・ケアにおいて,個人の価値を高める行為は,**表1**のようにまとめられ

表1　個人の価値を高める行為

行為	具体的な内容
思いやり（やさしさ,温かさ）	心からの愛情,配慮,気遣いを示すこと
包み込むこと	安全,安心感,くつろぎを与えること
リラックスできるペース	リラックスできるペースと雰囲気を創り出すような支援の重要性を認識すること
尊敬すること	社会の価値ある一員として認め,その人のもつ経験や年齢に見合った対応をすること
受け入れること	相手を受け入れ,あるがままに認める態度でかかわること
喜び合うこと	できることや成し遂げたことを認め,励まし,支援し,ともに喜ぶこと
尊重すること	唯一無二のかけがえのない人として,認め,受け容れ,支援し,また,その人を1人の人として尊重すること
誠実であること	その人が何を望み,どう感じているかに気を配り,誠実で隠し事をしないこと
共感をもってわかろうとすること	今,その人が体験している現実を理解し,支持すること。その人が何を感じ,何に心を揺り動かされているのかを感じ取ろうとすること
能力を発揮できるようにすること	管理しようとするのではなく,その人のできることを見出し,その能力を発揮できるように手助けすること
必要とされる支援をすること	その人がスムーズにできるように,どのような援助をどれだけ必要としているか見極めて支援すること
かかわりを継続できるようにすること	その人が,どの程度深くかかわったり,たずさわりを継続したいかを見極め,励まし,手助けすること
ともに行うこと	何かをするときに,その人が完全かつ対等なパートナーとして認め,意思を確認しあい,ともに行うこと
個性を認めること	1人ひとりの個性,特性を認識し,先入観のない寛容な態度で接すること
ともにあること	その人が,物理的にも心理的にも,会話や活動の輪のなかに入っていると感じられるように支援し,励ますこと
一員として感じられるようにすること	能力や障害にかかわらず,その場の一員として受け入れられていると感じられるようにすること
一緒に楽しむこと	自由で創造性に富んだ過ごし方をともに見つけ出し,一緒に楽しいことをしたり,ユーモアを言い合ったりして,過ごすこと

（文献3より引用）

ている。そのうち，〔思いやり（やさしさ，温かさ）：心からの愛情，配慮，気遣いを示すこと〕〔包み込むこと：安全，安心感，くつろぎを与えること〕は基本となる行為であるが，いくら言葉で「あなたに愛情をもっています，配慮しています，安心してください」と言っても，非言語的メッセージと乖離していては相手に届かない。むしろ，それらが乖離している人には不信感をもってしまう。ノンバーバルコミュニケーションの要素には，「からだの表情」「ことばの表情」「物」があるといわれている（**表2**）。それらの要素について，認知症をもつ人とかかわる際に注意すべき点について述べる。

表2　ノンバーバルコミュニケーションの要素

からだの表情	目，視線，アイコンタクト，表情，行為，行動，姿勢，動作，身振り
ことばの表情	大小，強弱，高低，速さ，間合い，テンポ，リズムや抑揚，ことばの量，調子
物	所有物，作品，使用物

（文献6より引用）

アイコンタクトの重要性

　認知症ケアの基本は，まっすぐに，やさしいまなざしと笑顔で向き合うことであるといわれている[13]。山根[6]は，まなざしには，まなざす人の思いや心の状態が目の表情として現れ，まなざしに含まれた思いや心の状態は，まなざされた人に伝わるとし，侵襲することのない暖かな関心のこもった「まなざし」は，自分が一人ではない，見捨てられていないという思いを生む，治療・援助における大きなコミュニケーション手段であると述べている。

　ユマニチュードにおいても，相手を水平な目の高さで，正面から，近く，長く見ることで相手に与えるメッセージはポジティブな意味をもつ[14]としている。

用語解説　▶ユマニチュード
フランスのイヴ・ジネストらによって開発された「見る・話す・触れる・立位援助」を4つの柱とするケア技法。

表情（笑顔）の重要性

　雑宝蔵経[15]というお経のなかに，無財の七施という，お金がなくても時間がなくてもできる7つの施しについて書かれている。そのうちの1つが「和顔悦色施」で，これは思いやりのこもった穏やかな表情を向けることである。藤本[16]は，笑顔があればいつでもどこでもコミュニケーションが立ち上がり，「笑顔」であることは他者に対して「開いている」ことを意味し，それは他者への敬意を失わないことであるとしている。

　Ekman[17]は，文化を問わず，幸福の表情を同定する一致度は高いと述べており，Kenneth[18]は，認知症患者の表情研究において，幸福の表情を判定する一致率が98％であったとしている。

　Makiら[19]も，幸福の表情は，ほかの5つの表情（悲しみ，驚き，怒り，嫌悪，恐れ）よりも認識されやすく，加齢や認知症の影響を受けずにその能力が保たれやすいことを明らかにした。これらのことから，認知症をもつ人にとって，笑顔は認識しやすい表情といえる。

　また，笑顔のようなポジティブな表情にはその顔を「知っている」ような気にさせる効果があるといわれている[20]。また，ポジティブな感情表現を認識することで，人はそのポジティブな感

情の発信者に対して好感を抱いたり、報酬をもらったような「happy」な状態になるという[20]。そうであるならば、認知症をもつ人に笑顔で接することは、認知症をもつ人に安心してもらう一要因となると思われる。

筆者は、臨床で感じていた「援助者が笑顔でかかわると認知症をもつ人も笑顔になる」、すなわち笑顔は笑顔を引き出すのかを、エビデンスをもって明らかにしたいと考えて研究を行った[21]。同じ作業（体操とキャッチボール）を、介入者が無表情で行う場合（介入A）と、笑顔で行う場合（介入B）を、笑顔度センサを用いて分析した結果、笑顔で行った介入Bのほうが、対象者の笑顔度数が有意に高かった。すなわち、笑顔は笑顔を引き出すことが明らかになった。

しかし、認知症をもつ人が笑顔を表出しているときだけが、ウェルビーイングの高い状態ではなく、真面目な表情で集中して意味のある作業に取り組んでいるときなども、ウェルビーイングの高い状態であるということを心に留めておく必要がある。

● 声の重要性

ことばの表情としての声は、最も重要な非言語メッセージに当たるという[6]。声の大小、強弱、高低、速さ、間合い、テンポ、リズムや抑揚、ことばの量、調子が適切か、それらがどのようなメッセージとして相手に届いているかを考えながら発信しなければならない。また、私たちは、認知症をもつ人の言葉に注意を向けるとともに、音の読み取りを習得することも必要である[22]。聴くことの匠は、言葉の意味とともに、言葉を動物の鳴き声のように聴き、からだの表情を観ることにより、「ことばの表情」をとらえるという[6]。

● 姿勢やジェスチャーの重要性

対象者との距離や向き、視線の高さも心理面に影響を与えることはよく知られている。対面がよいのか、横並びがよいのか、90°の位置がよいのか、それぞれの位置が対象者に与える影響を考えて選択する必要がある。視線の上下は、自ずと相互の上下関係を示すことになりやすいため、通常は同じ高さになるように[6]配慮する。

谷川[23]は、回復期病棟において認知症をもつ人をOTに誘う際に、ベッドサイドで「チョコンとしゃがんで顔を見つめる」そうである。押し売りのように厚かましくなく、不安がるのでもなく、適度な距離感と親近感を意識して目を合わせやすいように座るというイメージだそうである。このように、誘うときの姿勢から対象者に気持ちを届けることができるのである。われわれOTは普段から、無意識に腕組みしていないか、腰に手をあてていないか、貧乏ゆすりしていないかなど、姿勢やジェスチャーに気をつけなければならない。

まとめ

大熊[24]は、どのように優れたアクティビティやアクティビティ用品があったとしても、重要なことはそれを介在する「人のありよう」であると述べている。認知症をもつ人を援助する際には、どのような作業を行うかという選択に加え、その作業をどのように行うかが大変重要であり、対象者のウェルビーイングを左右する。

認知症の進行により、言語によるコミュニケーションが困難になると、ノンバーバルコミュニ

ケーションの重要性がより増してくる．**表3**に示したように，「認知症をもつ人の感情や経験を尊重する」ことが何より大切で，それによって相手を尊重したバーバル／ノンバーバルコミュニケーションをとることができるといえる．われわれ援助者は，常に自らの発する非言語的サインが好ましいものであるか振り返りながら，発信しなければならない．

表3　コミュニケーションのキーポイント

- 認知症をもつ人とかかわる際には，いつもアイコンタクトをとるようにする
- 認知症をもつ人と会うときは，リラックスして友好的表現を心がけるようにする
- ケアの場面で話したり介助したりするときは，穏やかにゆっくりと接するようにする．急いでケアをすると悪い状態を引き起こす
- 前方から，目線を合わせて接するようにする．予告なしにパーソナルスペースを侵害しないようにする
- 目線の高さで，15cm程度の距離で物を手渡す．必要に応じて物の名前を言って手渡し，動作を始められるように援助する（例：お茶を飲むとき，髪を整えるときなど）
- 何をするにせよ，起こっていること，これから起こることを示すようにする
- 認知症をもつ人のいる前で本人の話を同僚としないようにする．会話のなかでは，その人も常に一緒に参加しているようにする
- 認知症をもつ人の感情や経験を尊重する．その人にとっての事実を否定しないように心がける（例：認知症をもつ人が「お腹がすいた．朝食を食べていない」と言ったとしても，口論せず，次の食事までビスケットやバナナを勧めるなど）
- 私たちは，認知症をもつ人が，人との交流に飢えた，静かで要求の少ない存在であることを心に留めておく必要がある．頻繁な短いかかわりは，ウェルビーイングに大きな変化をもたらす

（文献22より引用）

（白井はる奈）

【文献】

1) Bryden C 著，馬籠久美子，ほか 訳：私は私になっていく，クリエイツかもがわ，2004.
2) Volicer L, ほか著，村井淳志 監訳：重度痴呆性老人のケア，医学書院，91-116, 2000.
3) Brooker D 著，水野 裕 監：VIPSですすめるパーソン・センタード・ケア，クリエイツかもがわ，2010.
4) Virginia E, et al. : Heightened emotional contagion in mild cognitive impairment and Alzheimer's disease is associated with temporal lobe degeneration. Proceedings of the National Academy of Sciences, 110(24)：9944-9949, 2013.
5) Feil N 著，藤沢嘉勝 監訳：痴呆症の人との超コミュニケーション法 バリデーション，筒井書房，2002.
6) 山根 寛：治療・援助における二つのコミュニケーション，三輪書店，2008.
7) 山口晴保：快一徹！ 認知症への脳活性化リハビリテーション，笑い学研究，15：153-156, 2008.
8) 小澤 勲：認知症とは何か，岩波新書，2005.
9) 白井はる奈，ほか：重度認知症高齢者に対する熟練作業療法士の介入ストラテジーに関する探索的研究，作業療法，30(1)：52-61, 2011.
10) 丸山美和子：対人関係の土台をつくる －乳児期前半の発達と保育の課題，保育者が基礎から学ぶ 乳児の発達，47-56, かもがわ出版，2011.
11) 大久保恒夫：こうして企業は再生する，仕事学のすすめ11月号，NHK出版，2011.
12) 松下幸之助：大切なこと，PHP研究所，2003.
13) 山口晴保：認知症ポジティブ！ 脳科学でひもとく笑顔の暮らしとコツ，協同医書出版社，2019.
14) 本田美和子：優しさを伝えるケア技術：ユマニチュード，心身医学，56(7)：692-697, 2016.
15) 本多至成：『雑宝蔵経』の研究，永田文昌堂，2012.
16) 藤本一司：生きるための哲学，北樹出版，2011.
17) Ekman P, Friesen WV 著，工藤 力 訳編：表情分析入門，誠信書房，1987.
18) Asplund K, et al. : Facial expressions of patients with dementia: a comparison of two methods of interpretation. Int Psychogeriatr, 7(4)：527-534, 1995.

19) Maki Y, et al. : Relative preservation of the recognition of positive facial expression "happiness" in Alzheimer disease. Int Psychogeriatr, 25(1)：105-110, 2013.
20) 松本絵理子：ポジティブ感情，ネガティブ感情の認知と神経基盤．産業ストレス研究，16(3)：151-157, 2009.
21) 白井はる奈，ほか：介入者の表情が認知症高齢者の表情に与える影響．佛教大学保健医療技術学部論集 5，13-19，2011.
22) Perrin T, ほか 著，白井壯一, ほか 訳：認知症へのアプローチ ウェルビーイングを高める作業療法的視点，エルゼビア・ジャパン，2007.
23) 谷川正浩：覗いてみたい!? 先輩OTの頭の中 −ぼくが臨床で大切にしていること−，三輪書店，2006.
24) アクティビティ研究会 編：アクティビティと作業療法，三輪書店，2010.

12章 リスクコミュニケーション

1. リスクコミュニケーションの理論

POINT

- リスクコミュニケーションとは，リスク情報を専門職から対象者に一方的に伝達するのではなく，意思決定のプロセスから対象者自身に参加してもらい，リスクを適切に理解し，軽減する方法を一緒に話し合う，双方向のコミュニケーションスタイルである。
- リスクコミュニケーションでは，事故やミスが生じる要因をリスクに対する人々の認識の問題としてとらえ，人々の間の主観的なリスク判断の違いに着目することで，事故やミスを軽減しようとするものである。
- OTは，対象者や介護者などの一般の人々は，専門家が用いるリスク評価基準とは異なる基準を用いてリスク認知を行う場合があることに留意する必要がある。
- リスクコミュニケーションの具体的方法としては，主に教育，意思決定への参加，信頼性の3つが挙げられている。

はじめに

　リスク判断は意思決定の連続である。不適切なリスク判断は事故や損害に結びつき，最悪の場合には，転倒や転落などより重大なダメージを被る結果につながりかねない。すなわち，対象者が，ある場面でリスクを判断する行為そのものが意思決定を含むものであり，日常生活場面で生じるさまざまな事故や損害は，それぞれの場面に対して，リスク判断という意思決定が適切に行われなかった結果生じたものと考えられる。そこで，リスク情報をリハビリテーション専門職から対象者に伝達するという一方向のスタイルではなく，意思決定の最初のプロセスから対象者自身に参加してもらい，リスクを適切に理解し，軽減する方法を一緒に話し合おうという双方向のコミュニケーションスタイルがリスクコミュニケーションである。

　この相互コミュニケーションによって，対象者自身がどの場面でなぜ危険だと思ったのかという主観的なリスク判断の構造を，リハビリテーション専門職が理解できるようになり，その結果，予測，判断，行動といった認知的側面から生活場面におけるリスク軽減の方略を考える能力を養うことが期待できる。さらに，対象者にリスク情報を伝達する有効な手段を考慮する過程そのものが，リハビリテーション専門職としてのコミュニケーション能力向上に貢献すると考えられる。

リスクマネジメントとリスクコミュニケーション

　リスクコミュニケーションの理解を深めるために，リスクマネジメントとリスクコミュニケーションの違いに触れておきたい。リスクマネジメントでは，事故やミスが起こった場合，スタッフの配置に問題はなかったかといった病院・施設のシステムや物理的環境，あるいは，スタッフの技術の問題など，事故やミスが発生した直接の原因を分析することによって事故の再発を防止

しようとする。

　一方，リスクコミュニケーションでは，事故やミスが生じる要因をリスクに対する人々の認識の問題としてとらえ，人々の間の主観的なリスク判断の違いに着目することで，事故やミスを軽減しようとするものである。この考え方の根本には，リスク判断の内容や程度の違いがリスクに対する対応行動の違いとなって現れ，その結果事故や過失が生じるという考えがある。そこには，そもそも人は，同じ状況であっても他者と同じリスク判断をするとは限らない〔これをバイアス（bias）とよぶ〕と考えるところに大きな特徴がある。

リスク認知

　人の主観的なリスク判断のあり方をリスク認知（risk perception）といい，リスクコミュニケーションでは，その心理的メカニズムが重要視されている。認知という用語は，一般的にはcognitionのほうが適切だが，リスク認知の表現には，知覚的，感覚的，つまり情動的なニュアンスが含まれると理解されている[1]。そして，このリスク認知は，さまざまな要因によって影響を受けることが指摘されており，専門家と一般の人，あるいは専門職間での知識や経験の違い，年齢や性別，文化の違いなどが知られている[2]。このなかでもOTは，対象者や介護者などの一般の人々は，専門家が用いるリスク評価基準とは異なる基準を用いてリスク認知を行う場合があることに留意する必要がある[3]（**表1**）。

表1　一般の人々がリスクを判断する場合に用いる基準の特徴

①非自発的にさらされる
②不公平に分配されている
③個人的な予防行動では避けることができない
④よく知らない，あるいは新奇なものである
⑤人工的なもの
⑥隠れた，取り返しのつかない被害がある
⑦小さな子どもや妊婦に影響を与える
⑧通常とは異なる死に方をする
⑨被害者がわかる，身近な人や知っている人など
⑩科学的に解明されていない
⑪信頼できる情報源から矛盾した情報が伝えられる

（文献3より引用）

医療リスクと生活リスク

　リハビリテーションの対象者に限らず，われわれは日常生活で活動を行う限り，必ずなんらかのリスクにさらされている。例えば，車を運転することは活動範囲を拡大し，仕事や余暇活動にも結びつくが，未熟な運転技術には常に危険が付きまとう。しかし，危険だからといって直ちに運転を中止するわけではない。つまり，生活する限り，リスクを完全になくすこと（これをゼロリスクという）は実質不可能であり，活動とリスクのトレードオフの関係に，ジレンマを感じることは少なくない。

　医療従事者は，対象者に生じうる生物学的なリスクを管理する知識や技術を有していても，生

活上に生じるリスクは，個人の生活様式や習慣，文化的背景によって異なることに留意しなければならない。筆者らは，リハビリテーションで用いるリスクという言葉には，生物学的なリスクと生活上に生じるリスクの2つの意味があるととらえ，前者を医療リスク，後者を生活リスクと区別して表現することが適切だと考えている（**表2**）。医療リスクは，主として客観的，科学的な判断に基づき，生物学的なリスクをできる限りゼロに近付ける取り組みが必須である。一方，生活リスクは，主観的で，生活者の視点に基づくものである。例えば，料理で対象者が火を扱う場合は，調理動作が自立して行えると判断されていても，そもそも火は危険という家族の判断によって料理活動が大きく制限されるかもしれない。

多くの場合，医療リスクが生活リスクの原因になるため，両者を明確に分類できるものではないが，OTが生活リスクの視点をもつことで，リスクはOTが管理するものだけではなく，日常生活の主体者である対象者，家族自身が日常生活において生じるリスクを理解し，リスクに対応できるような援助が可能になる。

表2　医療リスクと生活リスク

	医療リスク	生活リスク
定義	生物学的な心身構造に障害を与える危険因子	主体的な日常生活行為を阻害する危険因子
範囲	生物学的身体構造，神経系，循環器系，認知機能，精神機能など	日常生活活動，経済状況，趣味，レジャー，仕事，スポーツなど
視点	客観的，科学的，専門家	主観的，文脈的，生活者
ICF	心身構造	活動，参加

医療リスクと生活リスクは，別途のものではなく両者が相互に影響する。

リスクコミュニケーションの定義

リスクコミュニケーションは，1989年にNational Research Councilによって「個人，機関，集団間でのリスク情報や意見のやりとりの相互作用的過程」[4]とされている。この定義の特徴は，リスクコミュニケーションを送り手と受け手の相互作用過程と考える点，リスクにさらされる人々に対しては，十分に情報を提供し，その問題に対する理解を深めてもらう点にあり，リスクについての意思決定の主体がリスク専門家だけではなく，リスクにさらされる人々にあることを意味している。リスクコミュニケーションの成功は，関連した問題あるいは行為について当該関係者の理解のレベルが上がること，利用可能な知識の範囲内で彼らが十分に情報を与えられたと納得することである[4,5]。

リスクコミュニケーションの方略

リスクコミュニケーションの具体的方法としては，主に教育，意思決定への参加，信頼性の3つが挙げられている[6]。

教育

前述のように，リスクコミュニケーションの成功には，関連した問題あるいは行為について，

当該関係者の理解のレベルが上がることが必要とされている。すなわち，対象者や家族にリスクに関連した知識をもってもらうことにより，問題に主体的に向き合うための援助を行うことが教育だといえる。これは，リスク認知が関連した知識および情報量の多少によって影響を受けるという視点に基づくものである[7]。作業療法では，転倒や事故が生じる原因を理解するために，身体の仕組みや疾患・障害についての知識を対象者や家族が学習する援助を行うことなどが挙げられるであろう。

しかし，臨床的には，認知症をもつ人のように対象者に理解力や認知機能の低下が認められると，学習すること自体が非常に困難な作業となる。さらに人々が馴染みのないリスクの大きさを理解することは，逆に混乱や不信を招く可能性があるといわれている[8]。リスクコミュニケーションの概念は，まさにこのようなコミュニケーションの成立が困難な場面に対して，一人ひとりのリスク認知のプロセスに注目し，アプローチしようとするものである。

● 意思決定への参加

利用可能な知識の範囲内で，対象者が十分に情報を与えられたと納得することもリスクコミュニケーション成功の目標である。一般に医療分野でのリスクコミュニケーションは，ほかの分野と比較して実践が困難であるといわれている[8]。その理由として，医療の情報が非常に専門的であり，対象者には到底理解できないであろうという考え方や，リスクが伴う治療への意思決定にそもそも参加させるべきではないという医療者側の態度があり，対象者側にも同様の意識が暗黙のうちに存在しているという。

しかし，個人の多様な価値観から考えると，リスクは低いが生活の大きな制約が生じる治療の選択よりも，少々リスクが高くても生活の制約が少ない治療を選択する対象者がいてもなんら不自然ではない。今日では，このような対象者を理解し，受け入れていくことは，医療者側の義務であり，対象者側の権利であるともいえる。したがって医療者側は，何をリスクととらえているのかといった対象者の考え方や価値観を把握し，リスクコミュニケーションのプロセスおける意思決定場面への参加を促進していくことが不可欠である。

● 信頼性

信頼性とリスク認知には密接な関係がある。われわれの身近な生活場面を例に挙げると，しばしば社会で問題になるような信頼性の低い食品に対して，われわれはリスクが高いと認知することを考えると容易に理解できるだろう。そのため，リスクコミュニケーションの方法論においては，リスク情報を伝える側と受け取る側の当事者間で信頼性を構築していくプロセスが重視されている。

このような信頼性構築のプロセスを理解する手掛かりとして，中谷内[9]は，「直面する問題について，自分と相手が主要な価値を共有しているかどうか（価値類似性）が信頼性の構築に重要である」と述べている。この主要価値類似性モデルでは，価値類似性の認知が高いと信頼性が高まり，逆に個人とリスク管理者の主要な価値とが異なる場合には，リスク管理者を信頼しなくなるという。経験的にも，価値観が一致する場合が多いほど，相手に対して高い信頼性を感じることからもイメージできるだろう。

このほかにも，

- 医療事故のようなネガティブな出来事は目につきやすく，情報源が信頼されにくくなること。
- ネガティブな出来事はポジティブな出来事よりも影響力が大きく，たやすく信頼性が失われること。
- 悪いニュースの情報源はよいニュースの情報源よりも信頼される傾向があること。
- ひとたび不信が形成されると，人々はそれを強化する方向で新しい情報に接触したり，情報の解釈をすること。

を認識しておく必要がある[8]。

作業療法におけるリスクコミュニケーション展開の可能性

作業療法の臨床場面においてリスクコミュニケーションを行う最も大きな目標は，対象者が安心して主体的に生活を送るために援助することである。認知症をもつ人の生活リスクを軽減することは，主として家族や介護者が生活で生じるさまざまなリスクを予測できる視点を養い，適切なリスク判断を行い，その判断に基づいてあらかじめリスクが起きないように留意し，万が一事故が生じた場合には対応行動が可能なことを意味する。リスクコミュニケーションのプロセスを介して，生活リスクを軽減することが可能となれば，作業の機会の拡大や新たな挑戦につながるかもしれない。

(宮口英樹)

【文献】

1) 広瀬弘志：リスク認知．リスク学事典（日本リスク研究学会 編），268-269，TBSブリタニカ，2000．
2) 木下富雄：リスク認知とリスクコミュニケーション．リスク学辞典（日本リスク研究学会 編），260-267，TBSブリタニカ，2000．
3) 吉川肇子：リスク認知とリスク・コミュニケーション．電気評論 5，27-31，2002．
4) National Research Council: Improving risk communication, National Academy Press, 1989.
5) 吉川肇子：リスク・コミュニケーション，18-19，福村出版社，1999．
6) 吉川肇子：リスクコミュニケーションの戦略．リスク学事典（日本リスク研究学会 編），282-283，TBSブリタニカ，2000．
7) 水蔦友昭，ほか：原子炉開発専門家と一般人のリスク認知の差異．実験社会心理学研究，35(2)：178-184，1995．
8) 吉川肇子：リスクとつきあう，86-160，有斐閣，2000．
9) 中谷内一也：リスクのモノサシ，NHK出版，2006．

2. リスクコミュニケーションを他職種との連携に活用した例

はじめに

「下に息子が迎えに来てるから帰らんといけん。誰かこれをはずしてちょうだい」と言って，抑制帯からすり抜けようともがき，車椅子ごと倒れそうになるA氏。このような場面に遭遇するたびに，安全と活動制限のジレンマに陥り，出口が見つからず悶々としていた。そんなときに「リスクコミュニケーション」と出会うことができた。

リスクコミュニケーションの定義では，リスクコミュニケーションをリスク情報の送り手と受け手の相互作用過程と考える点と，リスクにさらされる人々に対しては十分に情報を提供し，その問題に対する理解を深めてもらう点に特徴があり，リスクについての意思決定の主体がリスク専門家だけではなく，リスクにさらされる人々にあることが強調されている[1]。そして，リスクコミュニケーションの成功は，関連した問題あるいは行為について当該関係者の理解のレベルが上がること，利用可能な知識の範囲内で彼らが十分に情報を与えられたと納得することであるとされる[2]。

このような考えは，一見すると認知症をもつ高齢者に応用することはできないのではないかといった印象を与えるだろう。しかし，対象者の生活の様子をもう一度振り返ってみると，認知症をもつ高齢者自身が生活リスクへまったく対応できないわけではないことに気付かされる。むしろ場面によっては，家中の鍵と雨戸を閉めるなど，リスクに過剰な行動をとる場面も少なくない。つまり，周囲の人にとっては，同じ生活場面でリスクの認識を本人と共有できないがゆえに，理解できない不安や心配が生じるのである。

認知症をもつ人や高次脳機能障害者の場合，生活リスクを本人が理解し適切に対応することは困難である。その場合は，周囲の人が対象者の生活において生じるリスクをどれだけ理解し共有できるかがポイントとなる。リスクコミュニケーションの重要な方略のなかに「意思決定への参加」「信頼性」とともに「教育」という側面がある。

ここでは，このリスクコミュニケーションにおける「教育」を展開することで，対象者の周囲の人にリスクに関する知識をもってもらい，問題に主体的に向き合い，多職種の連携が取れた事例を紹介する。

クライエント紹介

入院の状況

クライエント（以下，CL）は80歳代の女性。夫とは死別し，一人息子は100km離れたところに在住しており，一人暮らしだった。

200X年X月に，他人の家のプランターから花を引き抜いたり，自分の家がわからなくなるなどの行動がみられたことから病院を受診した。CT検査の結果，くも膜下出血を認め，入院の運びとなった。

入院1カ月後

スパズム期を経てリハビリテーション開始となったのは，全身状態が安定した入院1カ月後だった。

明らかな運動麻痺は認めなかったが，失見当識・記銘力障害を認め，コミュニケーションはジャーゴン様の独語となり会話は成り立たず，簡単な運動指示も入力できなかった。セルフケアは全介助で，Barthel Indexで0点だった。

食事は鼻腔栄養だったが，チューブや点滴を自己抜去するため，家族に「緊急やむを得ない場合の行動制限に関する説明同意書」にサインを得たうえで，両手を抑制帯にて固定された。また，自分の置かれている現状を理解できず，転倒・転落を繰り返すため，ベッドは壁につけて四方をベッド柵に囲まれた。

入院2カ月目

発症から2カ月の時点で，改訂長谷川式簡易知能評価スケール（Hasegawa Dementia Scale-Revised；HDS-R）を施行できたが，得点は1点だった。

時間と場所の見当識もなく「ここは，施設で病院の人が来て戸籍がまちごうとると言われた」と話し，混乱していた。危険行動を繰り返すため，日中は車椅子上に抑制帯で固定され，ナースステーションで1日の大半を過ごした（図1）。

作業療法では，習慣的機能の向上を目的に，更衣や洗面，食事などのADL訓練を行い，見当識障害に対してはぬり絵によるカレンダー作成などを行った。

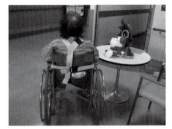 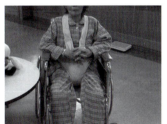

図1　車椅子上での抑制帯の装着

入院4カ月目

入院後4カ月でAMPS（Assessment of Motor and Process Skills）を実施した。選択した課題は，「インスタントコーヒーを入れる」と「洗濯物をたたむ」であった。

「インスタントコーヒーを入れる課題」は，湯飲みに紅茶のティーバッグを入れたり出したりを繰り返し，お湯を注ぐこともできず，最後まで課題を遂行することはできなかった。しかし「洗濯物をたたむ課題」は不十分ながらもなんとか遂行でき，運動技能は1.81ロジット，プロセス技能は－0.64ロジットだった（図2）。

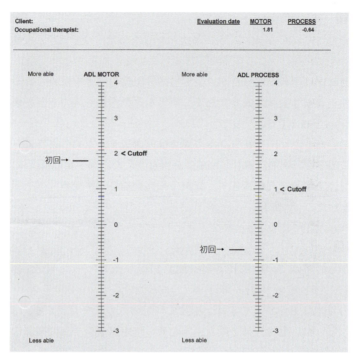

図2　AMPS初回評価

リスクコミュニケーションの実施

・生活リスク評価

　AMPSを行うことでCLの残された能力に着目できたため，作業療法場面では抑制帯をはずしてみたところ，危険な行動は観察されなかった．筆者は看護師にそのことを報告し，「せめてナースステーションにいる間だけでも抑制帯をはずしてみてはどうか」と提案したが，安全確保のために承認されなかった．

　作業療法場面と病棟生活場面の間にリスク認識の差を感じた筆者は，リスクコミュニケーションを展開することとした．

　まず，CLの生活リスク評価を，担当看護師，OT，PT，STで実施した（**表1**）．この生活リスク評価は，あらかじめOTが対象者の生活場面をイメージしながら動作項目を選択し，その動作について能力評価（1：まったくできない〜4：できる），リスク評価（1：非常に危険である〜4：危険ではない）の4段階のリカートスケールを用いて評価表に記載し，その後，患者や家族，あるいは看護師などに，同じ項目について主観的な能力およびリスク認識をたずねるものである．この評価は，能力評価，リスク評価ともに，主観的な認識の程度を評価することを目的としていない．最も重要なことは，対象者とOTや看護師の間でリスク評価の結果に差異が生じた動作項目について，「なぜそのように判断したのか」という理由をコミュニケーション過程により聴取することである．生活リスク評価はそのためのツールとして使用する．そして，得られた情報からOT介入の具体的方略を検討することが，生活リスク評価の目的である．今回，CL本人には生活リスク評価の目的や方法を理解することは困難であり，また家族は遠方在住のため面会もままならず，参加は困難であった．

12章 リスクコミュニケーション

表1　CLの生活リスク評価

	能力評価				リスク評価			
	Ns	OT	PT	ST	Ns	OT	PT	ST
道路の状態がよくないところを歩く	3	2	3	2	1	1	2	2
人が多いところを歩く	3	1	3	1	1	1	2	
10cm程度の段差を乗り越える	4	3	4	3	1	2	2	2
トイレまでの移動	3	3	3	3	1	2	3	2
ズボンの上げ下ろし	3	3	4	3	1	2	3	2
トイレ内での方向転換	3	3	3	3	1	2	3	3
手すりが整っていないトイレの使用	3	3	3	2	1	2	2	1
浴室への出入り	2	3	3	3	1	2	2	2
シャワー椅子の立ち座り	3	4	4	4	1	3	3	3
衣服の着脱	3	2	3	3	2	2	2	2
掃除機を使用しながらの移動	2	2	2	2	2	1	1	2
洗濯物を干す	3	3	3	3	2	3	3	3

Ns：nurse（看護師）　OT：occupational therapist（作業療法士）
PT：physical therapist（理学療法士）　ST：speech therapist（言語聴覚士）
能力評価：1…まったくできない，2…あまりできない，3…少しできる，4…とてもよくできる
リスク評価：1…非常に危険である，2…やや危険である，3…あまり危険でない，4…まったく危険でない

●全スタッフによる意見交換

　生活リスク評価から，看護師はリスクを高く判断していることがわかった。なぜそう判断したのか，どのような問題が起こっているのか，またリハビリテーションスタッフはなぜ危険ではないと思うのかを，一堂に会して意見交換を行った。

　病棟から担当看護師だけではなく，かかわりをもつ看護師，看護助手全員に集まってもらうため，病棟ナースステーションで話し合った。

　病棟スタッフは，とにかく目を離すことができないと訴えた（**図3**）。直近の2カ月間で転倒歴が6回あり，車椅子上に抑制されているにもかかわらず抑制帯をはずそうとするため，車椅子のまま転倒するという危険行為がみられた。夕方になると行動にまとまりがなくなり，「帰らんといけん」と言って荷物をまとめ出て行こうとした。

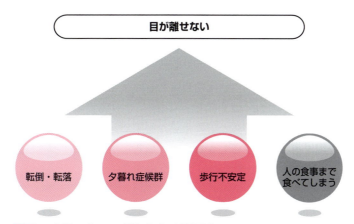

図3　病棟スタッフがとらえる問題点

病棟の螺旋階段から抜け出し，窓の外で保護されたこともあった。また，押し車歩行をしていたが，押し車の操作がうまくできないこと，障害物にぶつかることも挙げられた。食事場面では，自分の食事と隣の人の食事の区別がつかず，他人の分にまで手を出してしまい，トラブルになることもたびたびであった。

・バイアスが生じた理由（図4）

リスク認識の差をバイアスとよぶが，その差が生じた理由には，まず病棟スタッフは24時間のケアをしており，特に夕暮れ症候群の不穏行動や夜間・早朝の転倒場面に遭遇することが多く，ヒヤリとした経験が多いことが挙げられる。また，病棟は生活環境が広いため，行動を監視することができない。

反対にリハビリテーションは，マンツーマンのかかわりであること，訓練室内の空間は目が届きやすいことから，危険行動を事前に察知できると思われた。

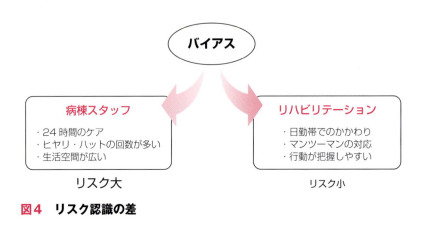

図4　リスク認識の差

・勉強会の開催

リスク認識の差が明らかになったところで，「なぜCLはこのような行動をとるのか？」ということについて，疾患や障害に対する知識を病棟スタッフと共有する必要性があると感じた。そこで筆者は後日，「認知症の症状」について病棟スタッフ向けに勉強会を開いた。

まず基本的に押さえておくこととして，認知症の中核症状と行動・心理症状（behavioral and psychological symptoms of dementia；BPSD）の概念について説明した。もちろん，そのようなことは百も承知であろうが，BPSDの成り立ちについて追加説明を行った（図5）。小澤[3]は，「記憶障害，見当識障害，実行機能障害といった中核症状は，脳障害から直接的に生み出される。一方，周辺症状は中核症状に心理的，状況的要因あるいは身体的要因が加わって二次的に生成される。言い換えれば周辺症状とは，認知症を病み中核症状がもたらす不自由を抱えて，暮らしのなかで困惑し，行きつ戻りつしながらたどり着いた結果であると考えることができる。つまり，中核症状は医学的説明を鵜呑みにするしかないが，周辺症状は理解すべき対象であるということである」と述べている。

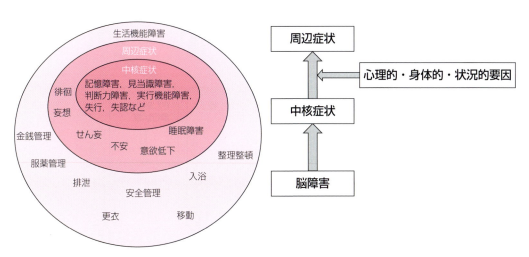

図5 周辺症状・中核症状の成立過程

（文献3より一部改変引用）

病棟スタッフには，

- 奥行き知覚が障害されるため，フラットな病棟廊下に目印のためのテープなどが貼ってあると，そこに差し掛かるとすくみ足のようになって転倒してしまうこともある．おそらく，出っ張っているのか凸凹しているのか，またはフラットな状態なのかを知覚できないのかもしれない．
- 半側空間無視があれば，左側にある食器に気付かないため，右側に座っている隣の人の食事を自分の食事と認識するかもしれない．そうだとすれば，食堂でCLの席を右端に変更することで，問題行動は減少するかもしれない．

といったことを提案した．

また「認知症をもつ人はさまざまな喪失感から不安感がつのり，夕暮れ症候群などの異常行動が引き起こされる．彼らは『今・ここ』で暮らしていることをなんとなく居住まいが悪いと感じていて，かつて心安らかに過ごし，プライドをもって生きていた時代に戻りたいのかもしれない．その根底にある不安を軽減することがケアのなかで重要である」[3]ことなどを説明した．

こうして疾患や障害に対する知識を共有し，CLに安心できる時間と空間を提供するにはどうしたらよいか，病棟スタッフとリハビリテーションスタッフそれぞれのアプローチの見直しを行った（図6）．

- アプローチの見直し

作業療法では，CLにとって意味があり，なじみのある作業を導入することとし，入院前に日常的に行っていた洗濯と，趣味であった編み物を取り入れてマフラーの作成にとりかかった．STはグループ訓練を導入し，顔なじみの他者との交流を図った．PTは歩行の機会を増やし，病棟と訓練室の送迎も歩行で行うこととした．病棟生活では，レクリエーションの導入など，見たり聞いたり味わったりといった基本的感覚機能の入力から，楽しい感覚刺激によって喜びを引き出すかかわりを行った．

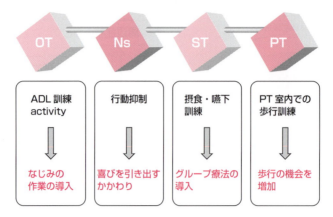

図6　アプローチの見直し

　具体的には，スタッフからお化粧をしてもらったり（**図7**），病棟レクリエーションで餅つきを行った。このときCLは，自らエプロンをつけて杵で餅をつき，スタッフを驚かせた（**図8**）。月1回開催される模擬喫茶店では，コーヒー，紅茶，抹茶，ノンアルコールビールなど，自分で好きなものを選んで飲むことができた。

　このようなアプローチの見直しにより，スタッフのかかわりが徐々に変化していった。不穏状態に陥りやすい夕方になると，スタッフがCLの手を引いて歌を歌いながら廊下を散歩したり，CLの部屋を一緒に掃除したり，ほかの入院患者の部屋へ行ってCLと一緒にお茶を配るなど，かかわる時間が増えていった。

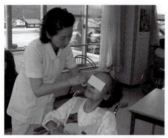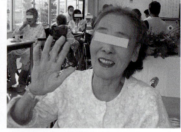

図7　スタッフにお化粧をしてもらっている場面

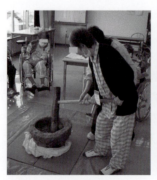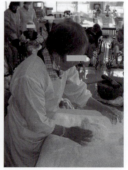

図8　餅つきの場面

CLは院内の作業を手伝うことで役割を獲得し，他者から認められる存在となり，日常の生活場面でも抑制帯がはずされる機会が増えた。

リスクコミュニケーションの結果

リスクコミュニケーションの展開により，CLに対するスタッフのかかわりは大きく変化した（**表2**）。

まず，行動抑制から寄り添うケアへと変わった。あらゆる喪失感から不安にかられているCLを暖かく見守り，いつでも援助の手を差し伸べられるように寄り添った。また，できないことを責めるのではなく，成功体験を増やして喜びを引き出すかかわりに変わっていった。

このようなかかわりを得て，CLは徐々に落ち着きをみせて抑制帯から開放され，入院から7カ月後に老人保健施設へ転所した。

退院時には，HDS-Rは1点から6点に改善した。AMPSでは，運動技能は1.81から2.11へ，プロセス技能は－0.64から0.11ロジットへと改善が認められた（**図9**）。

表2　CLに対するスタッフのかかわりの変化

1. 行動抑制から寄り添うケアへ
2. できることを褒めるポジティブな行動支援
3. 喜びを引き出すかかわりへ

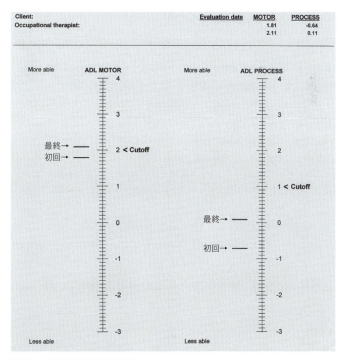

図9　AMPS最終評価

まとめ

　医療機関でのリスクマネジメントは，医療の質を確保するという点で重要だが，安全管理を重視するためにCLの自立の尊重が置き去りにされてはならない。OTは，生活障害をかかえるCLに対して生き生きとした安心できる生活を提供する専門職であり，生活場面でリスクを管理し，QOLを高めていくことが重要である。

　今回のリスクコミュニケーションは，病棟スタッフが全員集まっているところで展開した。このことは非常に有意義であったと感じている。皆で意見をいろいろ出し合うなかで，誰かが「試しに一度やってみようよ」と声を上げてくれたのである。

　CLを「抑制したくない」というのは誰もが感じていることであるが，多忙を極める業務のなかで，「どうやって安全を確保していくのか？」とジレンマに苦しむところである。今回のように，スタッフ全員で話し合うことでかかわりが変化し，病棟全体が動いた経験は，非常に重要であった。

　CLに対して多職種がリスクを共通の問題として認識し，リスクにともに向かい協業的に対処し，そのプロセスによって当該関係者の行動が変容してCLの自立の尊重と安全性の確保ができたと考える。

（細川千絵，宮口英樹）

【引用文献】

1) Committee on risk perception and communication, National Research Council: Improving risk communication. National Academy Press, 1989.
2) 吉川肇子：リスク・コミュニケーション 相互理解とよりよい意思決定をめざして，18-19，福村出版，1999.
3) 小澤 勲：痴呆を生きるということ．2-8，岩波書店，2005.

【参考文献】

1) 宮口英樹，ほか：作業療法場面におけるリスク・コミュニケーション．作業療法ジャーナル，40(2)：165-177，2006.
2) 小澤 勲：痴呆老人からみた世界．岩崎学術出版社，1998.
3) 小澤 勲，土本亜理子：物語としての痴呆ケア．三輪書店，2004.
4) 宮口英樹：対象者を支えるリスクコミュニケーション．作業療法ジャーナル，44(2)，140-144，2010.
5) 宮口英樹，ほか：意思決定への参加とリスクコミュニケーション．地域リハ，5(9)：806-809，2010.

第4部

作業に焦点を当てた介入事例紹介

1章 認知症をもつ高齢者の家事活動の獲得：作業を基盤においた作業療法介入

はじめに

わが国の高齢単身者（65歳以上の単独世帯）は年々増加しており，東京都においては，75歳以上の「ひとり暮らし」世帯の高齢者の6人に1人は「認知機能低下高齢者」であり，今後も増加する見込みである[1]。

回復期リハビリテーション病棟における，認知症高齢者の日常生活自立度（**表1**）については，介護が必要となるような困難な症状・行動等を有する（ランク「Ⅲ」「Ⅳ」「M」）患者の割合が，全体の約2割を占める[2]。認知症をもつ患者は，在宅復帰が困難となる場合も多く，リハビリテーションにおいて退院支援は重要である。

認知症をもつ高齢者は，日常生活や社会生活など，さまざまな場面で援助者が必要となる。そのなかでも特に，家事動作はいくつもの工程において複数の物品を操作しなければならないため獲得が難しく，作業療法の導入に苦渋する。

ここでは，認知症をもつクライエントの家事活動をAMPS（Assessment Motor and Process Skills）を用いて作業遂行分析を行い，その結果を基に環境を設定し，自宅への復帰に至った事例を紹介する。

表1 認知症高齢者の日常生活自立度判定基準

ランク		判定基準	見られる症状・行動の例
Ⅰ		何らかの認知症を有するが，日常生活は家庭内および社会的にほぼ自立している	
Ⅱ		日常生活に支障をきたすような症状・行動や意志疎通の困難さが多少みられても，誰かが注意していれば自立できる	
	Ⅱa	家庭外で上記Ⅱの状態がみられる	たびたび道に迷うとか，買い物や事務，金銭管理などそれまでできたことにミスが目立つなど
	Ⅱb	家庭内でも上記Ⅱの状態がみられる	服薬管理ができない，電話の対応や訪問者との対応などひとりで留守番ができないなど
Ⅲ		日常生活に支障をきたすような症状・行動や意志疎通の困難さがときどきみられ，介護を必要とする	
	Ⅲa	日中を中心として上記Ⅲの状態がみられる	着替え，食事，排便・排尿が上手にできない，または時間がかかる。やたらに物を口に入れる，物を拾い集める，徘徊，失禁，大声・奇声をあげる，火の不始末，不潔行為，性的異常行為など
	Ⅲb	夜間を中心として上記Ⅲの状態がみられる	ランクⅢaに同じ
Ⅳ		日常生活に支障をきたすような症状・行動や意志疎通の困難さが頻繁にみられ，常に介護を必要とする	ランクⅢに同じ
M		著しい精神症状や問題行為あるいは重篤な身体疾患がみられ，専門医療を必要とする	せん妄，妄想，興奮，自傷・他害などの精神症状や精神症状に起因する問題行動が継続する状態など

本判定基準は，認知症高齢者の日常生活自立度判定基準（『「認知症高齢者の日常生活自立度判定基準」の活用について』（平成18年4月3日老健第135号厚生省老人保健福祉局長通知）の別添）による

事例紹介

事例は80歳代後半の女性A氏である。病前はB県で一人暮らしをしていた。数年前に胃癌の手術をしてから認知機能の低下がみられるようになった。冷蔵庫には賞味期限切れの食べ物や，同じものが多くみられ，毎週末に息子夫婦が来訪していた。

20XX年X月，外出中に転倒し，左大腿骨頸部骨折（人工骨頭置換術）で急性期病院に入院となった。息子夫婦が当院近隣に住んでいたため，X+1カ月後にリハビリテーション目的で当院の回復期リハ病棟へ転院となった。入院時の初期評価結果を**表2**に示す。

> **用語解説** ▶ MMSEの得点による認知症の重症度
> 21点以上：軽度　11〜20点：中等度　0〜10：重度

表2　A氏の初期評価結果（アルツハイマー型認知症）

評価	結果（点）
HDS-R	16
MMSE	11
FIM	92

HDS-R：Hasegawa Dementia Scale-Revised（改訂長谷川式簡易知能評価スケール）
MMSE：Mini-Mental State Examination
FIM：Functional Independence Measure（機能的自立度評価表）

作業歴

A氏は幼少期に戦争で朝鮮へ疎開し，戦後日本に引き揚げ，無一文の状態から夫と2人で人生を切り開いてきた。そのような苦しい状況のなかで，夫を支えて家事をこなしてきたことに価値を置いており，誰にも頼らずに家事ができると考えている。

夫と死別してからは一人暮らしの生活となった。数年前より孫が下宿していたが，学校やアルバイトで自宅にいる時間が少なく，ほぼ一人暮らしという状態であり，掃除や洗濯，料理，買い物といった家事全般をこなしていた。

入院から2カ月までの様子

入院時より，左下肢の筋力低下（徒手筋力検査で3レベル）や認知機能の低下を認め，病棟生活ではトイレの位置がわからない，移動時にふらつきがあるなど，見守りを要していた。掃除機がけなどの移動を伴う家事活動でもふらつきが認められ，転倒の危険性が高かった。そのため，まずは下肢筋力強化やバランス練習などで移動能力の向上を図り，それと並行して掃除や洗濯，料理などの家事活動評価，実際の活動での反復練習を行った。

2カ月後，院内での生活は移動を含めおおむね自立に至った。しかし，家事活動については病院の環境下での練習であったため，掃除機などの機械操作を含めて環境・物に慣れることが難しく，声かけや介助を要していた。

> **・本事例の介入手段の科学的根拠**
> 認知症作業療法ガイドラインにおけるエビデンス：対象者の個別性に応じた生活機能や精神心理症状の改善に向けたテーラーメイドの介入や調理や園芸，身体活動などを組み合わせた作業療法プログラムは，地域や施設で生活する人の生活機能や精神心理症状の改善に有効である（グレードA）。

A氏はヘルパーの利用を拒否していたため，家事活動を含めた一人暮らしへの復帰は難しいことが予想され，施設への入所も検討されたが，主介護者である長男の嫁はA氏に施設入所を勧められなかった。そのため，一人暮らしが可能かどうか，一度県外にある自宅へ試験外泊をすることとなった。そこで，外泊前にAMPSを実施し，作業遂行の問題点を明確にして対応策を考えた。

作業遂行の観察と分析

　AMPSではA氏が病前に行ったことのある，トーストと1杯の飲み物の用意と，掃除機がけの2つの課題を実施した。具体的な課題内容を**表3**に示す。

　病院のリハビリテーション室にある和室で掃除機がけを，同じくキッチンでトーストと1杯の飲み物を用意する課題を実施した。

表3　AMPSの課題内容

課題	課題内容
トーストと1杯の飲み物	・1人分の飲み物を用意する ・スプレッドを塗った2枚のトーストを用意する ・適切な食器を用いて，飲み物と一緒にトーストを食卓に出す ・汚れたところはきれいにし，使った道具は元の位置に片付ける
掃除機がけ（軽めの家具を動かす）	・軽めの家具を動かし，床のほこりがなくなるまで掃除機をかける ・動かした家具や掃除機を元の位置に戻す

・トーストと1杯の飲み物

　トーストと飲み物を用意する課題では，必要な物品のある場所は知っているはずだが，わからずに何度も尋ねるなど援助を要した。また，物品や環境の状態に気付いて対応することが遅れてしまうため，トーストを焼きすぎて焦がしたり片付けをまったく行わなかったりと重度な非効率性がみられ，スイッチ操作では援助を必要とした。食パンを取り出す際に手の中の操作がおぼつかなかったり，物品を運搬するときに一瞬手をついたことはあったが，身体的努力は軽度の増大で可能であった。

・掃除機がけ

　掃除機をかける課題では，A氏は課題環境内を歩いて移動することができたが，掃除機のプラグを壁のコンセントに挿すために屈んだときに，中等度の身体的努力の増大がみられた。また，掃除機を不規則にかけるため体の向きを何度も変える必要があり，中等度の非効率性がみられた。

　それにより掃除機を持ち上げて別の場所へ運んだり，コードをまたいだりするときにふらつきを認め，中等度の非効率的な空間の使用の問題により，中等度の身体的努力がみられた。

・AMPSの結果

　AMPSの結果は，運動技能1.36ロジット，プロセス技能0.44ロジットであった（**図1**）。カットオフ値より低い測定値は，手段的日常生活活動（instrumental activities of daily living；IADL）およびADLの効率性や，質が低下していることを示す。

　ADL運動およびプロセス能力測定値は，同年代の健康な人における典型的ADL能力の標準偏差（standard deviation；SD）と比較することもできる。その範囲は，各尺度の右にある垂直線で表示される（黒点で示される平均の±2SD）[3]。今回の結果では，ADLプロセス能力測定値の矢印

1章　認知症をもつ高齢者の家事活動の獲得：作業を基盤においた作業療法介入

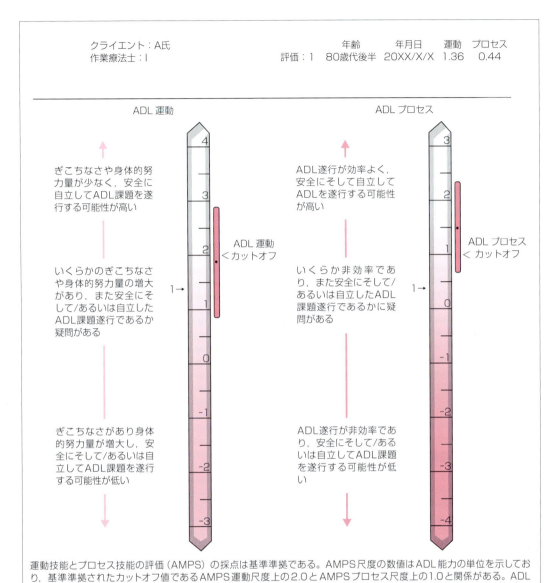

図1　AMPSの結果（グラフィックレポート）

が垂直線より下にあり，同年代で期待される能力よりも低いことを示している。ADL運動能力測定値が1.5ロジットより低く，ADLプロセス能力測定値が1.0ロジットより低い人の83％は，地域で生活するためには援助が必要である[3]。A氏は運動技能が1.5ロジット未満であり，かつプロセス技能が1.0ロジット未満であったため，地域で生活するためにはなんらかの援助が必要であることが示唆された（**表4**）。

表4　運動・プロセス能力測定値の臨床判断

	測定値（ロジット）	臨床判断
ADL運動能力	2.0以上	身体的努力やぎこちなさの増大がまったくないか，ほとんどない
	2.0未満	身体的努力やぎこちなさの増大の事実がある
	1.5以上	地域で生活するための援助がほとんど必要ない
	1.5未満	地域で生活するための援助が必要である
ADLプロセス能力	1.0以上	時間・空間・道具を使うことが効率的で，有能に行う
	1.0未満	時間・空間・道具を使うことが非効率的で，望ましくないなんらかの事実がある
	1.0以上	地域で生活するための援助がほとんど必要ない
	1.0未満	地域で生活するための援助が必要である

（文献3より引用）

介入モデルの選択，介入計画，作業療法目標

入院から2カ月程度は，回復モデルを用いて家事活動の反復を行い活動の学習を促したが，自立にはいたらなかった。そこで，代償モデルを選択し，環境を設定した状態での料理，掃除活動の自立を目標とした（**表5**）。

> **用語解説　▶回復モデル，代償モデル**
> 回復モデル：作業を通して心身機能の回復や発達を促進するモデル。
> 代償モデル：環境設定や自助具導入などの適応作業を利用することで作業の可能化を図る介入。

表5　AMPS結果と原因の明確化と解釈，介入計画，目標

課題	遂行上の主な問題点	考えられる原因	介入計画	目標
トーストと飲み物	①物品の場所がわからず何度も尋ねる	・環境に不慣れ ・物品の場所が覚えられない	・物品を探しやすいように目印をつける ・関連したものを1カ所に集めておく（環境設定）	援助者がいなくても必要な物を探すことができ，環境設定により軽度の非効率さで用意ができる
	②トーストが焦げる，片付けができない	物品や環境の状態への注意力の低下	実際の活動での反復練習，遂行指導	
	③スイッチ操作ができない	機械の操作に慣れていない	実際のトースターでの反復練習	
掃除機がけ	①壁のコンセントを探せない	環境に不慣れ	実際の活動での反復練習，遂行指導	プラグをコンセントに挿す動作や物品を持つことが，軽度の身体的努力でできる。また，掃除機をかけるときの空間使用を，軽度の非効率さで行うことができる
	②プラグをコンセントに挿すときに身体的努力が増大	下肢筋力の低下	下肢筋力および立位バランス向上練習（PTに依頼）	
	③掃除機がけが不規則	・環境に不慣れ ・空間認知機能の低下	効率のよい掃除機がけの指導，反復練習	
	④掃除機を持ち上げる，コードをまたぐときに体がふらつく	下肢および立位バランスの低下	・掃除機を軽いものに変更し，活動練習 ・下肢筋力および立位バランス向上練習（PTに依頼）	

試験外泊

　AMPS評価時に撮影した動画を家族に観てもらい，結果を伝えた．外泊時には，A氏に自宅環境でトーストを焼く，お茶を入れるなどの慣れ親しんだ作業をしてもらい，その場面をビデオカメラで撮影してもらうよう家族に依頼した．

　A氏は，外泊では大きな問題なく帰院した．家族に撮影してもらったA氏の家事の様子の動画を確認したところ，戸惑いや物品を探すことに時間を要すなど，AMPSの結果と類似した作業遂行場面が観察された（図2，3）．

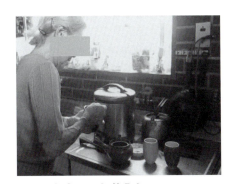 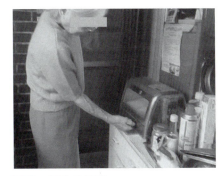

図2　自宅でのお茶入れ
急須や湯飲みを探すのに時間を要し，ガスコンロの火をつけたままやかんをはずすなど，危険な場面もみられた．

図3　朝食の用意
食パンを焼くが，冷蔵庫からマーガリンを探せない．

経過

・自宅の環境設定

　自宅退院後は，昼・夕食は配食サービスを利用し，孫の協力が得られるときは孫に用意をしてもらうこととなった．しかし，朝食（トーストや飲み物）はA氏が1人で用意をすることが予想されたため，台所回りの整理整頓や，食器を見つけやすいよう食器棚に見出しを付ける，関連のある物（お茶を入れるときにはポット，茶筒，急須など）を一定の場所に置くことなどを家族にお願いし，環境設定を行ったうえで練習をした（図4，5）．

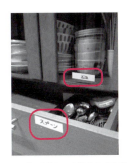 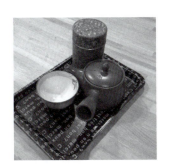

図4　食器棚に付けた見出し　　図5　関連した物品をまとめて一定の場所に置く

> ・本事例の介入手段の科学的根拠
> 　認知症作業療法ガイドラインにおけるエビデンス：軽度から中等度の認知症の人に対して，自助具を使用するなど代償戦略を練習したり，引き出しにラベルを貼るなど環境戦略をするとともに，介護者に援助および監督方法を指導することが有効である（グレードA）。

　掃除に関しては，自宅の掃除機が壊れたため買い換えることになったが，新しい物はスイッチ操作など取り扱いに慣れないことが考えられるため，なるべく操作が単純で簡単なもの，また掃除機を持ってもふらつかずに移動できるように軽いタイプを家族に提案した。

・小規模多機能型居宅介護の利用

　退院後の介護保険のケアプランとして，始めは服薬管理と家事援助のためにヘルパーを導入し，環境設定および家事動作の獲得を目的とした訪問リハビリテーションも提案した。しかし，A氏がヘルパーを拒否していたことや入院時も慣れない環境で混乱していたこと，介護保険の限度額による制約などから，小規模多機能型居宅介護を利用することとなった。

　小規模多機能型居宅介護は，通所介護を中心に利用しながら，必要に応じてショートステイや訪問介護を受けられるサービスである。小規模の事業所で顔なじみのスタッフからサービスを受けられるため，認知症をもつ高齢者でも比較的環境の変化による混乱を軽減できるサービスである。

成果

・トーストと飲み物の用意

　トーストと飲み物を用意する課題では，必要な物品を探す時間が短縮され，援助なしで可能となった。物品や環境の状態への気付きや対応は遅れてしまうが，受け入れがたい仕上がりになる前に対応することができ，スイッチ操作も援助なく中等度の非効率さで可能となった。

　しかし，片付けに関しては，物品を元の位置とは違うところに戻すなど，中等度の非効率さを認めた。食パンを取り出す際の手の中のおぼつかなさなどはみられたが，身体的努力の増大の変化はなかった。

・掃除機がけ

　掃除機がけに関しては，プラグをコンセントに挿すために屈むときは，変わらず軽度の身体的努力の増大がみられた。また，掃除機を不規則にかけ，その都度体の向きを変えたり，コードをまたいだりすることにも変化はなく，空間使用の問題で中等度の非効率性を認めた。しかし，体の向きの変更やコードをまたぐときの身体的努力は軽度で可能となった。

・認知機能

　認知機能に関しては，入院時，短期記憶は比較的保たれていたが，時間や場所の見当識は低く，長期記憶においても減点がみられ，再評価時に大きな変化はみられなかった（**表6**）。環境を設定したことで1人でトーストと飲み物を用意し，部屋の掃除をすることが可能となった。

表6　A氏の認知機能の最終評価

評価	初期評価（点）	最終評価（点）
HDS-R	16	13
MMSE	11	14
FIM	92	105

・**AMPS再評価と退院後の生活についての家族聴取**

　AMPS再評価では，運動技能1.57ロジット，プロセス技能0.79ロジットであった．初期評価時，プロセス技能は0.44ロジットであり，介入により臨床的にプロセス技能は改善したといえる．運動技能は，**表4**のAMPS測定値の臨床判断から，地域で生活するための援助がほとんど必要ないことが予想された．しかし，プロセス技能は，点数の向上は認めるが1.0ロジットに届かず，地域で生活するための援助が必要なことが示唆された．

　退院後の生活を家族に聴取したところ，始めは弁当をトースターに入れて焦がしてしまったことがあったという．また，退院1年後には，掃除機のかけ方が不規則であり，部屋の四隅は特に埃が残っていると報告があった．現在においても，小規模多機能型居宅介護を利用し，変わらず家庭生活を送っている．

考察

認知症をもつ高齢者の自宅退院

　認知症をもつ高齢者の在宅介護は，認知機能の低下に伴う周辺症状により，主介護者は長時間の介護を強いられ介護負担が大きい[4]．また，一人暮らしの高齢者の場合は家族の協力が十分に得られないことに加え，多岐にわたる支援が必要なため，介護保険サービスで生活を維持させることが難しく，自宅退院が困難となることが多い．

　回復期リハビリテーション病棟では，OTは身体機能やADLに着目しやすい一面があるだろう．それに加え，認知症は自宅退院の阻害因子といわれ，一人暮らしで認知症をもつクライエントの作業療法では，自宅退院に向けた介入や作業の獲得に苦渋することが多いと思われる．

AMPSの利用

　今回の事例では家事活動の自立を目標に，入院初期から回復モデルを用いて実際の家事場面で反復練習を行ったが，2カ月が経過しても家事活動の自立には至らなかった．そこで，家事活動の可能化に向けて，作業に焦点を当てた作業遂行分析を行い，遂行の問題点を明確にして介入方法を検討した．

　AMPSは，ADL課題遂行の質を制限または促進する人の心身機能や環境要因ではなく，人の課題遂行の質そのものに焦点を当てた作業療法特有の評価ツールである[3]．AMPSの結果を用いて環境設定を行ったことで，認知症をもつ高齢者の家事活動が自立となった．実際の作業場面を作業遂行の視点から観察することで，クライエントの作業遂行技能を包括的にとらえることができる．それにより，介入方法が明確になり，各クライエントにより適した介入ができると考える．

退院後の生活を予想した作業遂行分析

　さらに今回，AMPSでみられた作業遂行の問題が，住み慣れた環境でも同様に問題となることが分かった．これにより，認知症をもつ高齢者は，慣れ親しんだ環境であっても病院と同様の作業遂行技能となることが示唆された．われわれOTは，クライエントの退院後の生活を予想して作業遂行分析を行い，その結果を基にプログラムの立案や介入方法の検討，退院後のケアプラン内容を調整していく必要がある．

今後，認知症をもつ一人暮らしの高齢者は増加していき，OTとして自宅退院を支援していく機会も増えていく．作業療法の評価，介入そして再評価は，作業に焦点を当て，そして作業を基盤としたものでなければならない[3]．OTは専門知識を基に作業遂行を評価し，1人でも多くの認知症をもつ高齢者の作業を可能化できるよう支援していくことが重要である．

（石井　薫）

【文献】
1) 東京都福祉保健局：認知機能や生活機能の低下がみられる地域在宅高齢者の実態調査報告書（平成26年5月）．
2) 診療報酬改定の結果検証に係る特別調査（平成29年度調査）速報値．
3) Fisher AG, et al.: Introduction. Assessment of Motor and Process Skill, Three Star Press, Inc., 2010.
4) 上土橋浩：回復期リハビリテーション病棟における認知症患者の現状と問題点．日本リハビリテーション医学会誌，43：9-19, 2006.

2章 趣味だったガーデニングの感覚経験を通して落ち着きを取り戻した事例

はじめに

　現在の日本作業療法士協会は作業療法の対象として「病気やけが，もしくは，生まれながらに障害がある人など，年令に関係なく，日常生活に支援が必要なすべての人が，社会とのつながりを「作業」を通じて作る」[1]と定義している。この作業のなかでも，対象者にとって「意味ある作業」が特に重要とされている。しかし，患者・対象者にとって意味ある作業とはなんだろうか？と考え続け，日々悩みを抱えているOTも多いと考える。特に，認知症をもつ人は作業の選択が難しく，OTの押しつけによるものになってしまいがちである。そして，認知症をもつ人への作業療法についての書籍は少なく，作業を行うことに対する効果の検証も難しいのが現状であり，どのように作業を適応していくのかということは十分に説明されていない。

　本事例は重度認知症をもち，介護士への暴言・暴力が頻回で，落ち着きのない日々を過ごしていた。本項では，クライエントが落ち着きを取り戻すことを目標として，そのための環境・作業の適正を考えて介入した結果，落ち着きを取り戻し，介護士と笑顔で過ごすことが可能になった事例を紹介する。

事例紹介（表1）

　事例は80歳代後半の女性A氏である。X年に自宅で転倒して右大腿骨頸部骨折となり，手術・リハビリテーションを目的に入院していた。入院期間中に，物忘れなどの認知症症状が著明となり，在宅復帰困難と判断され，介護老人保健施設（以下，老健）へ入所となった。

　老健入所後，徐々に認知機能低下が進み，介護士への暴言・暴力や，拒食，入浴・トイレ拒否などの行動・心理症状（Behavioral and Psychological Symptoms of Dementia；BPSD）が強くみられるようになった。

表1 事例紹介

性別・年齢	女性，80歳代後半
診断名	右大腿骨頸部骨折，認知症
認知症症状	HDS-R，MMSE聴取不可能
CDR	3
認知症高齢者の日常生活自立度判定基準	M
要介護状態区分	要介護5

HDS-R：Hasegawa Dementia Scale-Revised（改訂長谷川式簡易知能評価スケール）
MMSE：Mini-Mental State Examination
CDR：Clinical Dementia Rating

用語解説 ▶ BPSD (behavioral and psychological symptoms of dementia)
認知症の行動・心理症状といわれ，暴言や暴力，興奮，抑うつ，不眠，昼夜逆転，幻覚，妄想，せん妄，徘徊，物盗られ妄想，などの症状を指す。

担当OTからの相談事項

　訓練内容としては，トイレ動作のために下肢関節可動域訓練，立ち上がり訓練を実施していたが，拒否が強く実施できないことも多かった．また，落ち着きを取り戻してもらいたいとのことで，生活のなかでの楽しみの獲得という目標を掲げ，お手玉やおはじき・輪投げといった昔の遊びを行うことを作業療法として介入したが，1回の実施後，拒否となった．
　リハビリテーション担当が変更となる際に担当OTからは，

- 暴言・暴力が強いためリハビリテーションが進まない．
- A氏から暴力を振われたことで，近寄ることが怖くなっている．
- A氏が好きなことを見つけられない・安心できる環境を用意することができない．
- どのような活動を提供していいのかわからない．

といった内容が相談事項として挙げられた．

介護士からの相談事項

　リハビリテーション担当が変更となり，担当介護士にADLおよびフロアでのA氏の状況を聴取したところ，次のような内容が挙げられた．

- 暴言・暴力が強く，トイレ・入浴・食事拒否が激しい．
- A氏の暴力でけがをする職員もいるため，職員が近寄ることを避けたり，そうならないためにつきっきりになってしまい，ほかの利用者に介護が行き渡らない．
- 夜間の這い出し（いざり）により，仙骨部に常に表皮剥離がある．

初期評価

　まずはA氏の現状の問題点を把握するため，施設での生活から評価することにした．その結果，ある特徴がみえてきた．
　その特徴とは，

- 1日中フロアにて車椅子で過ごすが，特にやることがない．
- リハビリテーションは週に2回，関節可動域訓練・立ち上がり訓練など，身体機能を重点的に実施している．
- フロアレクリエーションは介護士判断により参加していない．
- 昼夜逆転傾向．
- 夜間の這い出しが頻回．

というものであった．
　これらを考えると，A氏の性格・生活歴などといった独自性が施設での生活に反映されておらず，A氏が落ち着ける環境が整っていないことが考えられた．
　これらから，

- A氏の特徴とは？
- 慣れ親しんだ環境とは？
- A氏にとって意味のある作業とは？
- 重度認知症をもつ人にどのように作業を導入すればいいのか？

について検討することがよいのではないかと考え，今回はプール活動レベル（Pool Activity Level；PAL）を利用して評価・介入していくことを選択した．介入時，筆者はOT1年目であり，経験が少なく，作業療法の段階付けに常に悩んでいた．PALを利用することにより対象者の認知段階につき明確な基準を設けることが可能となる．それにより，その人にとって意味のある作業活動に段階付けし，作業療法として介入することが可能であると考え，PALを選択した．

ライフヒストリー

PALにおいて個人のライフヒストリープロフィールを聴取する目的は，「介護者に個別の独自性の認識をもたせ，介護者が対象者の能力障害のみに着目しないようにさせる」「認知障害をもつ人，家族，介護者が盛んな社会交流や回想に参加するという，有意義な計画につながる」[2]とある．そのため，まずはA氏の個別ライフヒストリープロフィールを作成することが優先と考え，実施した．

A氏は重度認知症であり，長期記憶も曖昧であったため，A氏本人からのライフヒストリーの聴取は困難であった．そこで，A氏の家族・支援相談員と連携を取って，ライフヒストリーを作成した．その結果，**表2**に示したようなA氏個別の独自性がみられた．

表2　A氏の個別ライフヒストリープロフィール

質問	回答
どこの学校に通っていたのか？	女学校を卒業したことに誇りをもっている
家族の職業は？	子どもが一流企業の取締役をしており，育て上げたことを自慢に思っている
どのような仕事をしていた？	民生委員を30年以上務めていたことに誇りをもっている
趣味や興味はどのようなものだったか？	生け花やガーデニングを趣味にしており，長年楽しんでいた

PALチェックリスト

PALチェックリストを作成する際に，担当介護士とともに，もう一度A氏のADLを再確認した．PALチェックリストで評価した結果，**表3**に示したように，感覚活動レベルが1項目，反射活動レベルが8項目であり，「刺激に対して反射的な運動を示すという潜在意識のなかに生きている」[2]レベルであると判断された．

表3　A氏のPALチェックリスト

ADL項目	内容	P	E	S	R
1. 入浴/洗体	入浴/洗体とも自立して行え，ときどき開始するのに少しだけ援助を要する				
	タオルに石鹸を付けてもらう必要があり，洗体時に各工程ごとに次の動作の指示を要する				
	ほとんど他者の介助を必要とするが，促しがあれば顔や手を拭くことはできる				
	入浴や洗体は全面的に介助が必要である				✓
2. 着衣	何を着るかについて計画でき，棚から自分の服を選択し，正しい順序で着ることができる				
	何を着るかについての計画は援助を必要とするが，衣服の認識やどのように着るかはわかっている。ただし，着衣の順序については援助が必要である				
	何を着るかについての計画やどの順序で着るかについては援助が必要であるが，段階ごとに誰かの指示があれば，着衣の動作は行うことができる				
	何を着るか，着る順序や仕上げまで全面的に介助が必要である。介助者に協力して手足を動かせる場合もある				✓
3. 食事	箸やスプーンなどの適切な食器を使って，自立して食べることができる				
	スプーンを用いて食事ができる。食べ物を小さく切り分けることに介助が必要な場合もある				
	手指を使ってのみ，食事を食べることが可能である				
	全介助で食べさせてもらっている				✓
4. 他者との交流	社会的交流を自分から始めることができ，他者のニーズに対応することができる				
	他者の存在に気付き交流を求めるが，自分のニーズに主な関心があるときがある				
	他者の存在に気づいているが，自らかかわることなく相手から交流が開始されることを待っている			✓	
	直接，身体的な接触があるとき以外は，他者の存在に気づいていない				
5. 集団活動技能	集団活動において，他者とかかわり合い，交代で活動したり道具を使用したりできる				
	集団活動において，他者とときどきかかわり合い，気まぐれで集団に出たり入ったりする				
	集団の中で他者の存在に気づいており，他者と並んで活動ができるが，自分の活動に主に注意を向けている				
	1対1の密な注意を向けられているとき以外は，集団のなかで他者に気づいていない				✓
6. コミュニケーション技能	適切な交流に注意を払い，一貫性のある話ができ，複雑な言語技術を使うことができる				
	簡単な言語技術を使うことができるが，ボディランゲージは不適切で一貫性がないときもある				
	言語的な交流に対して，主にボディランゲージを用いての反応になるときもある。理解力は制限される				
	接触，アイコンタクト，表情などを用いた直接的な身体的かかわりをとおしてのみ，他者に反応ができる				✓
7. 応用的活動（手芸，家事，園芸）	活動を実行する計画を立て，目標を念頭において，慣れ親しんだ一連の仕事ができる。しかし，問題解決に支援が必要な場合がある				
	最終的な結果より，行っていることや作っていることに対しての関心が強い。注意が逸れやすく，目的を覚えていられるように促す必要がある				
	活動を小さな工程に分割する必要があり，工程ごとに提示する必要がある。複数の感覚を刺激する課題のほうが，注意が持続しやすい				
	活動を実際に行うことはできないが，他者との身近な接触，身体的感覚を刺激されるような体験に反応することはできる				✓

（次ページに続く）

表3 A氏のPALチェックリスト（続き）

ADL項目	内容	P	E	S	R
8. 物品の使用	計画的に物品を使用したり，見えない物を探す能力がある．物品が慣れた/いつもの場所にないとき（例えば，洗面用品や化粧品が戸棚の中にあり見えない場合）は苦労するが，どうにか探し出すことができる				
	視野にあるものならば，適切に物品を選択できる（例：洗面用品が洗面台横の棚にあり見える場合，使用できる）				
	たまたまあった物品を無作為に使用するが，その使い方は不適切なときがある				
	手のなかに置かれた物を握るかもしれない．しかし，それらを使用しようとはしない				✓
9. 新聞や雑誌を読むこと	内容を理解し，関心を示し，ページをめくりながら，見出しや写真を見ることができる				
	ページを無作為にめくり，他者から指摘された箇所には注意を向けることができる				
	新聞を手に持ち，持っていることを感じているかもしれないが，指示なければページをめくろうとしない．内容に関心を示すこともない				
	手に新聞が触れるとそれを握るかもしれないが，手から離すこともできないし，握り続けることもできないかもしれない				✓
合計	注意：チェックの合計が同数となり，複数の活動レベルに分かれた場合には，現時点では低いほうの活動レベルを採用するが，より高い活動レベルに移行できる潜在能力を有している	0	0	1	8

（文献2を元に作成）

介入

作業療法プログラム

A氏はPALチェックリストの結果，反射活動レベルと考えられた．反射活動レベルへの介入のヒントとなるプロフィールを次に示す[2]．

- 活動目的：自己意識の認識を高める．
- 物品の位置：ターゲットとなる体の一部を刺激する．
- 活動の性質：直接的に選択できうる感覚刺激に反応するような活動　など

これらの要素をもっているものとして，A氏のライフヒストリーを聴取した結果から，A氏が長年楽しんでいた「花」がキーワードになるのではないかと考えた．「花」は，触れる・匂いを嗅ぐなどの刺激が直接的に入力されやすく，何よりA氏からも家族からも「生け花」というキーワードが出てきたことが決め手となった．

実際の介入では，施設の屋上庭園にある「花」を見に行き，実際に触れ・嗅いでみることにより，活動で「生け花」を反射レベルまで適応できるよう配慮した．また，A氏が普段から落ち着ける環境を用意することが重要と考え，A氏の席の前には造花（本当は生花がよいが，施設都合にて実施できず）を置くようにし，いつでも花を眺められる環境を用意した．

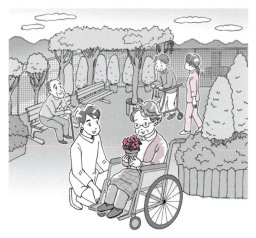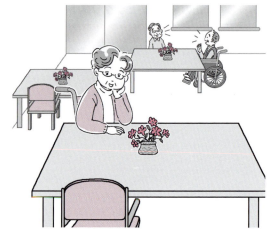

作業療法の経過

花へのかかわりを1カ月ほど続けることで，花に触れて匂いを嗅いだときに「この花は家にも植えていたの」などの発言が出てくるようになり，作業療法介入時には笑顔も多く，不穏がなくなった。また，リハビリテーション後に機嫌よく歌を歌うようになった。さらに，歌っているときには介護士と一緒に笑顔で過ごす時間が増えていった。夜間の這い出しは依然として頻回だが，不穏になる回数は減っていった。

作業療法の内容の介護士への伝達

老健では，認知症をもつ人にOTがかかわれるのは1日20分しかない。さらに，その20分も週2回のみである。そのため，作業療法介入の20分の時間ではなく，残りの時間をどのように過ごすのか，A氏が落ち着ける環境を用意することのほうが重要であると考えた。そこで，作業療法で効果のあった内容を介護士に伝達し，介護士のかかわり方に対する助言を試みた。伝達した内容は次のとおりである。

- A氏の生活歴を説明し，話すときに目線を下げ尊敬語を使うなど，プライドを傷つけないようにする。
- 不穏になりかけたときには屋上庭園まで一緒に花を見に行き，実際に花に触れて匂いを嗅ぐといったことをしてもらいながら話をして様子をみる。

この2点を介護士に伝達し，様子を観察してもらうことになった。

成果

作業療法を実施してから3カ月，介護士にかかわりへの助言をしてから2カ月が経過したときに，最終評価としてもう一度，観察・介護士からの聴取を実施した。A氏の認知症の程度の分類には，表4に示すように変化が現れることはなかった。しかし，施設での生活では，次に示すような大きな変化がみられるようになった。

- 不隠回数が減少し，笑顔がみられるようになった。
- フロアで花（造花）を眺めながら，1人で過ごせるようになった。
- 介護士と一緒に歌を歌って，落ち着くことができるようになった。
- 介護士とのコミュニケーションが増え，暴言・暴力が減った。
- トイレ，食事，入浴拒否回数が減り，拒否があった場合も一度花に触れる・匂いを嗅ぐことで，拒否がなくなった。

また，フロアにおけるA氏への介護士の対応も，レクリエーションへの参加の声かけや，気遣い・不隠になる前の対応方法などに変化が表れ，介護士自身が笑顔で介護することが可能になっていた。その結果，A氏の対応に関して，OT・介護士・相談員の話し合いの場を設けることも可能になった。

表4　A氏の初期評価と最終評価の比較

	HDS-R	MMSE	CDR	認知症高齢者の日常生活自立度判定基準
初期評価	聴取不可能	聴取不可能	3	M
最終評価	聴取不可能	聴取不可能	3	M

考察

重度の認知症をもつ人においても，作業を行うことは可能であり，この作業を可能にした要因について考察していきたい。認知症の症状に重点を置いた現在の認知症ケアでは，その人個人に合った作業や環境を用意することができず，1日のなかで自己の認識などの存在意識を感じることなく過ごしてしまう傾向にあると考える。趣味であった生け花やガーデニングもできず，自分のやすらぎが得られない結果，不隠に陥っていくと考えられる。そのため，認知症をもつ人にとっては，個人因子を活かした個別のケアが重要であると考える。

意味ある作業の選択（図1）

本事例は，HDS-R，MMSEも聴取困難であり，A氏からの情報収集が難しく，不隠状態が頻回でA氏にとっての快刺激がわかりにくい状態でもあった。そのため，A氏にとって「"意味ある作業"とは何か？」を考えることに大きな労力を使った。

A氏はPALチェックリストの結果，反射活動レベルであった。この結果から，A氏にとっての反射レベルの作業とは何かについて考えた。そのなかで，家族・相談員からの情報収集により，昔から長く趣味にしていた「生け花・ガーデニング」というキーワードが浮かび上がってきた。この「ガーデニング」を反射活動レベルの作業に適応できるよう構成し，A氏に介入した。その結果，A氏は笑顔で花と触れあうことが可能になったと考える。つまり，重度認知症をもつ人の作業の適応は，その人のライフヒストリーと活動レベルを意識して取り組むことによって可能になると考える。

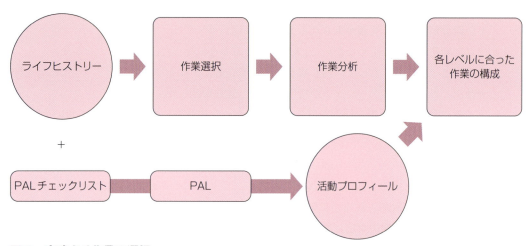

図1 意味ある作業の選択

●作業による効果

　プライドの高いA氏にとって，介護職員の対応・施設環境に屈辱を感じていたのではないかと考える。自分が長く親しんだ「ガーデニング」という作業によって，A氏は存在意義を感じ，OT・介護士とのかかわりを得られたのではないだろうか。その結果，A氏は落ち着きを取り戻し，笑顔で人と触れ合うことが可能になったのではないかと考える。

> ・**本事例の介入手段の科学的根拠**
> 　認知症作業療法ガイドラインにおけるエビデンス：園芸療法は認知症の人のQOL向上や介護者の介護負担軽減につながる（グレードC2）として推奨。

●チームでの認知症ケア

　前述のとおり，施設でOTがリハビリテーションとして入所者にかかわれるのは，週2回（1回20分）のみである。認知症をもつ人にとっては，OTとかかわるリハビリテーション以外の時間をどのように過ごしていくかが重要であると考える。A氏のケースでも，リハビリテーションの時間以外に重点を置いた。

　A氏のライフヒストリーを介護士に伝達したことで，介護士も自分たちなりにA氏にとっての個別ケアを提供していくきっかけになったと考える。介護士と一緒にA氏への対応を考えていくことで，A氏の個別因子を活かした個別ケアが可能になった。これが，A氏が笑顔を取り戻した大きな要因と考えられる。

（加藤　淳）

【文献】
1) 日本作業療法士協会：作業療法士ってどんな仕事？（http://www.jaot.or.jp/ot_job）(2018年12月7日時点)
2) Pool J, et al.：The Pool Activity Level（PAL）Instrument for occupational profiling 4th edition, Jessica Kingsley Publishers, 2012.

3章 ちぎり絵の再開を通して自分らしさを再獲得した事例

本事例のポイント

　作業療法の父といわれたDunton[1]は，「作業は基本的な人間のニーズである」「作業は治療になるという潜在力をもつ」という2点を作業療法の基本前提としていた。つまり，クライエントにとって意味ある作業に焦点を当てて介入することは，作業療法実践の基本であり，OTのアイデンティティである。

　本事例のクライエントは軽度認知症を呈し，長期にわたり受身的な生活を送っていた。そのため，認知症をもつクライエントが主体的な作業をもてるよう，クライエントを作業的存在ととらえ，意味ある作業を再獲得することを目標として介入した。その結果，本人の主体性がみられ，さまざまな作業や人との結びつきが広がり，自分らしい生活へと導く支援ができた。本章では，その事例を紹介する。

事例紹介（表1）

　事例は80歳代の女性A氏である。X年に，尿路管結石破裂後の廃用症候群のリハビリテーション目的で，回復期リハビリテーション病棟に入院した。入院前は夫と二人暮らしであり，入退院を繰り返すにつれて身体能力や認知能力が低下し，ADLのほとんどを夫が介助して行っていた。

　他者との交流が苦手でデイサービスへの通所を強く拒否し，更衣や入浴はヘルパーの介助で行っていた。また，自宅では特に何もせず，ベッド上でぼんやりテレビを観て過ごしていた。

表1　事例紹介

年齢・性別	80歳代，女性
経過	・尿路管結石破裂後の廃用症候群で回復期リハ病棟に入院 ・今回入院の2年前に，廃用症候群での入院歴あり
家族構成	夫との二人暮らし
ADL	軽〜中等度介助（夫やヘルパー）
日常の過ごし方	特に何もせず，ベッド上でテレビを観て過ごす

前回当院入院時の様子

　A氏は今回の入院の2年前に，廃用症候群で当院への入院歴があった。そのときの主な作業療法プログラムは機能回復練習や歩行およびトイレ練習であったが，A氏はリハに対し受身的であった。

　また，病棟では表情が硬く，脳梗塞後遺症による失語症の影響もあり，他者とのかかわりを遮断して1人で病室にいることが多かった。退院後も主体的な作業をもてず，受身的な生活を送っていたようである。

初期評価

ADOC

入院当日はA氏の疲労感が強く，A氏の夫と長男の嫁に対して面接を行った．A氏の意味ある作業を探るため「A氏らしい活動」について尋ねると，「和紙のちぎり絵」が挙げられた．

A氏には軽度失語症と軽度認知症が認められていたため，ニードを抽出するツールとして作業選択意思決定支援ソフト（Aid for Decision-making in Occupation Choice；ADOC，図1）を用いた．これは，日常生活上の作業場面のイラスト94項目から，クライエントにとって重要な作業をクライエントとOTがそれぞれ選び，協働しながら目標設定を行うiPad®用アプリケーションである[2]．ADOCでは，クライエントとOTが協働して決めた目標となる作業それぞれに対し，クライエントが自身の満足度を5段階（1～5）で評定する．数値が大きいほうが，その作業の遂行に対する満足度が高いことを意味する．

A氏にADOCの画面を見せると，趣味の項目では自発的に手工芸のイラストを指差して「ちぎり絵をやっていたの」と語り，「ちぎり絵を行うことができる（満足度3/5）」を挙げた．このとき，ちぎり絵の背景や意味を探ろうと試みたが，「ちぎり絵は好きね」と語るのみで，うまく引き出すことはできなかった．また，セルフケアの項目では「介助により浴槽につかる」（満足度1/5）「夫の軽介助でポータブルトイレを使用することができる（満足度2/5）」が挙がった．トイレ練習や環境調整，家族指導によりADLへの介入は早期に解決されたため，次からはちぎり絵を用いた介入に関して記述する．

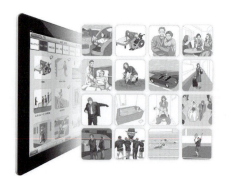

図1　ADOCの画面例
（写真提供：(株) レキサス）

認知機能の評価

認知機能面においては，改訂長谷川式簡易知能評価スケール（Hasegawa Dementia Scale-Revised；HDS-R）が9点，MMSE（Mini-Mental State Examination）が11点であり，レーヴン色彩マトリックス検査は20点，Trail Making Test（TMT）-Aは312秒，TMT-Bは困難と，軽度の認知能力の低下が認められた（表2）．また，病棟では他者とのかかわりを遮断し，病室で寝ていることが多かった．

> **用語解説　▶レーヴン（Raven）色彩マトリックス検査**
> 言語を介さずに答えることができる，簡易的な知能検査バッテリーである．失語症ならびに認知症をもつ人に用いられることも多い．点数が高いほうが知的機能の高いことを示している．24点以下の場合，知能低下の可能性があると判断される．

表2　A氏の認知機能面の評価結果

評価法	結果
HDS-R	9点
MMSE	11点
レーヴン色彩マトリックス検査（36点満点）	20点
TMT-A	312秒
TMT-B	困難

介入

ちぎり絵の導入（入院10日～1カ月）

　入院10日目から，ちぎり絵の導入を始めた．主体性の喪失や認知能力の低下により，意味ある作業をもてていないA氏に対し，ちぎり絵を行える場所を提供することが必要と考えた．

　この時期はまず，ちぎり絵が継続して行えることを目標にした．はじめは下絵に和紙を貼ることから開始した．その結果，OTが和紙をA氏に手渡すなどの援助が必要なことがわかった．

- **なじみの方法での実施**

　ちぎり絵を実施している最中に昔はどのように行っていたかを聞くと，下絵などはなく自由に作製していたと語った．そこで，なじみの方法で行ってもらったところ，自発的に和紙を選んで手でちぎるようになった．ここから「ちぎり絵やりましょう」という発言が出てくるようになり，初めて自由にちぎって作成した作品（図2）が完成したときには，A氏は笑みを浮かべた．

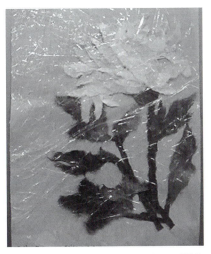

図2　A氏が初めて作った作品（菊）

- **生花のお手本**

　しかし，何回行っても同じ作品しかできず，完成しても満足そうな表情を浮かべなくなったため，家族の来院時に現在のちぎり絵の様子を報告して過去の話を聞くと，生花を手本にしていたという情報を得た．そこで，生花を準備してから，ちぎり絵の作業を行うことにした．これによ

り，作品に変化が現れるようになった．さらに，新たな手本を求めて花を摘むための散歩を望むようになった．

🔴 ちぎり絵の成熟（入院1カ月〜2カ月）

- **ADOCの再評価**

　ちぎり絵は導入したが，初期評価から1.5カ月後のADOCの再評価では，満足度3と変化がなかった．その理由を探るため，A氏にとってのちぎり絵の意味を再考し，作業遂行を再分析することにした．

- **ちぎり絵の作業歴の聴取**

　まずは，A氏本人にとってのちぎり絵という作業の意味を探るため，A氏からちぎり絵の作業歴を聴取した．すると，A氏の子どもが小学生のときにちぎり絵を始め，ちぎり絵教室の友人との交流を楽しむうちに展示会に出展し，人に教えられる腕前になったと語った．

　このA氏の語りから，自分の表現を他者から認められることで自己効力感を保ち，そこに意味を見出していたと感じた．また，ちぎり絵を通した他者とのかかわりも重要な印象であった．

- **作業場の変更と環境設定**

　そこで，他者から作品を認められる場を提供することでA氏の自己効力感が向上するとの仮説を立て，病棟のデイルームをちぎり絵の作業場にした．その結果，ほかの患者や病棟スタッフからちぎり絵を褒められるようになり，その度にA氏は嬉しそうに笑っていた．

　また，作業遂行を再分析すると，和紙を見つけるのに時間がかかることや，貼り付ける際に構想をずらしてしまうことがみられた．そのため，和紙の配置の工夫（図3①）や，紙の一部をOTが貼り付けたうえでA氏がなじみの道具で貼り付ける（図3②）などの環境設定をした．その結果，作業効率が上がり，A氏本人が納得のいく作品ができるようになってきた．

> **用語解説 ▶デイルーム**
> A氏が入院している回復期リハビリテーション病棟では，病棟に共有スペースとしてデイルームが設置されている．患者が病室に閉じこもることなく社会性のある生活が送れるよう，デイルームが交流の場となっており，食事などもここで行う．

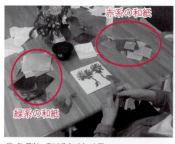
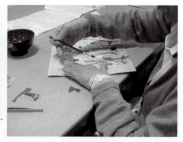

①色別に和紙を並べる　　②筆を用いて和紙を貼る

図3　ちぎり絵の作業遂行を円滑にするための工夫

作業の拡大（2カ月～3カ月目）

・ちぎり絵の材料の買出し

入院から2～3カ月が経過した時期には、ちぎり絵を通して、ほかの作業や人との結びつきをさらにもつことを新たな目標とした。

このころからA氏は、材料が足りないといってOTを買い物に誘うようになったため、買い物に行くことを開始した。買い物で必要なものを購入すると、A氏は満足そうに笑顔を浮かべた。

・他者とのかかわり、ちぎり絵以外の作業

また、病棟ではちぎり絵を通して他者とかかわることが多くなったためか、デイルームで過ごすことが多くなった。さらに、空き時間にほかの人と一緒にエプロンたたみを手伝ってもらえないかと頼むと、快く承諾するようになった。

これらの変化から他者交流に対する抵抗が少なくなったことを感じ、A氏を集団のお茶会に誘った。声をかけたときは消極的だったが、参加すると「楽しかったわ。また参加したい」と話した。

ちぎり絵は完成度が高くなり、他者から褒められることも増え、作品を飾ることの拒否がなくなった。当院での最後の作品（**図4**）ができたときには、「これは好きよ」と満足気であった。

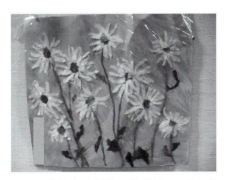

図4　入院中の最後の作品（アスター）

成果

作業療法を開始してから3カ月が経過した時点の最終評価では、認知機能の向上がみられた（**表3**）。またADOCでは、「ちぎり絵を行うことができる」の満足度が5/5と向上した。退院して行いたいことについては「好きなこと（ちぎり絵）したいわ」と語り、さらに、もともと好きだった「服を買いに行くことができる（満足度2/5）」が新たなニードとして挙がった。その理由として、「前はそういう気なかったんだけど、今は出てきたのよ」と語った。

A氏は作業療法の介入により、集団活動に参加し、他者を気遣う場面がみられるようになった。さらに病棟では、日中の半分程度をデイルームで過ごし、他者交流を楽しむようになった。このように主体的な場面が多くみられ、A氏の表情は明るくなり、笑顔でいることが多くなった。

表3　A氏の初期評価と最終評価の比較

評価法	初期評価	最終評価
HDS-R	9点	14点
MMSE	11点	12点
レーヴン色彩マトリックス検査（36点満点）	20点	22点
TMT-A	312秒	217秒
ADOCちぎり絵満足度	3	5

考察

　今回意味ある作業に焦点を当てることで，長期にわたり受身的な生活を送っていたA氏において，主体的な参加を促す結果につながった．日本作業療法士協会[3]が作成した『作業療法ガイドライン-認知症』では，「認知症の人の残存機能，以前の役割，習慣，および興味を確認し，明らかになった活動を個々のプロファイルに合わせて作成すること，アクティビティ実施中の家族のトレーニングおよびサポートすることは有用である．」と強く推奨している．このように，以前の役割，習慣および興味を確認し，認知症をもつクライエントにとって意味ある作業を探り，残存機能に合わせて提供していくことは重要といえる．その重要性をより深く考察するため，前回入院時と比較して考えていく．

　前回入院時の作業療法を人-環境-作業モデルで考えると，クライエントにとって意味ある作業との結びつきを支援していない状態だったと考える（図5①）．一方，今回の入院中の作業療法を同モデルで考えると，「クライエントの意味ある作業＝ちぎり絵ができること」となるように，作業に焦点を当てて介入している（図5②）．認知症を呈し，受け身的な生活を余儀なくされている人は多いと思うが，クライエントにとって意味ある作業を選択してその遂行を支援することにより，その作業を行っていないときにも影響を与えることができると考える．

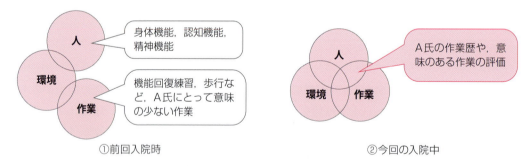

図5　人-環境-作業モデルでA氏の前回入院時と今回の入院中の状態を比較

意味ある作業の選び方

　意味ある作業の選択には，クライエントとの協働が不可欠である．A氏は認知症や失語症を呈しており，カナダ作業遂行測定（Canadian Occupational Performance Measure；COPM）などの

半構成的な評価では自由度が高く，具体的なニードの抽出が困難なことが予想された．一方，ADOCは，94項目のイラストからクライエントにとって重要な作業を選ぶことができる．そのため，言語能力や知的柔軟性が低下しているA氏には適したツールだったと思われる．

意味ある作業を遂行する支援方法

介入中期に，ちぎり絵に対する満足度が上がらない時期があったため，A氏にとってのちぎり絵という作業の意味や作業遂行を再評価した．

A氏の場合，認知症による認知能力の低下を考えると，能力の大幅な改善には限界があることが予測された．そこで，A氏の作業の意味や能力に合わせた環境設定を行ったことが，良好な結果につながった．このことから，意味ある作業を提供するうえで，クライエントの作業の意味や能力に合わせた環境調整などの作業遂行の支援が重要であると考える．

意味ある作業が引き起こす影響

Sumsion[4]やReberio[5]の研究によると，個人が意味ある作業を行うとき，意味あるその他の作業に結びつくための，さらなるモチベーションをもつことが確認されている．

A氏はちぎり絵を実施していくにつれて，散歩や買い物という作業や，人とのかかわりに結び付くことを自ら求めた．この要因は，ちぎり絵という意味ある作業を行うことをきっかけに，もともとのA氏らしさ，つまり社交性や買い物が好きという活動的な一面を取り戻したためと考える．

このことから，認知症をもつクライエントにも意味ある作業の遂行を支援することによって，ほかの作業や人とクライエントが結びつく可能性を広げることができると考える．

(樋田映利香)

【文献】

1) Townsend E, Polatajko H 編著，吉川ひろみ，吉野英子 監訳：続・作業療法の視点，42-45，87-89，大学教育出版，2011．
2) 斎藤佑樹，ほか：作業選択意思決定支援ソフト(ADOC)を用いた失語症のあるクライエントと作業療法士との意味のある作業の共有．作業療法，31(1)：22-31，2012．
3) 日本作業療法士協会 編：作業療法ガイドライン-認知症，p.18，日本作業療法士協会，2017．
4) Sumsion T 著，田端幸枝，ほか 訳：「クライエント中心」作業療法の実践．協同医書出版社，2001．
5) Rebeiro K: The labyrinth of community mental health: In search of meaningful occupation. Psychiatr Rehabil J, 23(2)：143-152, 1999.

4章 作業に焦点を当てた訪問作業療法介入によって閉じこもりが改善した認知症をもつ女性の事例

はじめに

　わが国では，在宅生活を送っている認知症をもつ人やその家族を対象とした訪問作業療法の報告は少ない。Graffら[1]は，在宅で過ごす軽度の認知症をもつ人に対してクライエント中心の作業療法を実践することで，生活機能が改善して介護者の負担感が減少したと報告しており，在宅介護が増加しているわが国において，生活の場で環境や個々の特徴に合わせた作業療法の実践をすることは有用ではないかと考える。

　今回，閉じこもりの状態にあった認知症をもつ高齢者の孫娘より，作業療法の依頼を受け，興味や関心を示す作業にかかわるよう孫娘と協働して取り組んだ。その結果，閉じこもりがなくなり活気のある生活を送るようになった事例を紹介する。

事例紹介

基本情報（表1）

　事例は，アルツハイマー型認知症を有する80歳代の女性A氏である。孫娘とその3人の子どもと同居していた。毎日トイレに行く以外はほとんど自室から出ることはなく，閉じこもりの生活を送っていた。

表1　A氏の基本情報

年齢・性別		80歳代，女性
診断		アルツハイマー型認知症
症状		記銘力低下，アパシー，うつ
趣味		家庭菜園，散歩
セルフケア	食事	自立
	入浴	自立，頻度は少ない
	更衣	自立
	整容	自立
	排泄	自立
歩行		屋内は独歩，屋外は押し車使用

作業歴

　A氏は中学卒業後すぐに大手ゴム会社に就職し，20年ほど働いた後結婚した。結婚後は専業主婦であった。夫亡き後，娘夫婦と暮らしていたが2人とも病に倒れたため1年ほど前より孫娘家族と同居していた。

　調理や掃除などの家事については「やらなければならなかった」作業であり，自ら好んでやってはいなかった。孫娘が来てからは家族が不在時の洗濯物の取り入れを気が付いたときに行う程度であった。

　また，若いころから他者と自ら積極的にかかわることは少なかった。しかし，他者が訪問して

4章 作業に焦点を当てた訪問作業療法介入によって閉じこもりが改善した認知症をもつ女性の事例

くることに対する拒否はなく，週1回ほどの頻度で近隣に住む妹が訪ねて来ており，そのときが唯一他者と過ごす時間であった。

1年ほど前までは散歩や家庭菜園を楽しんでいたが，足の痛みで作業が難しくなり，外に出なくなり部屋に閉じこもりきりになった。

家族の介護状況

1年ほど前に同居していた娘とその夫が病気で入院し，A氏が1人になってしまったため孫娘とその小学生の子どもたち3人と同居するようになった。

孫娘は入院中の両親の世話や子育てがあるなかで，認知症で部屋に閉じこもりきりになっているA氏に対してどのようにかかわってよいかわからず困惑していた。ときおりA氏に声をかけるも拒否をされることが多く，ひ孫とは口喧嘩が絶えないことに心を傷めていた。

介入の方針

週1回の頻度で90分/回の訪問作業療法を9回（9週間）実施することとした。

1回目と2回目でクライエントと主介護者への面接を行い，A氏の作業歴，したいと思う作業，またはすることを期待されている作業を聴取した。カナダ作業遂行測定（Canadian Occupational Personal Measure；COPM）による作業上の問題を特定することとした。また，日本語版NPI（Neuropsychiatric Inventory）を用いてA氏の行動・心理症状（Behavioral and Psychological Symptoms of Dementia；BPSD）を，Zarit介護負担感尺度を用いて主介護者である孫娘の介護負担感を評価した。そのほか，認知症の重症度の評価として，CDR（Clinical Dementia Rating）を実施した。

3～8回目では，COPMで特定した項目に対して，A氏および孫娘と協働して課題解決に取り組むこととした。

9回目には，初回と同様の方法で最終評価や日常生活での変化点の聞き取りを実施することとした。

経過

1・2回目の訪問（初期評価）

- ニーズの聴取

A氏と孫娘の両者をクライエントとしてとらえ，生活上の困りごと，したいと思う作業や，することを期待されている作業を聴取した。したい作業やする必要がある作業を尋ねると，A氏からは明確な返答はなく，孫娘から「祖母に活気のある生活を送ってもらいたい」という発言があり，A氏がそれに同意した（**表2**）。

表2 COPMの結果

課題	初期評価		
	重要度	遂行度	満足度
クライエントに活気のある生活を送ってもらう	8	1	1

- 初期評価の結果

　日本語版NPIを用いてBPSDを評価すると，「うつ」「無関心」が継続的にあり，「妄想」「多幸」がごくまれに出現していることがわかった。

　Zarit介護負担尺度を用いて孫娘の介護負担感を評価すると，スコアは88点中33点であった。孫娘は，認知症が進行していくことへの不安や介護のストレス，経済的不安を抱えていた。A氏が「早く死にたい」と言い，家族に対してときどき攻撃的な発言をすることに対してどのように対応したらよいかわからず悩んでいた。

　CDRは1（軽度認知症）であった。記憶障害，見当識障害，無為やうつがあった。

　ADLは自立しているが，数カ月間入浴をしていなかった。家事は洗濯物の取り入れのみ行われていた。テレビをつけっ放しでほぼ1日中部屋に閉じこもって過ごし，室外に出ることはほとんどなかった。以前の趣味は家庭菜園や散歩であった。

　作業歴を聴取するなかで，A氏が過去に家族の祝いごとの際に料理を振る舞っていたこと，得意料理はポテトサラダだったという情報が得られた。ちょうどそのころ，同居しているひ孫の入学式が近づいていたことから，「ひ孫の入学祝いにポテトサラダを作る」作業を提案したところA氏と孫娘が賛成し，第3回目から調理を実践してみることとなった（介入の経過は**表3**に示す）。

3回目から5回目の訪問（調理）

- 調理

　3回目はポテトサラダ作りを実施した。ひ孫に見守ってもらいながら，A氏が作業のなかで戸惑いがあるときは筆者が手助けをし，できる部分を見つけ作業を促し，褒めながら実施した。実施後に，孫娘に対して調理をサポートする際のポイントを具体的にアドバイスした。作業途中に帰宅したひ孫にも途中参加してもらうと，ひ孫に優しく話しかけながら作業に取り組まれていた（**図1**）。作業後，孫娘から「ひ孫とはいつも口喧嘩をしていたけど，今日は優しい顔で接していて驚いた」という感想が聞かれた。また，翌日入学式の後にA氏が食卓でポテトサラダを振る舞い一緒に食事を楽しんでいた。

　4回目および5回目では孫娘とA氏の調理を筆者が見守りながら支援する形で実施した。

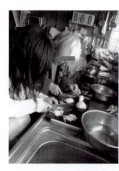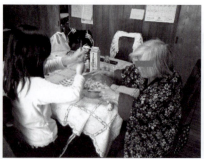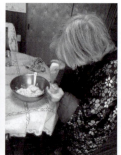

図1 ひ孫とポテトサラダ作りをしている様子

- 孫娘へのアドバイス

　筆者は孫娘に，調理を行う際の道具や材料の準備，ガスや火力の調整，調理手順は見守りや促しが必要であること，調理中はできていることを褒め，食事の後はできるだけすぐに周囲が「あ

りがとう」「おいしかったね」など肯定的な気持ちを伝えることでA氏の満足感が高まることなどを伝えた。孫娘からは，「実際に一緒に調理をやってみたことで，具体的にどんなふうに支援したらいいか知ることができました」との言葉があった。

また，介護保険の特徴について説明し，ヘルパーの支援を受けながら調理の実践ができることなど，介護サービスについての説明を実施した。

• **実施後の生活の変化**

初回の調理実施後の変化として，自主的に豚汁を作っていることがあったり，数カ月ぶりに入浴していたり，自室から出てくる機会が増えていた。

6回目から8回目の訪問（家庭菜園作り）

• **家庭菜園作り**

以前，義理の娘とともに家庭菜園を楽しんでいたことから，再度一緒に取り組んでみないかと誘ったところ，笑顔で承諾した。植物を育てる楽しみとして，日中の役割作り（水やり・草取り）としての家庭菜園作りを実施することにした。

10分程度の立位保持で下肢に痛みが生じるため，導入時は土のかけ方や苗の植え方を筆者が尋ねながら作業は孫娘と筆者で実施した。A氏は中腰になると下肢の痛みが強くなるため，菜園だけでなく，立位のまま水やりができるように40cm台の上にプランター苗も準備した。

初めは少し離れた場所から指示をしていたが，「苗の間隔をもう少し開けないといけないよ」「水やりは土を追加するときにも入れないといけないよ」などと言い，徐々に自ら菜園に入ってきて近くで説明してくれるようになった（**図2**）。

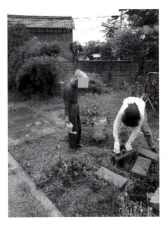

図2 家庭菜園作りの様子

• **実施中の生活の変化**

7週目前後から，ほぼ毎日玄関の外に出て通りの車を眺めたり，家の周りを散歩するようになった。道端で偶然会った知人と立ち話をすることもあった。昼夜逆転がなくなり生活リズムが安定した（**表3**）。

8週目頃，入院中の義理の娘の見舞いへ行き，「元気そうやね」「この施設はきれいね」など，自ら義理の娘の手を握り嬉しそうにたくさん話しかけていた。帰り際には，「またね。元気にしてね。また会いに来るね」と名残惜しそうに優しく声をかけていた。

表3　介入実施内容とその期間

内容	1w	2w	3w	4w	5w	6w	7w	8w	9w
評価	●	●							●
調理			●	●	●				
家庭菜園作り						●	●		
介護アドバイス	●								

9回目訪問（最終評価）

・各種スコアの変化

　COPMは，遂行度が1から6へ，満足度が1から9へと上昇していた（**表4**）。日本語版NPIでは，「無関心」について点数が低下し，「妄想」「多幸」「（屋内での無意味な）徘徊」が消失した。Zarit介護負担尺度は33点から22点に低下した。

表4　COPMの結果

課題	初期評価→最終評価		
	重要度	遂行度	満足度
クライエントに活気のある生活を送ってもらう	8	1→6	1→9

・生活の変化

　起床時間が10時から8時になり，朝プランターへの水やりが日課となった。また，散歩も日課となり，近隣の知人との交流ができるようになった。ひ孫とは口喧嘩が減り，夕方は玄関先で帰りを待つようになった。自主的に湯を沸かして入浴していることが増えた。

　孫娘からは，「水やりや散歩など役割ができたことで閉じこもりがなくなった。隣人との交流もあり，以前より活き活きと生活するようになった」と喜びの声が聞かれた。

考察

　A氏は，物忘れや見当識障害など中核症状の進行に伴い，悲観的で無気力な状態になり閉じこもりの生活を送っていた。そのような状態のA氏に対して一緒に生活している孫娘はどのように対応してよいかわからず困惑していた。今回，A氏にとって意味のある作業を主介護者と協働して模索しつつ，全9回の訪問作業療法プログラムを実施した。

　その結果，閉じこもりがなくなり日課が確立するような活動に生活が改善した。また，孫娘の介護負担感を軽減することができた。

A氏の過去の体験からの作業の選択

　A氏や孫娘とのインフォーマルなかかわりのなかで，「お祝いのときに御馳走を作って家族で楽しんでいた」という家族にとって意味深い作業を過去の体験から聞き出し，再チャレンジを提案した。

A氏は，調理自体は好きな作業ではなかったものの，「誰かのために作る」という目的に付随して作業に興味を示し積極的に取り組むことができた。さらに家族も一緒になって作業を楽しむことで自然なかかわりが再開するきっかけとなった。この作業を通して，家族に貢献することができ自尊心が高まったからではないかと考える。

好きだったが今はもうできないと思っていた作業への再チャレンジ

A氏はもともと散歩や家庭菜園を趣味としていた。面接時は「足が痛いからもうできない」と言っていたが，認知機能の低下により作業手順や必要な道具の準備などが難しくなっていたことも原因であると考えられた。今回A氏の能力に合わせて，「方法を口頭で教える」ことをA氏の役割とし，作業自体は筆者と孫娘で実施した。「教える」という役割で作業に参加することで，大好きな菜園作りを再体験することができ，自信へつながり自主的に楽しむようになったと考える。

家族へのアドバイス

繁田[2]は，「専門職がBPSDの要因を家族と共有しながら，家族が対処の仕方を徐々に身につけていくように支援することが望ましい」と述べている。

今回，主介護者である孫娘へ生活上の困りごとを尋ねると，どのようにかかわってよいかわからないということが最も強かった。具体的な場面について聴取し，アドバイスするとともに，実際の作業（調理）を通して支援方法を伝えていった。また，一方的に指導するのではなく，苦労をねぎらいながら，より良い対処法が身につくように一緒に考えながら支援した。

A氏・主介護者である孫娘との「協働」

吉川[3]は，「協働的アプローチというのは，それぞれが別の役割をもちながらも，協力して共通の目標を達成するために，それぞれの得意な分野を活かして取り組んでいくというやり方である」と述べている。

認知症をもつ人は，自分のウェルビーイングを言語化することが徐々に難しくなっていく[4]。今回，A氏がやってみたいができないと思い込んでいたり，実践できずに困惑している状況を筆者が読み取り，できる役割を見つけ，作業達成に向けて主介護者も一緒に取り組んでいったことがクライエントのウェルビーイングにつながったと考える。家族と協働して楽しんで作業に取り組んだことが，A氏の生活が大きく変化した要因となったのであろう。

おわりに

認知症をもつ人は個々で特徴が大きく異なる。また，その人を取り巻く環境（介護者や生活環境など）もさまざまである。訪問作業療法では，実際の生活の場のなかで個々に合わせた課題を明確に抽出することができる。また，その課題に対して一緒に生活をともにしている介護者と協働してアプローチを実践することができ，人としての環境が良い方向へ変化していくなかで認知症をもつ人のウェルビーイングにつながっていくと考える。

（馬場美香）

【文献】
1) Graff MJ, et al.: Community based occupational therapy for patients with their caregivers: randomized controlled trail. BMJ, 333: 1196-1201, 2006.
2) 繁田雅弘：BPSDをもつ認知症の人の家族への支援. BPSDの理解と対応（日本認知症ケア学会 編），13-23, ワールドプランニング, 2011.
3) 吉川ひろみ：COPM・AMPSスターティングガイド, 医学書院, 2008.
4) 白井はる奈, 白井壯一：認知症の人のウェルビーイングを高める援助とは. 作業療法ジャーナル, 44(5)：383-387, 2010.

5章 作業プロフィールの活用により意味ある作業の特定とチームケアが可能となった軽度認知症をもつ女性

はじめに

　認知症をもつ人の症状は多彩であり，個人により異なる。また，高齢であることが影響し，さまざまな疾患が重複していることも多くある。そのため，他職種と連携および情報の共有を図り，認知症をもつ人個々に応じた統一した対応，つまりチームケアが必要とされている。

　本事例は，認知症治療病棟入院後，受け身的で楽しみのない無為な生活を送っていた認知症をもつ女性A氏である。筆者らは，本事例の作業プロフィールを作成するなかでA氏のニーズを明らかにしていった。そして，AMPS（Assessment of Motor and Process Skills）を用いて作業遂行を評価した。それらの結果を基に，病棟スタッフおよび，A氏と協働して介入計画を立案し，2カ月間取り組んだ。その結果，日々の生活のなかでA氏にとって意味ある作業である役割的作業と趣味的作業が定着していった。それに伴い，本人のニーズである歩行の安定が図られた。今回はその取り組みを紹介する。

> **用語解説 ▶協働**
> クライエントや関係者と一緒に，共通の目標に向かって取り組んでいく。個人の努力の合計よりも大きな成果があがるようにお互いを尊重し，共感し，コミュニケーションをとりながら進む[1]。

事例紹介

基本情報

　A氏，80歳代，女性。ADLは自立している。アルツハイマー型認知症の診断を受けており，改訂長谷川式簡易知能スケール（Hasegawa Dementia Scale-Reviced；HDS-R）は16点である。性格は温厚で，面倒見がよく几帳面である。

現病歴

　20XX－2年より，妄想的発言を認めた。20XX－1年の夫の他界後，独居生活となり，幻聴に基づく訴えが増加した。内服治療を開始するも，妄想，幻聴に基づく発言を繰り返した。20XX年，火の不始末をきっかけに，当精神科病院認知症治療病棟へ入院となった。

入院後の生活

　妄想，幻聴は認めるものの，入院中の日常生活に支障はなかった。対人トラブルはなく，病棟内の集団生活に適応していた。日課は理解しているものの，自ら何かをしようとすることはなく，無為に過ごすことが多かった。また，楽しみの時間はほとんどなく，活動性が低かった。

評価

●作業プロフィールの作成

　作業プロフィールは，クライエントの作業歴，経験，生活パターン，興味，関心やニーズの情報を要約したものである[2]。また，過去の経験や関心はもちろん，現在，未来においてクライエントが何を望み，何をしたいと思っているのかを明らかにするものである。これらの経験や関心は，クライエント自身の強みと弱みを知る助けになる。その情報を収集する過程で，クライエントの優先順位と望む成果を特定する。

　筆者らはまず，作業プロフィールを作成することとした。A氏の思いに耳を傾け，A氏自身の言葉を紡ぐ作業を始めた。その結果，A氏の過去の作業，現在の作業，未来の作業の輪郭がつかめてきた（図1上段）。それを補強するために，病棟スタッフ（看護師，介護士）にA氏について知っている作業歴を尋ねたり，日頃の様子を観察したりした。A氏の心境や状況が，退屈さを感じながらも作業ニーズを表現できずにいること，他者に寄与する作業や足腰を鍛える作業に従事したいと思っていることがわかった（図1中段）。これらの結果から，A氏のニーズは，

> a. 役割的作業を通して足腰を鍛え，他者に寄与する
> b. 趣味的作業に従事する

の2つに集約することができた（図1下段）。

　A氏の作業プロフィールを記述すると次のようになる。

　「A氏は80歳代の女性で，2年前から認知症の症状が出現し，現在，精神科病院認知症治療病棟に入院している。過去には主婦としての役割を担ってきた。裁縫をすることが好きで，子どもや夫の着物を作る習慣があった。現在病院では，楽しみのない無為な生活を送っている。作業ニーズは，役割的作業を通して足腰を鍛え他者に寄与すること，趣味的作業に従事することである」

過去の作業	現在の作業	未来の作業
・主婦として，家事一切を役割として担ってきた ・子どもや夫の着物を作り，裁縫が好きであった ・買い物帰りに近所の親友宅で話をするのが日課であった	・ADLは自立しており，病棟の日課を理解している ・座って過ごし，活動性が低い ・困っている人の世話をする ・無為に過ごしており，楽しみのない生活をしている	・裁縫など自身の特技を生かし，楽しいことをしたい ・人の役に立つことがしたい ・足腰補強のために動きたい

【A氏の心境と状況の分析】
・現在は自分らしい生活を送るのが難しく，その生活に退屈さを感じている
・病棟での集団生活に適応している反面，作業ニーズを表現できずにいる
・過去の経験を活かし，他者へ寄与できる作業を望んでいる
・入院してから活動性が低いことを自覚しており，足腰の機能低下を改善したいと希望している

【A氏のニーズ】
①役割的作業を通して足腰を鍛え，他者に寄与する
②趣味的作業に従事する

図1　A氏の作業プロフィール作成するための情報整理の流れ

⑤章　作業プロフィールの活用により意味ある作業の特定とチームケアが可能となった軽度認知症をもつ女性

AMPSの実施

次に，A氏の作業遂行能力を評価するためにAMPSを実施した。用いた課題は，①軽い椅子を動かし掃除機をかける，②シャツにアイロンをかける，の2つである。両課題とも目的に留意して進めることが可能であり，物品操作にも大きな問題はみられなかった。

しかし，掃除機やアイロン台を運搬する際にふらつく，足元にある掃除機やコードに気付かず後方に下がろうとする，掃除機のホースをまたごうとして踏みつけてしまいふらつくなど，転倒のリスクが高かった。そのため，常に見守りが必要であった。アイロンがけでは，アイロンのスイッチを入れた状態で台の上に置いたままにし，水蒸気が立ち上がっていたのに気付かなかった。このように，周囲の状況を見て，転倒したり火事にならないよう配慮することに困難がみられた。A氏自身も「ふらつくんよ」と自覚していた。結果は，運動技能が1.52ロジット，プロセス技能が0.61ロジットであり（図2），いずれもカットオフ値を下回った。カットオフ値は，運動技能2.0

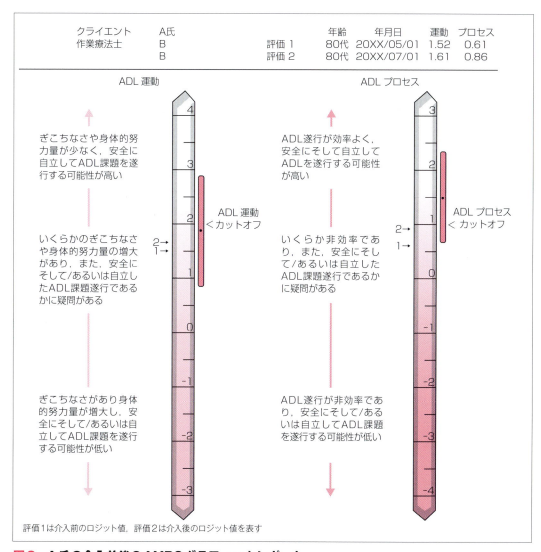

図2　A氏の介入前後のAMPSグラフィックレポート

ロジット，プロセス技能1.0ロジットである。カットオフ値未満の点数が測定された人々の多くは，施設入所や訪問サービスなど，なんらかの援助を受けて暮らしている[3]。A氏のAMPSロジット値から，A氏は身の回りのADL遂行の効率性や質が低下しており，地域での一人暮らしは困難であると推察された。

介入と経過

作業プロフィールの作成を通して明確となった2つのニーズを満たすために，**表1**の介入計画を立案した。この案は，筆者らが独断で立案したのではなく，病棟スタッフと意見を交換したり，A氏と相談しながら立案した。次に，その介入計画立案の経緯をニーズごとに述べ，経過を記す。

表1　A氏のニーズと介入計画

ニーズ	介入計画
a. 役割的作業を通して足腰を鍛え，他者に寄与する	「食後の机拭き」「洗濯物たたみ」をA氏の役割として毎日取り組む
b. 趣味的作業に従事する	病棟作業療法に参加し，パッチワークに取り組む

介入計画立案の経緯

・「役割的作業を通して足腰を鍛え，他者に寄与する」について

　入院生活のなかで役割をもつには，病棟スタッフの協力が不可欠である。病棟スタッフと具体的に検討し，A氏に対して統一したかかわりを行う必要があった。後日，病棟ミーティングを通し，作業プロフィールとAMPSの結果を伝え，介入計画の相談をした。A氏に合った病棟内での役割的作業を挙げてもらうと，さまざまな意見が挙がった。そのなかから今回は，「食後の机拭き」「洗濯物たたみ」をA氏の役割として選択した。この作業が選択された理由は，

①A氏に馴染みのある仕事であること。
②立位・移動という要素を含んでいること。
③周囲へ寄与できる作業であること。
④病棟側の都合に左右されず，毎日実施可能であること。

の4点であった。

　病棟ミーティングで話し合ったことをA氏へ伝えたところ，高い意欲を示した。役割として挙がった前述の2つの作業は，家事一切を役割として担ってきたA氏にとって生活の一部であり，誰かのために寄与したいという強い思いを含んだ大切な作業であった。

　役割として導入するうえで注意した点は，1人だけがやらされている形にならないように，馴染みの人と一緒に行うことであった。また，役割をこなしたら印を付ける簡易なチェック表を作成し，スタッフの意識統一と啓発も試みた。頻度は「食後の机拭き」が日に3回，「洗濯物たたみ」が日に1〜2回である。また，A氏に活動の達成感を得てもらうために，毎月行われる病棟行事において，役割的作業の従事を賞賛することとした。

・「趣味的作業に従事する」について

　裁縫を導入するに当たり，どのように進めていくかをA氏と話し合ったところ，自分のために

何かを作成するのは乗り気ではなかった。しかし，漠然と裁縫がしたいという希望はあった。そのため，「作業療法を行っている部屋のテーブルクロスを作成してほしい」とこちらから依頼した。この提案にA氏は快く承諾し，「やってあげるよ」と意欲を示した。テーブルクロスには，単純な工程であり，A氏自身も経験のあったパッチワークを用いることとした。翌日より毎日，午後からの作業療法活動へ参加することになった。

経過

・「役割的作業を通して足腰を鍛え，他者に寄与する」について

　計画どおり，食後の机拭きを日に3回，洗濯物たたみを日に1〜2回のペースで2カ月間実施した。開始当初は，食後の机拭き（図3）も洗濯物たたみも，スタッフの声かけが必要で受け身的だった。しかし，拒否することはなく，両活動とも，スタッフの声かけが遅いとA氏自身から「机拭きは？」と尋ねることもあった。この言動にはA氏の「足腰を強くしたい」「役割をもちたい」という気持ちが表れていた。また，活動中に他者や病棟スタッフから「ありがとう」とお礼を言われ，周囲とのコミュニケーションが発生していた。食後の机拭きと洗濯物たたみの作業は，慣れるにしたがって手順よく進めていくことができていた。

　病棟の誕生日会において，「病棟の環境改善へのご協力のお礼」という形でA氏の日々の活動を賞賛し，感謝状を贈呈した。A氏は賞状を受け取ると，「嬉しい。涙が出る」と言いながら泣いて喜んでいた（図4）。その後も，何度も賞状をじっくり眺めて喜んでいた。それまでは写真に写ることを拒否していたA氏だが，このときだけは了承した。そして，「記念に残したい」と話した。

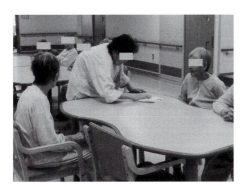

図3　食後の机拭きの様子

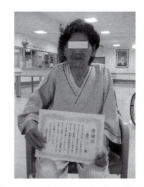

図4　賞状を受け取り喜ぶ様子

・「趣味的作業に従事する」について

　老眼の影響で，パッチワークのときには糸通しで介助が必要であったが，作業に対する集中力はあり，毎日約2時間従事した（図5）。パッチワークの手順や規則性の説明も十分に理解し，生地の模様や配置などを調整しながら，慣れた手つきで几帳面に作業を進めた。開始当初は，誘導されるがまま集団活動を行う生活機能回復訓練室へ入り，道具の準備を待つという受け身な状態であった。しかし，毎日活動を繰り返すうちに，筆者らの姿を見るとパッチワークが始まることを認識し，自ら部屋へ入って自主的に活動を始めるようになった。作業中は周囲との会話も適宜適切にとり，笑顔もみられ，穏やかに楽しい時間を過ごすことができていた。

2カ月後作品は完成し，病棟スタッフから「すごい！」と驚かれ，照れくさそうに笑った。同時期に病院の春祭りが開催されたため，病院の正面玄関付近の壁に展示して病院内のスタッフと祭りの来客者にも見てもらった。A氏は展示された作品を見て，嬉しそうにじっと眺めていた。

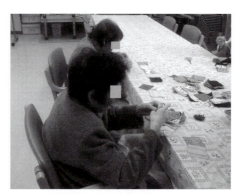

図5　パッチワークの様子

成果

　介入によって得られた成果として，次の4点を挙げることができる。

役割的作業の定着

　「食後の机拭き」「洗濯物たたみ」の活動を，A氏自身が入院中にこなす役割として認識し，毎日の定着した作業へとつながった。

趣味的作業の再獲得，無為の改善

　日中無為に過ごしていたA氏が，作業療法の時間を「楽しみの時間」ととらえ，毎日自主的に参加するようになった。テーブルクロスを完成させ，周囲から褒められることで，達成感と満足感を感じていた。また，介入をきっかけに，パッチワークの時間に限らず，作業療法のほかの活動にも意欲的に参加するようになり，活動性が上がった。

周囲との交流の増加

　活動を通して，周囲との現実的で良好なコミュニケーションの機会を得ることができた。作業療法中の交流はもちろんのこと，作業療法終了後もデイルーム内で他者と交流を図る場面も多くみられるようになった。

移動の安定（図6）

　介入後，再びAMPSを実施した。用いた課題は，①コーヒーを入れる，②シャツにアイロンをかける，の2つだった。介入前にみら

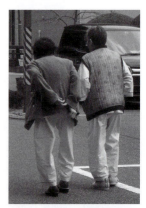

図6　安定して移動できるようになった（左がA氏）

れたアイロン台の運搬時のふらつきと，アイロンのスイッチを入れたままにしておくといった様子は観察されなかった。両課題とも，慣れた手つきで手順よく進められた。

　結果的に，運動技能は1.56ロジットから1.61ロジット，プロセス技能は0.61ロジットから0.80ロジットへと向上した（**図2**参照）。また，A氏自身から，「最近元気になってきた」という発言が聞かれ，今回の介入がA氏の望む「足腰を鍛えたい」という希望に沿ったものであり，A氏自身が成果を自覚していることがわかった。

考察

　A氏は入院を機に，それまで築いてきた生活から切り離され，自分らしい生活を送るのが難しい環境で過ごすことを強いられていた。環境の変化に対する適応能力が低下している認知症をもつ高齢者にとって，入院は不安定な状態を招き，結果的に生活意欲の低下や生活障害へとつながると考えられる。A氏も同様であり，その生活に不満を感じていた。

　今回，作業プロフィールを用いた作業療法評価とAMPSの結果を病棟スタッフに伝え，介入内容をともに検討して実施した。並行して，A氏は病棟で毎日作業療法に参加した。介入の結果，AMPSの数値は向上し，A氏自身が足腰の変化を自覚していた。また，日々の生活のなかで役割をもち，趣味の時間をもつことでA氏らしさを発揮し，活動性は向上して自主的で意欲的な生活へとつながった。

　今回の介入によって前述した成果を上げることができた要因は，次の3つと考える。

クライエントとの協働

　A氏の言葉を紡ぎ作業プロフィールを作成するなかで，A氏のニーズを引き出した。それを基に，ニーズを満たす取り組みをA氏とともに考えながら行った。筆者らがA氏の意見を聞かずに良かれと思い，父権的に足を鍛えるための練習や興味のない作業を提案していたら，今回のように意欲的に取り組む姿勢はみられなかったかもしれない。筆者らはA氏の思いやニーズを推測し，確認する作業を行ってきた。つまり，パートナーとなって作業療法を進めてきた。そのことが，自主的で意欲的な生活に導いたと考える。

作業プロフィールの作成

　作業プロフィールは，過去だけではなく，現在から未来を含めて興味や関心がある作業を特定し，優先順位をつけていくものである。つまり，作業プロフィールを用いることで，クライエントにとって意味ある作業を特定することができる。今回，筆者らは，作業プロフィールを作成することでA氏にとって意味ある作業を特定することができた。そして，その意味ある作業を実現することが，目指す成果となった。仮に作業プロフィールの作成を行わなければ，A氏に対する個別のかかわりは行われなかったかもしれない。なぜなら，A氏はADLが自立し，対人トラブル

用語解説　▶父権的（パターナリスティック）

父権的権威。強い立場の者（たとえば医者）が弱い立場の者（たとえば患者）に対して，弱い立場の者の利益になると決め付け，弱い立場の者が異なった意見を訴えても受け入れず，自分の考えを押し付けるといったやり方。本人の自由意思を損害し，独善的な行為を押し付ける。

もなく病院の集団生活に適応していたからである．そう考えると，作業プロフィールを作成することが，A氏らしい生活を送るきっかけとなっていたのかもしれない．

作業プロフィールを用いることで，病棟スタッフにA氏の思いを具体的に伝えることができた．その内容はわかりやすく，病棟スタッフの受け入れもよかった．つまり，作業プロフィールがA氏の思いを周囲へ明確に伝える有効な手段となったといえる．筆者ら自身，認知症をもつ人への作業療法を行ううえで，クライエントを1人の人間として知る重要な手掛かりになると感じた．従来のグループ中心の作業療法に当てはめるのではなく，個々に焦点を当てて評価することで，クライエントの人生統合に向けて，ともに歩んでいく1つのステップとなった．

チームケア

各職種それぞれが認知症をもつ人を評価しているにもかかわらず，情報を共有して具体的な介入が行われることは，残念ながら少ないのが現状である．理由としては，主にマンパワー不足，連携の仕組みの不十分さ，他職種間の理解不足などが挙げられる．今回筆者らは，何かを「やってほしい」という押しつけではなく，「相談」という形で病棟スタッフに話をもちかけた．彼らの評価や意見を基に介入方法を検討したことが，チームケアにつながったと思われる．そのなかで，疑似的な仕事ではなく，食後の机拭きや洗濯物たたみといった，実際に病棟スタッフの助けになる作業を選択したことが，A氏への介入を継続できた要因であると考えられる．介入を維持するためにチェックシートを用いて視覚的に認識しやすくしたことも，スタッフの意識を高めることにつながったと感じた．

今回の取り組みを通して，「クライエントのために何かをしたい！」と思っているものの，きっかけがなく具体的に何をしていいのかわからないスタッフが多いことがわかった．クライエントが本当に何を必要としているのかを見極め，他職種へ伝えていくことも，OTの重要な役割であると感じた．

おわりに

現在，精神科認知症領域において，作業療法は集団を対象としたかかわりが多い．しかし，今回のように個人にスポットを当てたチームケアが，活き活きとした生活獲得を図ることも忘れてはならない．A氏はその後グループホームへ入所し，入院中のアプローチを引き継いだことで，自分らしい生活を送っている．

（坂本千晶，西田征治）

【文献】

1) 吉川ひろみ，齋藤さわ子：作業療法がわかるCOPM・AMPS実践ガイド（吉川ひろみ，ほか 編），p.100，医学書院，2014．
2) American Occupational Therapy Association: Occupational Therapy Practice Framework. Am J Occup Ther ,68(Suppl 1)：S1-S48, 2014..
3) 吉川ひろみ：COPM・AMPSスターティングガイド，57-72，医学書院，2008．

6章 クライエントの自宅での役割に焦点を当てた退院支援
―認知症治療病棟における家族との協働―

はじめに

近年，認知症をもつ人の自宅への退院支援の事例報告が散見され，その介入は多様性に富み，個別性を重視した柔軟な対応が求められている。

認知症の行動・心理症状（Behavioral and Psychological Symptoms of Dementia；BPSD）が原因で認知症治療病棟へ入院した女性A氏に対し，家族と協働して，自宅での役割に焦点を当てた退院支援を行った。その結果，ADLの維持，BPSDの改善，家族介護者の介護負担感の軽減，介護肯定感の向上がみられ，自宅退院を果たすことができた。

自宅への退院支援は，「入院時における対象者や家族の生活状況や地域資源などの評価」「病院内外の多職種連携」「在宅生活や利用サービスの見直しと提案」「対象者の特性に合わせた住環境整備や介護指導」など包括的な介入が必要である。そのなかで，今回は「役割に焦点を当てた介入」に絞り報告する。

事例紹介

基本情報

A氏，80歳代，女性。アルツハイマー型認知症。改訂長谷川式簡易知能スケール16点。

要介護3の認定を受け，2回/週のデイケアとショートステイを利用していた。体を動かすことを好み，穏やかな性格である。

夫と娘家族と6人で一軒家にて同居し，主介護者は娘であり介護に熱心である。

現病歴

20XX年4月頃より物忘れがみられ，徐々に家事が難しくなり，周囲への攻撃性が出始め，レミニール®を処方された。同年8月下旬より，不眠，夜間徘徊，夫に対する嫉妬妄想がみられるようになった。家族介護者が介護に疲弊して，かかりつけ医に紹介され，同年9月7日認知症治療病棟へ入院となった。

評価

A氏

機能的自立度評価表（Functional Independence Measure；FIM）は91/126点であり，排尿排便の失敗があり，認知面への配慮を要した。A氏の家での役割は「玄関を箒で掃除する」「リビングで洗濯物を畳む」「娘と一緒に料理をする」「広告を折りごみ箱を作る」であり，日課であった。AMPSで「床掃き」と「洗濯物を畳む」課題を実施したところ，運動技能は1.0ロジット，プロセス技能は－0.2ロジットであった。

日本語版NPI（Neuropsychiatric Inventory）は62/120点であり，妄想，幻覚，うつ，不安，無感情，異常行動の項目で主に加算されていた。嫉妬妄想や妄想に伴う興奮を認め，また夫がいな

くなると不安になり焦燥感が目立っていた．

主介護者である娘

　Zarit介護負担尺度（Zarit Burden Interview；ZBI）は50/88点（中等度負担）であり，介護肯定感は23/48点であった．介護肯定感は櫻井の介護肯定感尺度（以下，介護肯定感）を用いた．満足感や自己成長感などの12項目を用い，「思わない」を0点，「いつも思う」を4点とする5件法にて測定した．

　面談時，娘は涙を流し「もう介護ができない，入院しかないと思った」とこれまでの大変な思いを語った．

介入と経過

　入院後，徐々に嫉妬妄想や不眠などのBPSDは改善し，家族面談，試験外出や外泊，退院前自宅訪問，ケア会議などを経て，入院から84日後自宅へと退院した．

家族との協働

　入院後，精神保健福祉士へ依頼し，家族面談を調整した．そして，娘から入院前の生活状況，A氏に期待することや家庭での役割，娘のニーズなどを聴取した．そして入院中に取り組むことを，A氏も交えて相談した．

　その結果を，表1に示した．A氏の目標は，①自宅での役割の維持，②できることを見つける，③大好きな夫とのかかわりを保つ，④ADLを維持する，の4つが挙がった．主介護者である娘の目標は，⑤介護負担感の軽減と介護肯定感の向上，⑥在宅サービスを充実させる，⑦介護力を培う，の3つが挙がった．そして表1に示した介入を実施した．

　娘の介護への思いが熱く，入院中は個別面談の機会を設け，思いの丈を傾聴した．そのなかで在宅生活に合わせた利用サービスの提案や，認知症カフェなど社会資源の情報提供を行った．退院前自宅訪問では，聴覚より視覚的な刺激に反応しやすいA氏に合った環境調整，妄想発現時のかかわり方などを指導した．またAMPSの結果から，作業遂行の特徴を伝え，適切な援助方法についても伝えた．

　娘と入院して良かったことは何か一緒に振り返ったとき，「編み物などA氏にできることが見つかったことです．工夫すればできることもあるんですね．」「入院したときはもう自宅ではどうにもならない状況だったので，助かりました．」と娘は話した．

A氏の作業の抽出

　娘はA氏の家での過ごし方について困っており，できることを見つけたいと思っていた．A氏は作業歴を語るなかで，過去に夫や子どもらのためにセーターを編んでいたと話した．OTとともに棒針やかぎ針を用い編み物を試したが，混乱し遂行困難であった．しかし輪針であれば編み物ができることがわかった．

　入院前の夫に対する嫉妬妄想は，夫との愛情欲求や自分自身が失われていく喪失感からきていると考えられた．そのため，夫への愛情表現を通し自尊心回復を目指した作業をA氏と相談した

6章　クライエントの自宅での役割に焦点を当てた退院支援—認知症治療病棟における家族との協働—

結果，輪針で夫へ帽子を作成しプレゼントすることになった（**図1**）。完成後はA氏から夫へ渡し，お互い嬉しそうにしていた。A氏も娘も，退院後も編み物の継続を望んだ。

入院中A氏は「何かお手伝いすることはないですか？」と仕事を求めており，自宅での役割を元に病棟内でも積極的に取り組んだ。

入院中の介入については，ケア会議を通してケアマネジャーや退院後利用するデイケア職員らへも経過を含め伝達した。

表1　A氏と娘に対する目標と介入内容

	目標	介入内容
A氏	①自宅での役割を維持する （玄関掃除・洗濯物畳み・料理・箱折り）	・作業療法の活動後，床掃き掃除をする ・病棟で洗濯物を畳む機会をもつ ・料理活動のときは，A氏を誘う ・日中手が空いたときに箱折りを促す
A氏	②できることを見つける （家での過ごし方の工夫）	・作業療法でさまざまな活動を導入する （必要に応じて段階付や工夫をする）
A氏	③大好きな夫とのつながりを保つ （BPSDの背景）	・夫へプレゼントを作成する →（②と並行した結果）輪針で帽子を作成する
A氏	④ADLを維持する	・午前午後ともに作業療法の活動へ毎日参加する ・個別に屋外へ散歩する
娘	⑤介護負担感を軽減する 介護肯定感を向上する	・A氏が入院し家族が休養する期間をもつ ・面談の機会をもち，娘の思いを傾聴する
娘	⑥在宅サービスを充実させる	・入院前の介護保険サービスの利用状況を見直す ・A氏と家族の生活に合ったサービス利用を提案する ・社会資源の情報を提供する
娘	⑦介護力を培う	・認知症に関する知識を提供する ・A氏の強みを生かした環境整備を提案する ・BPSDの対応方法を伝える

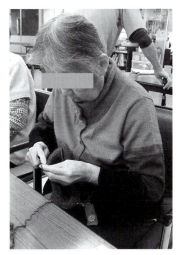

図1　編み物に従事するA氏

成果

　FIMは入院時と退院時ともに91点であり，入院中におけるADL低下は認めなかった。日本語版NPIは入院時62点であったが退院時は30点へと減少し，BPSDは改善した。Zarit介護負担尺度は入院時50点であったが退院時は13点へと減少し，介護負担感は軽減した。介護肯定感は23点から28点へ増加し，介護肯定感は向上した（図2）。AMPSは，運動技能は1.0ロジットから変わらず，プロセス技能は−0.2ロジットから−0.1ロジットになったが入院時と退院時に大きな変化はなかった。

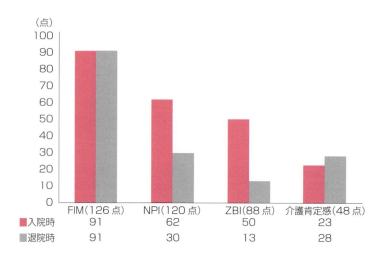

図2　各指標の入院時と退院時の比較

考察

　夫に対する嫉妬妄想と不眠により当院認知症治療病棟へ入院したA氏に対し，家族と協働し，役割に焦点を当てた自宅への退院支援を行った。その結果，ADLは維持，BPSDは改善，介護負担感は軽減，介護肯定感は向上し，自宅へ退院することができた。そして入院前と変わらずA氏の役割をもち，在宅生活を継続している。これらの成果を得た要因について，以下に考察する。

●役割へ焦点を当てた介入

　斉藤[1]と常本[2]は，本人にとって大切な生活行為に焦点を当てた介入を行い，BPSDが改善した事例を報告している。つまり今回，BPSDの改善を目指す視点ではなく，その背景にある心理的ニーズや期待されている作業に焦点を当てた介入が，A氏のBPSD改善へつながったと考えられる。

　認知症の臨床において最も重要な治療目標は，認知機能低下の回復や維持ではなく，自己肯定感を回復し，張り合いのある生活を取り戻すことである[3]。A氏の編み物を通して娘が語った「できることを見つける」視点と，心理的ニーズを捉えた意味をもつ作業の提案も，認知症をもつ人に携わるOTにとって欠かせない支援といえる。

家族との協働

認知症をもつ人の退院支援において，在宅介護を担う家族への支援は必須である．どのような退院支援がいるのかは，入院時に的確に把握する必要がある[4]．そのため早期に家族とつながりをもち，協働することが重要である．

今回娘と相談し，**表1**の介入をした結果，介護負担感は軽減し，介護肯定感は向上した．介護負担軽減には認知症の知識の提供や家族のケア感情を支持する援助が重要[5]であり，介護に対する肯定的評価を高めるにはBPSDへ多様な対処方法がとれるような支援が必要[6]であると指摘されており，OTの介入により成果を得たことが示唆される．また介護に対する肯定的評価は介護継続意思に影響する[7]ことが明らかにされており，介護負担感や介護肯定感に着目した退院支援は重要といえる．

A氏が生活のなかで失敗を繰り返すことで，娘はA氏の能力を過小評価していた可能性があり，自宅での過ごし方について困っていた．そこでOTは，入院前の自宅での役割についてAMPSを通して，できる部分と援助がいる部分を整理し，また工夫すれば編み物ができることを家族へ伝えた結果，作業を剥奪することなく，退院後もA氏は役割を継続することができた．本事例のように，家族支援のなかで本人の作業に結びつくものが抽出されることは多くある．退院後の生活を見据え作業遂行の評価を行い，作業の意味を含め家族へ適切に伝えることが大切であるといえる．

おわりに

認知症をもつ人の自宅への退院は，本人や家族，またさまざまな支援者らとの連携，そして個々に応じたさまざまな支援が必要である．そのなかでOTは，入院時から本人や家族と協働し，退院後の自宅生活における役割などの生活行為に焦点を当てた支援を担う役割がある．入院医療は，認知症をもつ人の在宅生活の継続のために，それぞれのニーズに沿った包括的な支援が期待されている．

（坂本千晶）

【文献】

1) 斉藤隆一：ひ孫に勉強を教えたい MTDLPの効用. 山口作業療法, 10(1)：16-18, 2017.
2) 常本浩美：趣味活動再開により自信を取り戻しBPSDの改善がみられた事例. 作業療法ジャーナル, 50(8)：873-877, 2016.
3) 上田 諭：認知症の自己肯定感を回復する－精神療法と「治さなくてよい」視点－. 臨床精神医学, 45(7)：907-910, 2016.
4) 中村 聡, ほか：認知症治療病棟における退院支援の現状と課題. 病院・地域精神医学, 51(4)：438-440, 2012.
5) 角野加恵子, ほか：認知症高齢者の家族介護者が抱いている介護へのケア感情の構造. 家族看護研究, 19(1)：54-64, 2013.
6) 菅沼真由美, 佐藤みつ子：認知症高齢者の家族介護者の介護評価と対処方法. 日本看護研究学会雑誌, 34(5)：41-49, 2011.
7) 梶原弘平, 横山正博：認知症高齢者を介護する家族の介護継続意向の要因に関する研究. 日本認知症ケア学会誌, 6(1)：38-46, 2007.

索 引

あ
アイコンタクト ... 265
挨拶 ... 58
悪性の社会心理 ... 205
アドボカシー ... 158
アルツハイマー病 ... 15, 24
　――の病期に応じた作業療法の
　　介入 ... 144
　――の臨床症状出現順序 ... 224
安全性 ... 84
安否確認サービス ... 246

い
意志 ... 179
意思決定 ... 272
意志質問紙 ... 78, 183
意味ある作業 ... 4, 207, 299
医療・介護の連携 ... 60
胃ろう ... 259

う
ウェクスラー成人知能検査 ... 110
ウェルビーイング ... 125, 206
運転 ... 145
運動とプロセス技能の評価 ... 195

え
絵カード評価法 ... 196
笑顔 ... 265
演繹的推論 ... 173

お
オキシトシン ... 256

か
介護支援専門員 ... 60
介護者支援 ... 245
介護予防の3段階 ... 11
回想法 ... 223
改訂長谷川式簡易知能評価スケール
　　... 107, 275, 302, 315
介入計画 ... 70, 140
介入実践 ... 141
介入の実施 ... 70
介入の振り返り ... 70, 161

回復期リハビリテーション病棟
　　... 220, 284
回復モデル ... 198, 288
家族介護者への支援 ... 155
活動の難易度 ... 4, 6
活動を引き出すコツ ... 7
活動を用いたアプローチ ... 53
家電製品 ... 244
カナダ作業遂行測定
　　... 67, 76, 190, 196, 306, 309
カナダ作業遂行モデル ... 186
カナダ実践プロセス枠組み
　　... 64, 186
感覚活動レベル ... 217
間隔伸張法 ... 150
感覚統合 ... 140
環境への介入 ... 152
観察 ... 69
　――による評価 ... 4
感情感染 ... 262
観念運動失行 ... 85
緩和ケア ... 255

き
記憶障害 ... 17
機関内の連携 ... 59
機能的自立度評価表 ... 47, 323
帰納的推論 ... 173
教育モデル ... 197
共通言語 ... 59
共通能力 ... 58
興味・関心チェックリスト ... 77
記録 ... 229

く
クライエント ... 3
クライエント中心の作業療法
　　... 186, 205
グループ回想法 ... 226

け
ケアマネジャー ... 60
計画活動レベル ... 217
傾聴 ... 156
軽度認知障害 ... 10, 13, 110, 230

血管性認知症 ... 15, 25
顕在ニーズ ... 73
幻視 ... 29
見当識障害 ... 18

こ
後期高齢者 ... 8
攻撃性の減少 ... 256
高性能ロボット ... 248
行動・心理症状 ... 16, 43, 70, 115,
　140, 180, 223, 255, 278, 293,
　309, 323
行動カテゴリーコード ... 209
抗認知症薬 ... 31
広範囲理論 ... 175
高齢者人口 ... 8
高齢者用多元観察尺度 ... 230
声掛け ... 6, 151
国際生活機能分類 ... 226
誤認 ... 29
コミュニケーション能力 ... 58
コミュニケーションの構成要素 ... 59

さ
探し物探知機 ... 242
作業科学 ... 176
作業機能障害 ... 52
作業行動理論 ... 179
作業遂行 ... 4
　――と結びつきのカナダモデル
　　... 42, 186
　――のニーズ ... 73
　――の評価 ... 82
作業遂行プロセスモデル ... 188
作業選択意志決定支援ソフト
　　... 142, 302
作業的権利 ... 36
作業的不公正 ... 42
作業との結びつき ... 165
作業に基づいたアプローチ ... 53
作業の簡素化 ... 153
作業の理解 ... 6
作業プロフィール ... 316
作業分析 ... 83
作業への介入 ... 153

索引

作業療法介入プロセスモデル 64, 140
作業療法実践枠組み 64, 164
作業療法の効果検証 89
作業療法の目的 2
作業療法プロセスモデル 196
作業歴 141

し

ジェスチャー 6, 266
視覚性即時記憶検査 236
時間の構造化 153
試験外泊 289
システマティックレビュー 46
自宅退院 291
自宅の環境設定 289
失語 20
失行・失認 20
実行機能障害 21
実践の文脈 189
実践理論 176, 179
社会交流技能評価 195
社会参加 146
社会的関係性の障害 22
社会的文脈 189
若年性アルツハイマー病 144
若年性認知症 9
習慣化 179
集団活動 159
習得モデル 197
周辺症状 16, 23
手段的日常生活活動 86, 286
障害高齢者の日常生活自立度判定基準
100
情報収集 69
自律神経症状 29
神経心理学 232
　──ピラミッド 238
神経認知障害群 14
信頼性 272
心理的ニーズ 74, 256

す

遂行能力 179
睡眠障害 147

せ

成果 70
　──の示し方 166
　──のタイプ 165, 167

生活行為向上マネジメント
 ....6, 64, 771
生活リスク評価 276
潜在ニーズ 73
センター方式 58
全体理論 179
前頭側頭型認知症 29, 232
前頭側頭葉変性症 232
せん妄 14
専門的能力 57

た

対象者の過去の経験に応じた調整 ..5
代償モデル 197, 288
大理論 175
他機関との連携 60
タクティールマッサージ 255
他職種連携 55
探索活動レベル 217

ち

地域包括ケアシステム 55, 204
チームケア 322
注意障害 22
中核症状 16
中範囲理論 176, 179
調理 146
治療可能な認知症 15

て

デイルーム 304

と

独居生活の可能性の検討 87

に

ニーズ 73
　──の調整 80
　──の評価 3, 80
人間作業モデル 178
認知機能評価のための検査 235
認知障害のパターン 233
認知症カフェ 156
認知症患者の気分評価スケール ..257
（認知症）ケアパス 10, 58
認知症ケアマッピング
 ....58, 78, 123, 208
認知症行動障害尺度 230
認知症高齢者の日常生活自立度判定基準
101

認知症施策推進5か年計画（オレンジプラン） 10
認知症施策推進総合戦略（新オレンジプラン） 10, 56
認知症施策推進大綱 10
認知症者数の推移 9
認知症症状評価尺度（GBSスケール）
230
認知症治療薬 147
認知症の疫学 8
認知症の原因疾患 14
認知症の重症度 4
認知症の診断基準 11
認知症のスクリーニング検査 234
認知症のタイプによる記憶障害の特徴 237
認知症の治療 30
認知症の有病者数 8
認知症の有病率 8
認知症バリアフリー 10
認知症臨床ガイドライン 33

の

脳活性化リハビリテーション 159
ノンバーバル・コミュニケーション
 ....256, 262

は

パーキンソン症状 29
パーキンソン病の認知症 15
パーソン・センタード・ケア
 ....34, 58, 123, 140, 204, 215
パーソンフッド 205
徘徊感知機器 245
パラチェック老人行動評定尺度 ..125
パラレルな方法 160
バリデーション 262
反射活動レベル 217

ひ

非アルツハイマー型認知症 237
人ー環境ー作業モデル 82
人への介入 147
ひもときシート 58
非薬物療法 33
標準言語性対連合学習検査 236
標準偏差 14
ピルボックス 149

ふ

プール活動レベル 214
服薬支援機器 242
普遍的ニーズ 74
振り返り 229
プロセス技能評価 184
プロセスモデル 64, 176

ほ

本質的ニーズ 73

め

メタ理論 176, 179
メモリーウォレット 155
メモリーブック 149, 154
面接 69

も

問題行動評価票 126

や

薬物療法 31
役割チェックリスト 182

よ

よい聞き手 228
余暇活動 146
抑うつの緩和 257

ら

ライフヒストリー 295
　　──の聴取 217

り

リーズニング 54, 182
理解・判断力の障害 21
リスクコミュニケーション 269
リスク認知 270
リスクマネジメント 249, 269
良性老人性健忘 117
理論とその必要性 172
理論枠組み 190
臨床認知症評価法 180

れ

レビー小体型認知症 15, 27
　　──の臨床診断基準 28
連携に必要な能力 57

ろ

老研式活動能力指標 99
老年期うつ病評価尺度 114
ロボット玩具 247

A

Addenbrooke's Cognitive Examination Reviced（ACE-R） 234
Aid for Decision-making in Occupation Choice（ADOC） 77, 142, 196, 302
Allenの認知能力障害モデル 215
Alzheimer Disease Neuroimaging Initiative（ADNI） 15
Alzheimer's Disease Assessment Scale（ADAS-J cog） 234
Assessment by the Picture Cards for the Elderly with Dementia（APCD） 196
Assessment of Communication and Interaction Skills（ACIS） 105, 197
Assessment of Compared Qualities（ACQ） 202
Assessment of Motor and Process Skills（AMPS）...51, 83, 93, 195, 275, 284, 315
　──技能項目 94

B

Behavioral and Psychological Symptoms of Dementia（BPSD） 16, 43, 70, 115, 140, 180, 223, 255, 278, 293, 309, 323
　──の緩和 256
　──の症状 23
　──への対応方法 158
Behavioral Pathologic Rating Scale-for Alzheimer's Disease（Behave-AD） 127, 180
Behaviour Category Codes（BCC） 209
benign senescent forgetfulness .. 117
Brief Cognitive Rating Scale（BCRS） 116

C

Canadian Model of Occupational Performance and Engagement（CMOP-E） 42, 186
Canadian Model of Occupational Performance（CMOP） 186
Canadian Occupational Performance Measure（COPM） 67, 76, 190, 196, 306, 309
Canadian Practice Process Framework（CPPF） 64, 186
Clinical Dementia Rating（CDR） 11, 145, 180, 309

D

Dementia Assessment Sheet for the Community-Based Integrated Care System 21（DASC®-21）...134
Dementia Behavior Disturbance Scale（DBD） 230
Dementia Care Mapping（DCM） 78, 123, 167, 208
Dementia Mood Assessment Scale（DMAS） 257
dementia with Lewy bodies（DLB） 27
Diagnostic and Statistical Manual of Mental Disorders, Fifth edition（DSM-5） 12

E

Evaluation of Social Interaction（ESI） 101, 195, 197
Evidence Based Practice（EBP） 46

F

Functional Independence Measure（FIM） 92
frontotemporal dementia（FTD） 232
frontotemporal lobar degeneration（FTLD） 232
Functional Assessment Staging（FAST） 116
Functional Independence Measure（FIM） 47, 323

G

GBSスケール 119
Geriatric Depression Scale（GDS-15） 230

Geriatric Depression Scale (GDS) 114
Global Deterioration Scale (GDS) 116

H
Hasegawa Dementia Scale-Revised (HDS-R) 107, 180, 275, 302, 315

I
ICD-10 12
information technology (IT) 240
instrumental activities of daily living (IADL) 86, 145, 286
Instrumental Activities of Daily Living Scale (IADL尺度) 97
International Classification of Functioning, Disability, and Health (ICF) 226
internet of things (IoT) 240

M
mild cognitive disorder (MCD) 13
mild cognitive impairment (MCI) 13, 111, 230
Mini-Mental State Examination (MMSE) 77, 110, 145, 232, 302
Mini-Mental State Examination-Japanese (MMSE-J) 230
Model of Human Occupation (MOHO) 178
　――で用いられる評価法 180
　――に基づく評価 181
Montreal Cognitive Assessment 日本語版 (MoCA-J) 110, 234
Multidimensional Observation Scale for Elderly Subjects (MOSES) 230

N
Neuropsychiatric Inventory (NPI) 115, 309
Nishimura's Scale for Rating of Mental States of the Elderly (NMスケール) 120
N式老年者用精神状態尺度 120
N式老年者用日常生活動作能力評価尺度 (N-ADL) 95, 230

O
Occupational Behavior 179
Occupational Performance Model (OPM) 186
Occupational Performance Process Model (OPPM) 188
Occupational Self Asessment ver.2.1 (OSA Ⅱ) 196
Occupational Therapy Intervention Process Model (OTIPM) 64, 140
Occupational Therapy Practice Framework (OTPF) 64, 164

P
Paracheck Geriatric Rating Scale (PGS) 125
Person-Enviroment-Occupation Model 82
Piagetの理論 215
Pool Activity Level (PAL) 214

S
Sence of Competence Questionnaire (SCQ) 132
Short Portable Mental Status Questionnaire (SPMSQ) 118
spaced retrieval method (SR法) 150
standard deviation (SD) 14

Standard Verbal Paired-Associate Learning Test (S-PA) 236
subjective cognitive decline (SCD) 14
subjective cognitive impairment (SCI) 14

T
The Comprehensive Psychological Rating Scale (CPRS) 119
To Doリスト 155
Trail Making Test (TMT) 145, 302
Troublesome Behavior Scale (TBS) 126

V
vascular dementia (VaD) 25
VIPSフレームワーク 211
Volitional Questionnaire (VQ) 78, 183

W
Wechsler Adult Intelligence Scale (WAIS) 110
Wechsler Memory-Scale-Revices (WMS-R) 236
Wechsler記憶検査 236

Z
Zarit介護負担尺度 310, 324
Zarit介護負担尺度日本語版 (J-ZBI) 132

改訂第2版　認知症をもつ人への作業療法アプローチ
―視点・プロセス・理論―

```
2014年  2月 10日   第1版第1刷発行
2019年  3月 10日           第6刷発行
2019年  8月 10日   第2版第1刷発行
2024年  3月  1日           第4刷発行
```

- ■監　修　宮口英樹　みやぐち　ひでき
- ■編　集　小川真寛　おがわ　まさひろ
       西田征治　にしだ　せいじ
       内田達二　うちだ　たつじ
- ■発行者　吉田富生
- ■発行所　株式会社メジカルビュー社
       〒162-0845 東京都新宿区市谷本村町2-30
       電話　03(5228)2050(代表)
       ホームページ　https://www.medicalview.co.jp

       営業部　FAX 03(5228)2059
           E-mail　eigyo@medicalview.co.jp

       編集部　FAX 03(5228)2062
           E-mail　ed@medicalview.co.jp
- ■印刷所　三美印刷株式会社

ISBN 978-4-7583-1944-7　C3047

Ⓒ MEDICAL VIEW, 2019.　Printed in Japan

・本書に掲載された著作物の複写・複製・転載・翻訳・データベースへの取り込みおよび送信（送信可能化権を含む）・上映・譲渡に関する許諾権は，（株）メジカルビュー社が保有しています．

・JCOPY〈出版者著作権管理機構　委託出版物〉
本書の無断複写は著作権法上での例外を除き禁じられています．複製される場合は，そのつど事前に，出版者著作権管理機構（電話 03-5244-5088，FAX 03-5244-5089，e-mail：info@jcopy.or.jp）の許諾を得てください．

・本書をコピー，スキャン，デジタルデータ化するなどの複製を無許諾で行う行為は，著作権法上での限られた例外（「私的使用のための複製」など）を除き禁じられています．大学，病院，企業などにおいて，研究活動，診察を含み業務上使用する目的で上記の行為を行うことは私的使用には該当せず違法です．また私的使用のためであっても，代行業者等の第三者に依頼して上記の行為を行うことは違法となります．